# TRICK 17

## GESUNDHEIT & WOHLBEFINDEN

### 222 GENIALE LIFEHACKS FÜR EIN RUNDUM GUTES GEFÜHL

Medizinische Beratung durch
Dr. med. Ursula Auge

# Inhalt

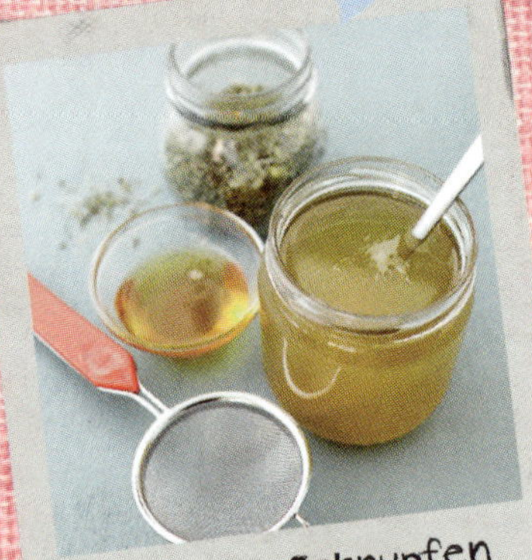



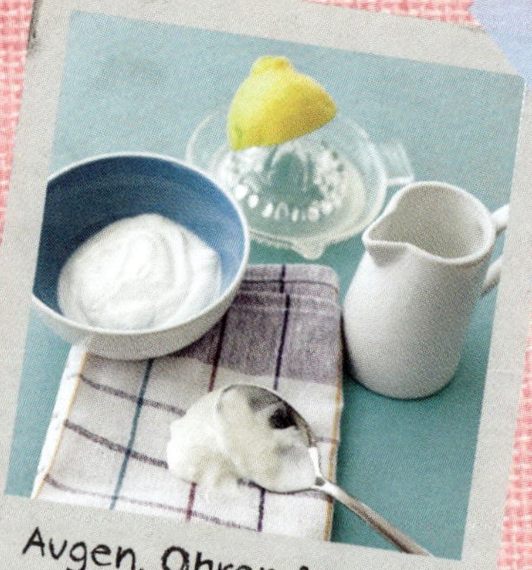



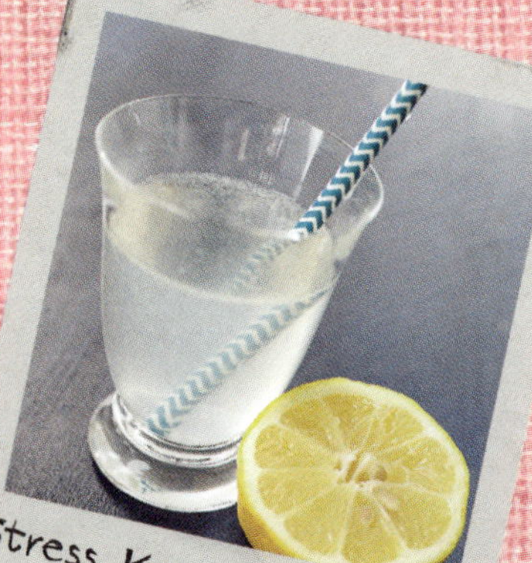



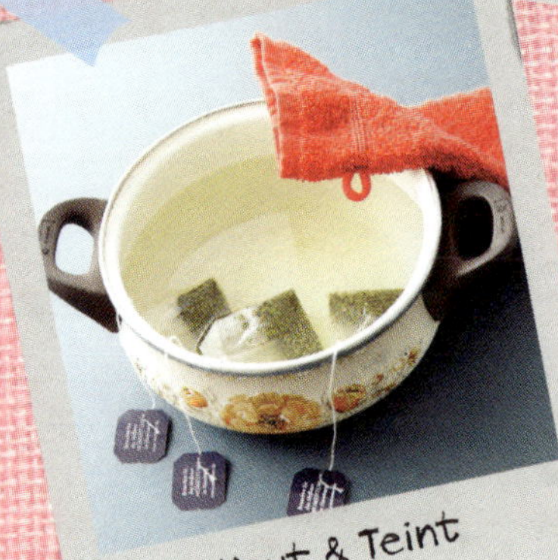



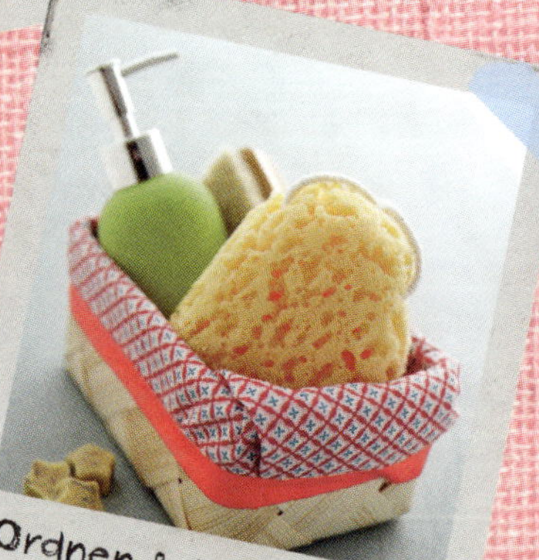

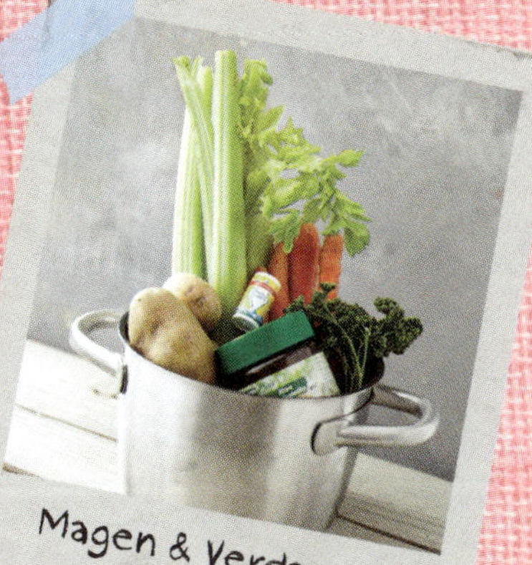



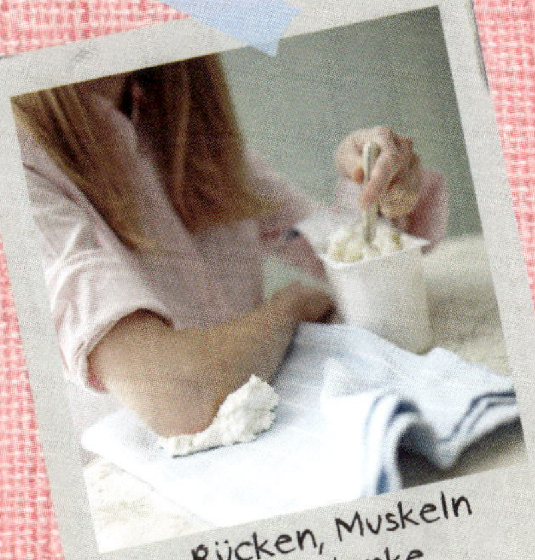



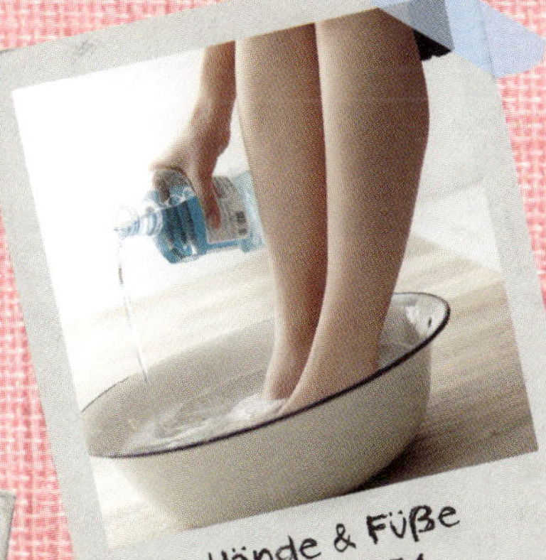



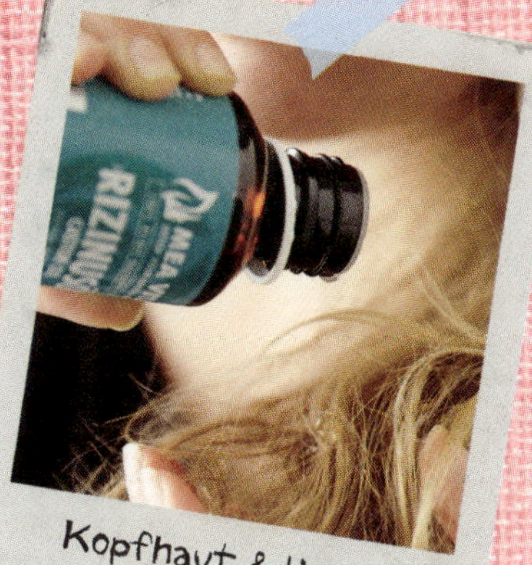

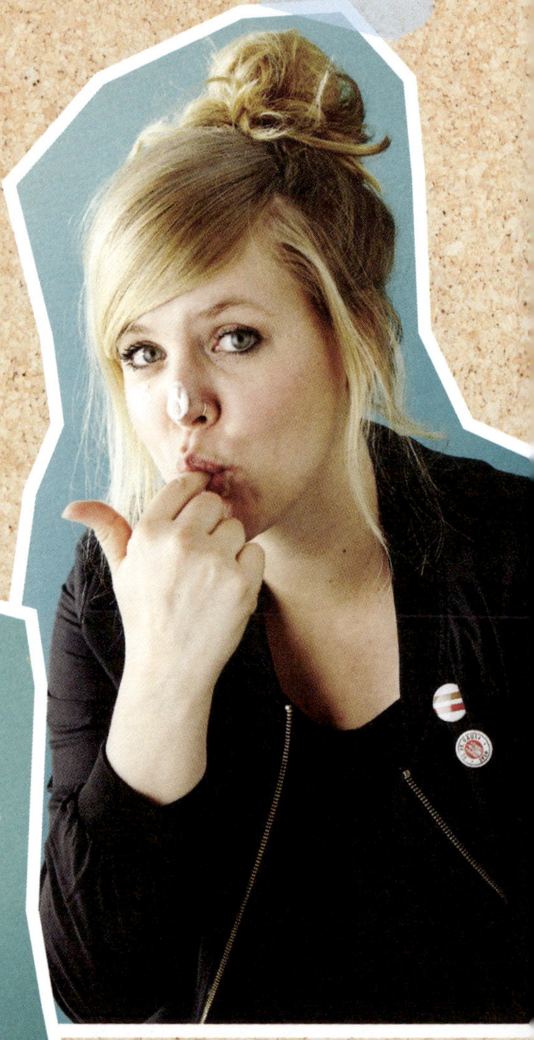

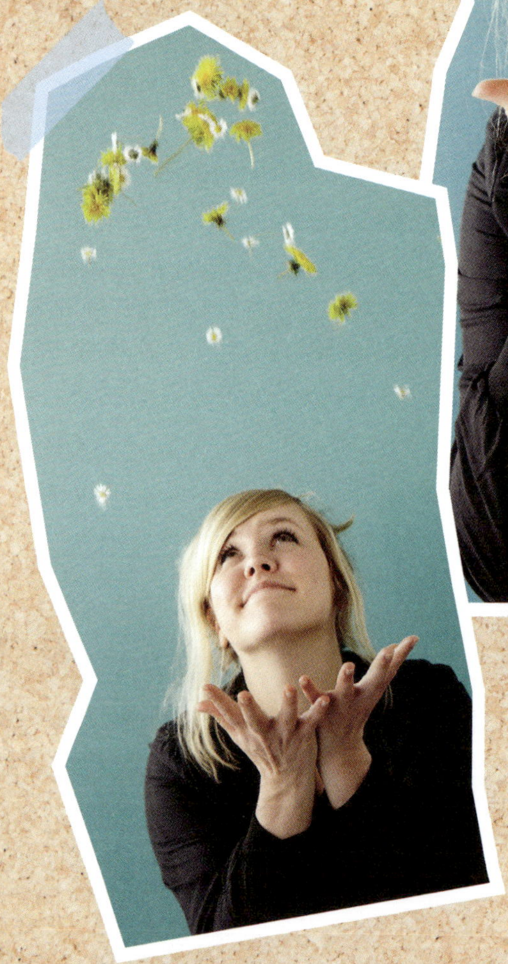

# Vorwort

Husten, Schnupfen, Kopfweh – bei den meisten Alltags-Wehwehchen lohnt sich der Gang zum Arzt nicht, zumal es uns ohnehin immer genau dann erwischt, wenn es gerade gar nicht passt und der Arztbesuch schwierig wird: vor einem wichtigen Geschäftstermin, am Wochenende oder im Urlaub.
Zum Glück gibt es jede Menge Alternativen, die schon unsere Eltern und Großeltern zu schätzen wussten. Die Rede ist von Heilkräutern, aus denen sich leckere Tees, wohltuende Wickel und heilsame Auflagen zaubern lassen. Überbrüht mit heißem Wasser lassen sich damit so manche Schmerzen lindern und sogar Entzündungen aus dem Körper vertreiben. Und das Beste: Die meisten dieser Kräuter haben wir bereits zu Hause, wie Oregano, Basilikum oder frische Pfefferminze.
Doch nicht nur Kräuterhexen werden in diesem Buch fündig, sondern auch diejenigen, die auf der Suche nach einfachen Hausrezepten sind. Wie wäre es zum Beispiel mit einer Anti-Aging-Maske aus Blaubeeren, einem knusprigen Kornflake-Peeling oder einer Avocado-Haarkur? Auf den nachfolgenden Seiten versammeln sich zahlreiche Gesundheits- und Schönheitstricks mit allem, was Haus und Garten zu bieten haben. Und selbst wenn nicht alle Rezepte wissenschaftlich bewiesen sind – sie tun in jedem Fall gut, haben in der Regel keine Nebenwirkungen und sind meist auch für Kinder geeignet.
Du wirst sehen: Hier gibt es Lifehacks für alle Lebenslagen – für kleine Wehwehchen und Beauty-Problemchen! Gute Besserung wünscht

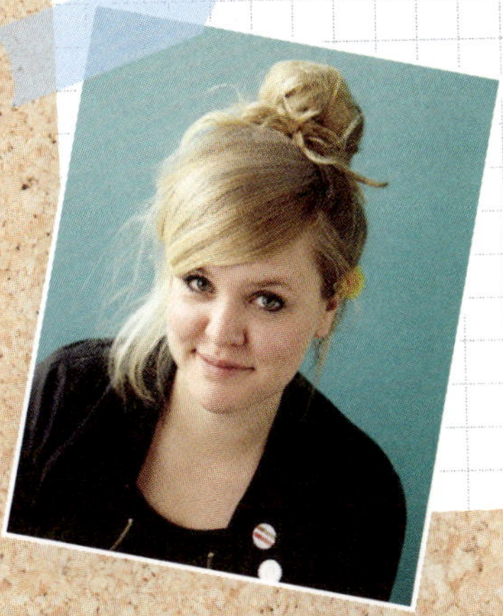

Ina

# Husten & Schnupfen

1

Ein Esslöffel Honig vor dem Schlafengehen lindert nächtliche Hustenattacken.

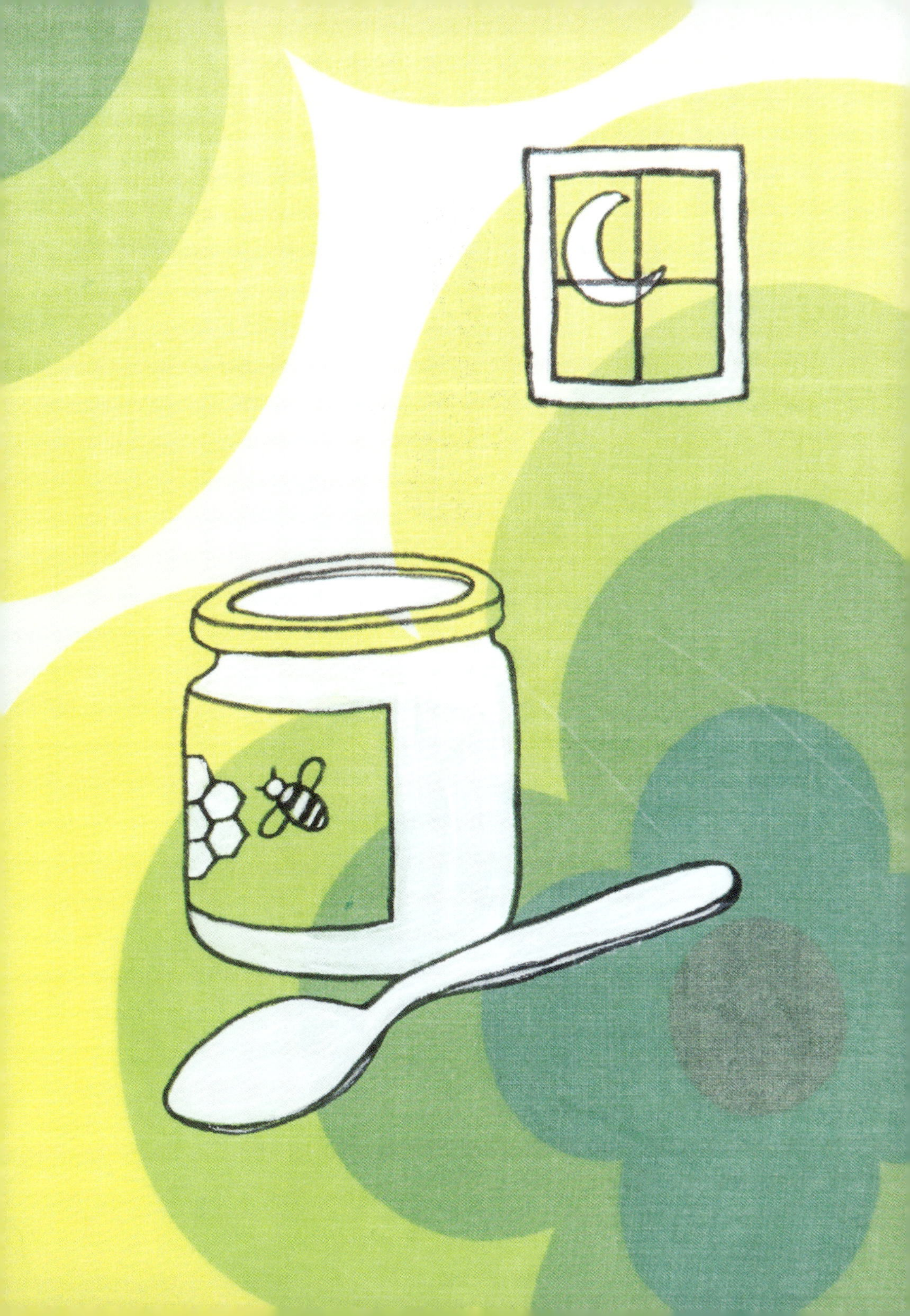

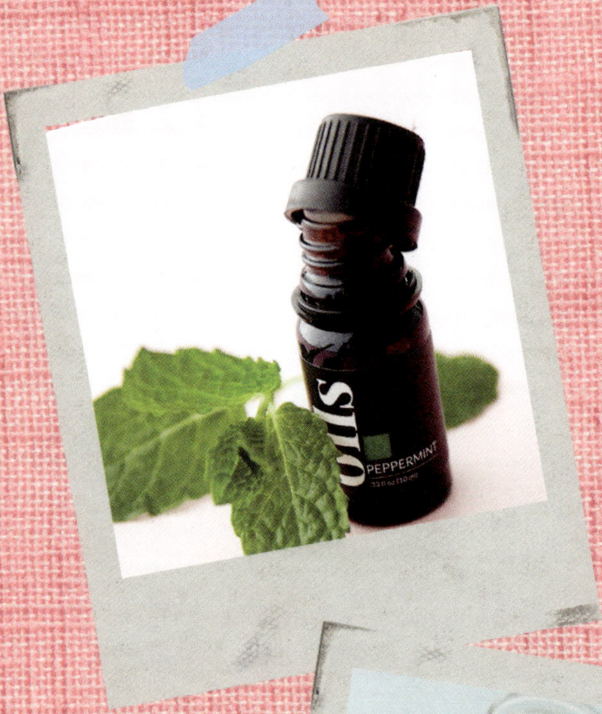
oils
PEPPERMINT

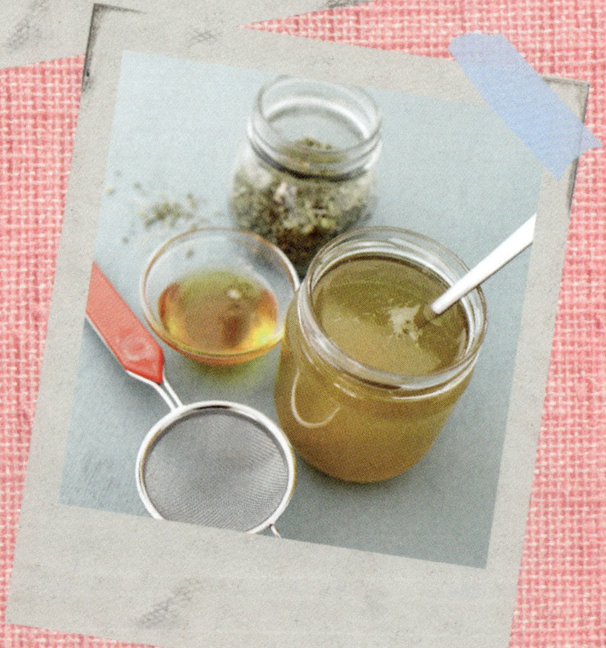

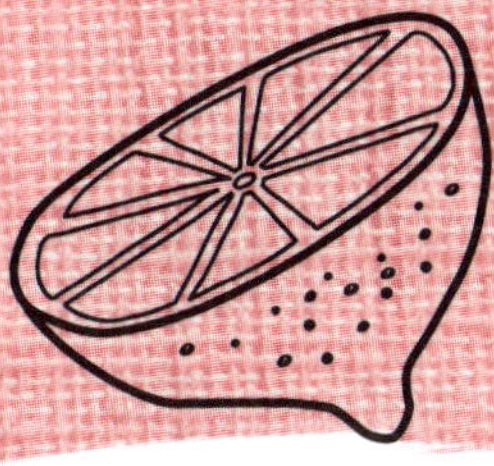

Auch wenn es sich manchmal so anfühlt: Eine Erkältung ist kein Weltuntergang. Trotzdem nerven Husten, Halsweh und Schnupfen – vor allem, wenn man das Gefühl hat, nicht mehr richtig durchatmen zu können. Dann ist schnelles Handeln gefragt! Je früher du deinen Körper beim Gesundwerden unterstützt, desto eher bist du die fiesen Symptome wieder los. Du wirst sehen: In ein paar Tagen bist du wieder frisch und munter. Und bis dahin schaltest du einfach mal einen Gang zurück.

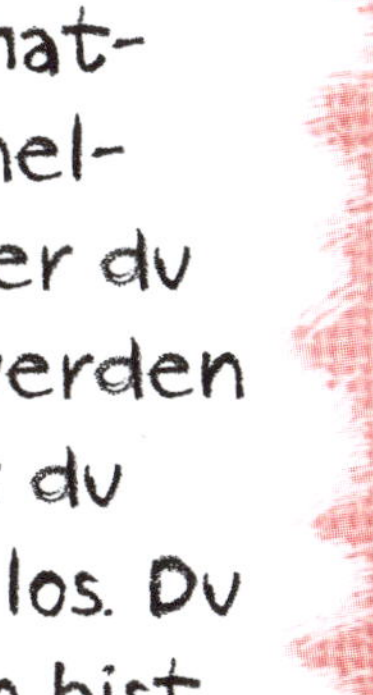

# 2 Erste-Hilfe-Saft

Kratzen im Hals und laufende Nase? Dann wird es Zeit für einen selbst gemachten Anti-Erkältungssaft, der dich im Handumdrehen wieder aufpäppelt.

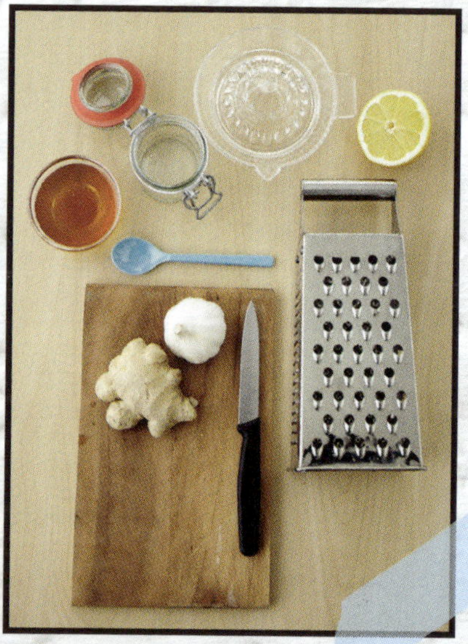

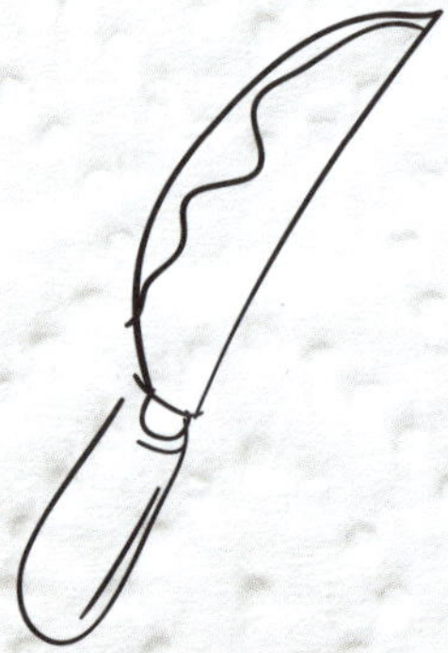

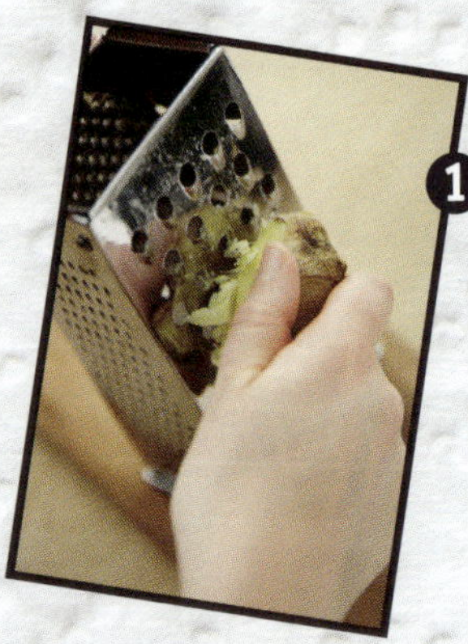

1 Reibe zuerst eine mittelgroße Ingwerknolle.

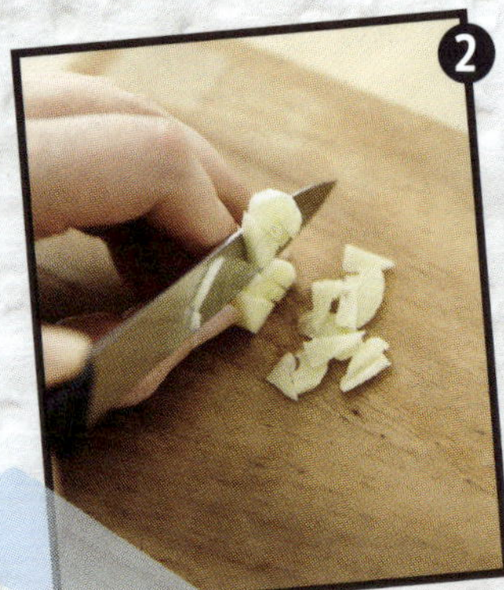

2 Danach eine Knoblauchzehe hacken.

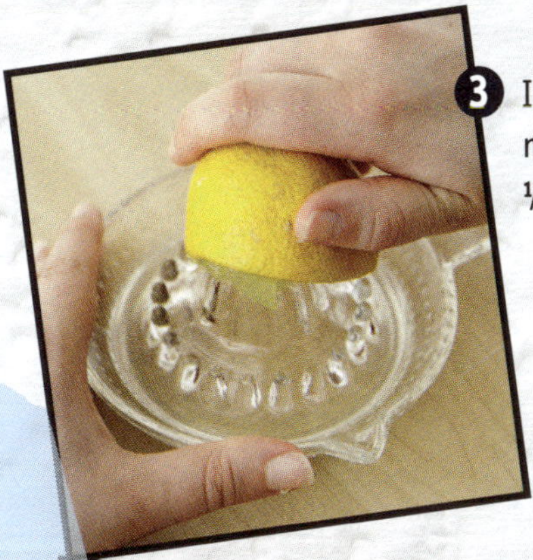

**3** Ingwer und Knoblauch mischen und den Saft von ½ Zitrone unterrühren.

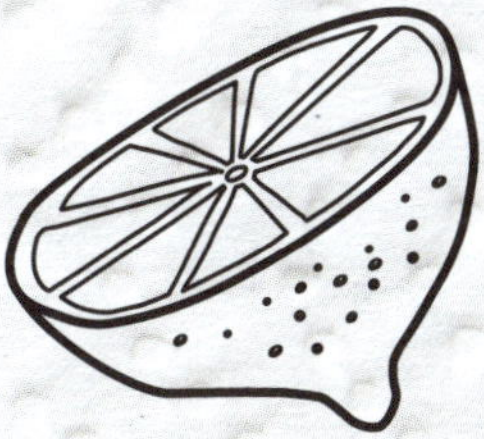

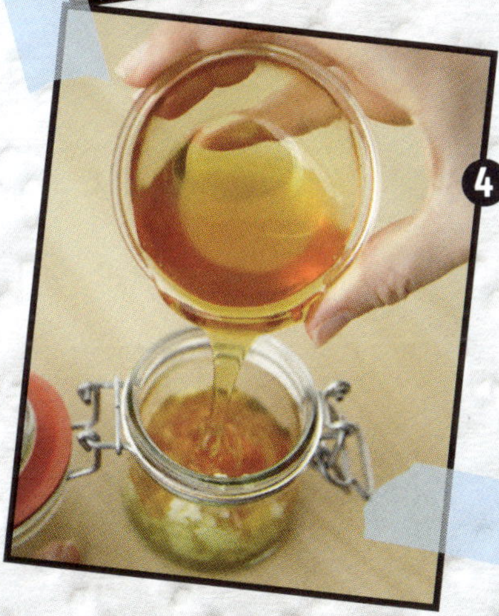

**4** Masse mit 250 g Flüssighonig in ein Einmachglas oder eine leere Dressing-Flasche geben.

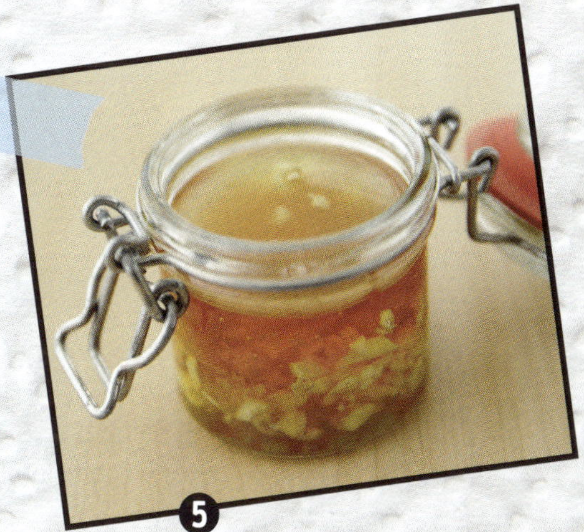

**5** Saft über Nacht ruhen lassen; danach dreimal täglich 1 EL einnehmen.

Klingen die Symptome ab, genügen 1–2 EL pro Tag.

Wer möchte, kann das Kokosöl auch in den Tee geben.

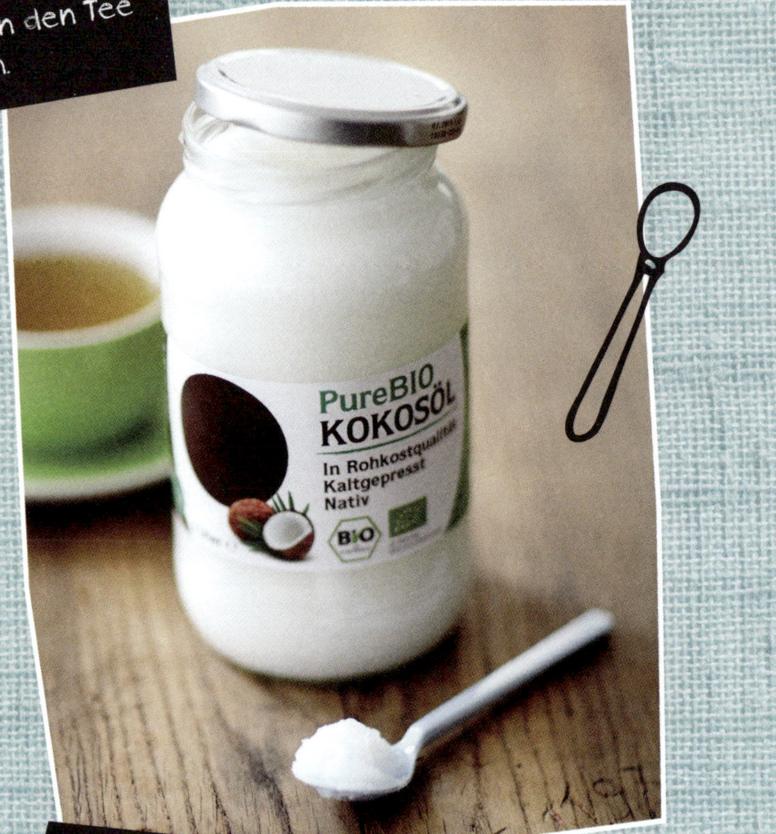


# 3 ÖL-TRICK

Kokosöl ist ein echter Kämpfer gegen fiese Bakterien im Mund- und Rachenraum. Wenn du morgens ein Kratzen im Hals spürst, sollte es deine erste Wahl sein. Am besten nimmst du gleich auf nüchternen Magen 1 EL Kokosöl in den Mund, lässt das Öl schmelzen und ziehst die Flüssigkeit etwa 15–20 Minuten zwischen den Zähnen hin und her und gurgelst vorsichtig damit. Anschließend spuckst du das Öl aus, spülst den Mund aus und putzt wie gewohnt deine Zähne.

# Der Klassiker: Spitzwegerich

4

Einen Hustensaft mit Spitzwegerich kannst du dir leicht selbst herstellen. Dafür 50 g frisch gepflückte oder getrocknete Spitzwegerichblätter waschen und klein schneiden. In einem Topf mit 1l Wasser aufkochen und 30 Minuten ziehen lassen. Durch ein Sieb abseihen, Spitzwegerich entsorgen und nochmals aufkochen. Köcheln lassen, bis sich die Flüssigkeit auf die Hälfte reduziert hat. Etwas abkühlen lassen, 400 g Honig unterrühren und in saubere Gläser abfüllen. Im Kühlschrank lagern und dreimal täglich 1 EL einnehmen.

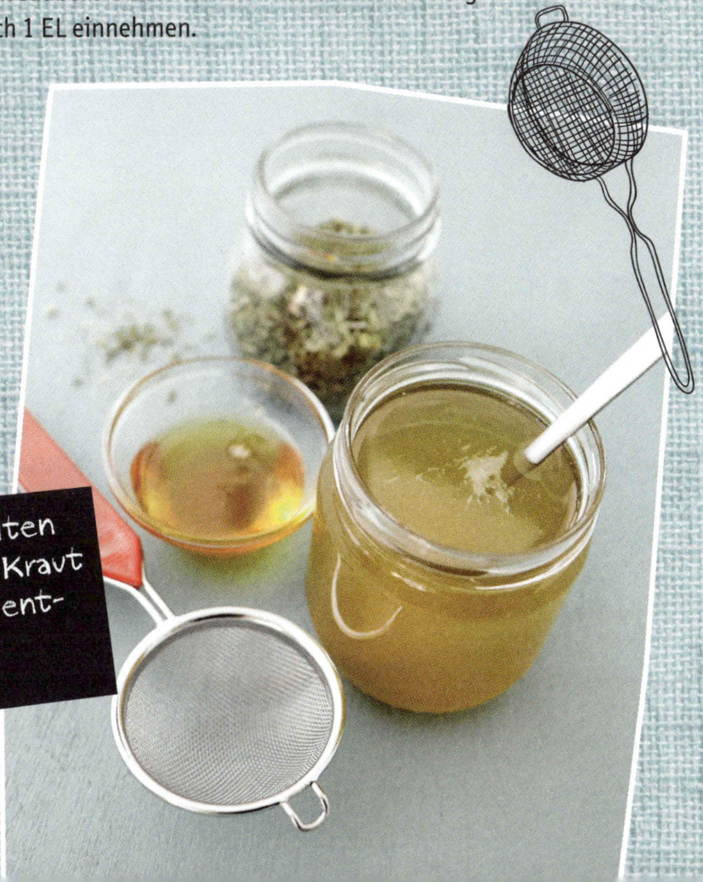

Viele Hustensäfte enthalten Spitzwegerich, denn das Kraut wirkt wahre Wunder bei entzündeten Bronchien.

# KRAFT DER KRÄUTER 5

Bei Husten und Halsweh wirken Heilkräuter entzündungshemmend und fördern eine schnelle Heilung.

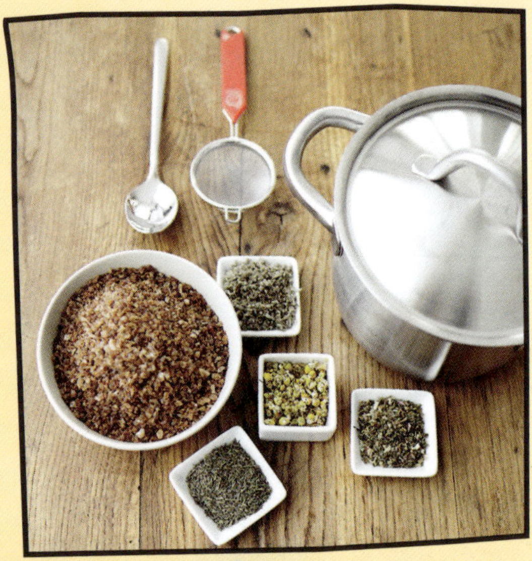

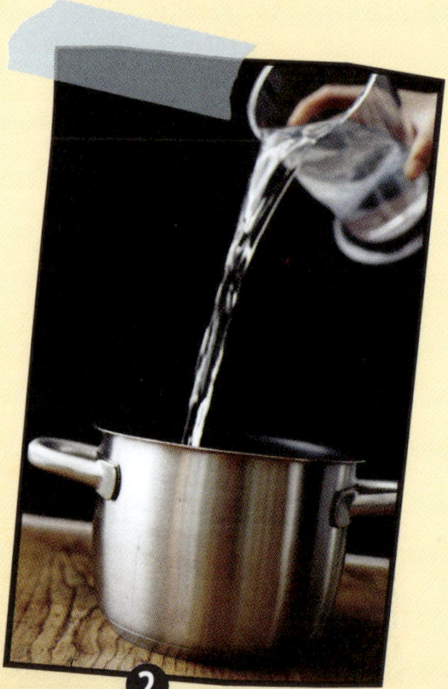

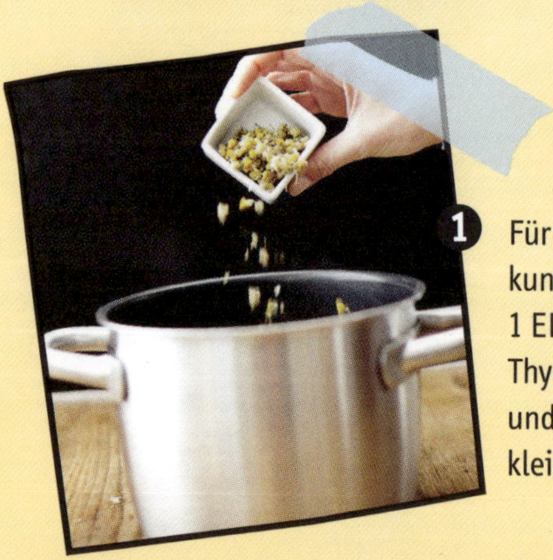

1 Für einen besonders wirkungsvollen Saft gibst du 1 EL Pfefferminze, 2 EL Thymian, 2 EL Kamille und 2 EL Salbei in einen kleinen Kochtopf.

2 Kräuter mit 500 ml kochendem Wasser übergießen.

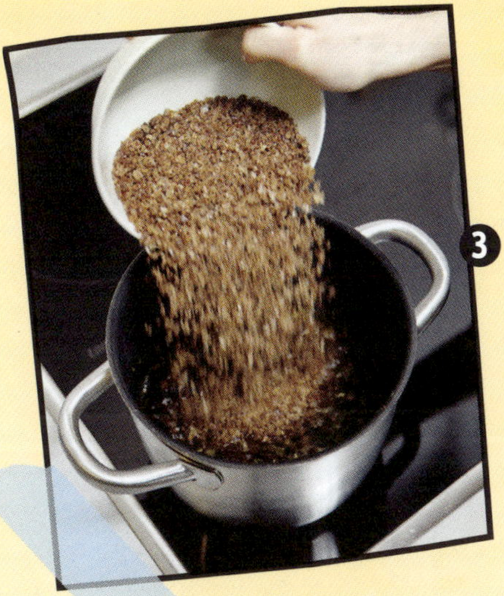

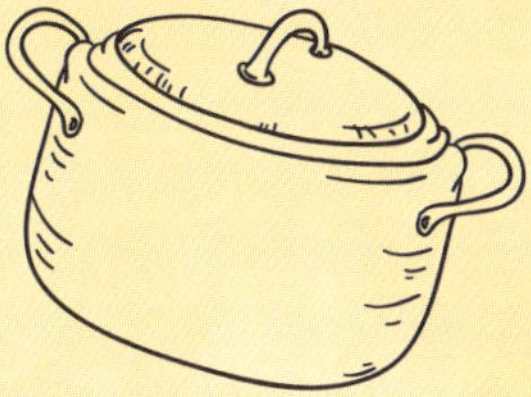

**3** 400 g Kandiszucker zugeben, alles auf kleiner Flamme 10–15 Minuten ziehen lassen und durch ein feines Sieb abgießen.

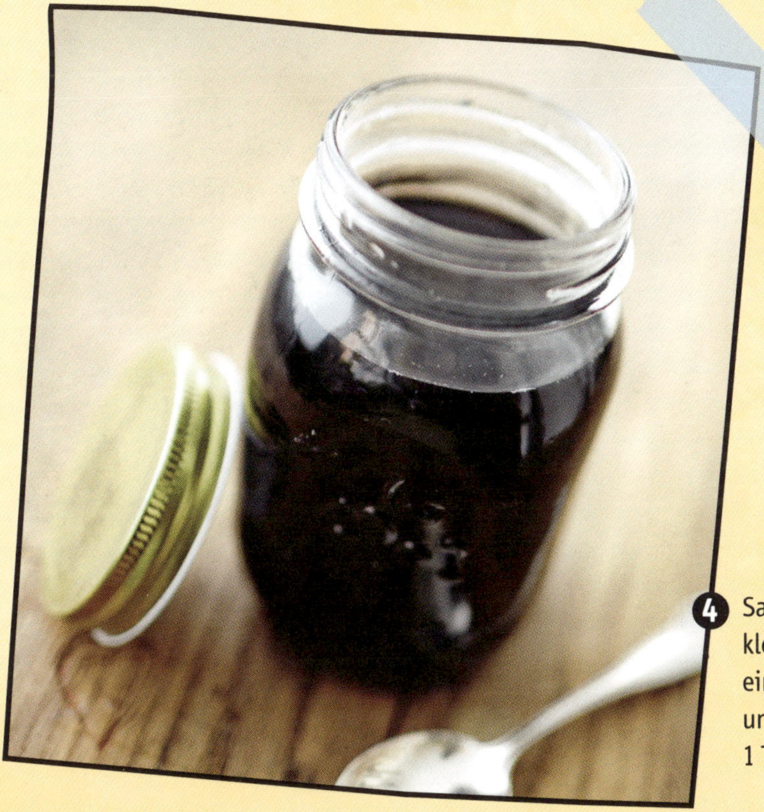

**4** Saft abkühlen lassen, in ein kleines Einmachglas oder eine leere Flasche füllen und bis zu fünfmal täglich 1 TL einnehmen.

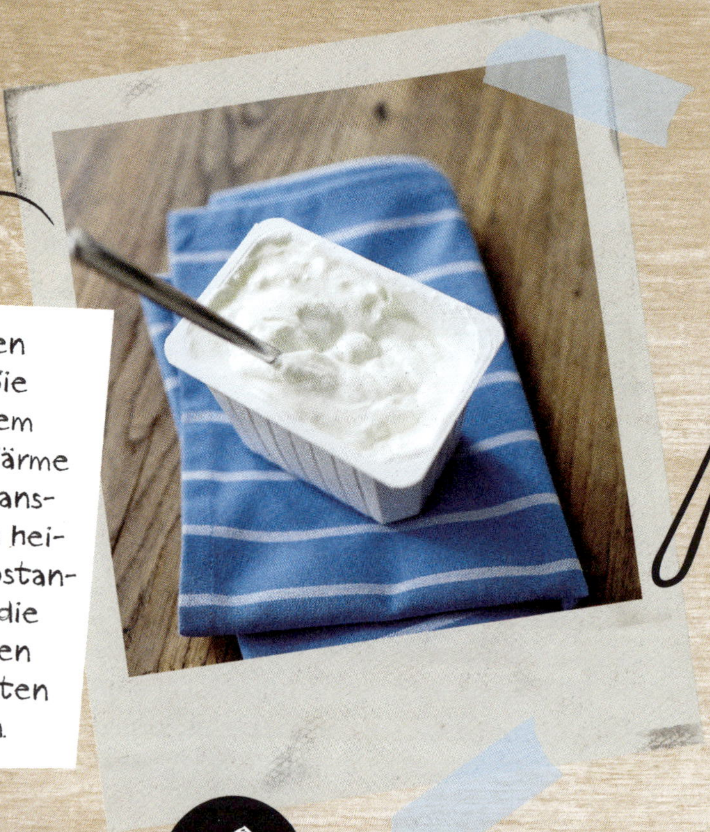

Wie wirken Wickel? Sie führen dem Körper Wärme zu und transportieren heilende Substanzen über die Haut zu den entzündeten Bereichen.

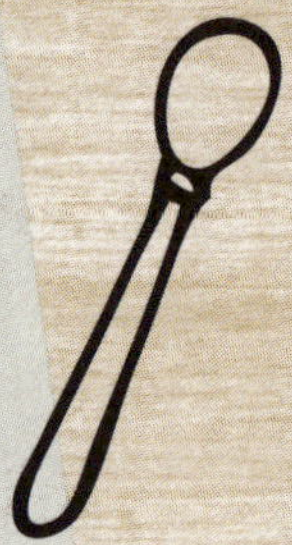

# GUT GEWICKELT 6

Bei Bronchitis greifst du am besten zu einem Quarkwickel, denn die im Quark enthaltenen Milchsäurebakterien wirken schleimlösend und entzündungshemmend. Dazu den Quark auf Körpertemperatur erwärmen, auf die Hälfte eines großen Geschirrtuchs geben, Tuch zusammenklappen und auf die Brust legen. Wenn der Quark zu trocknen beginnt, kannst du ihn abwaschen. Trockne dich ab und decke dich danach gut zu.

Ist der Körper krank, braucht er alle Energie, um gegen Viren und Bakterien kämpfen zu können.

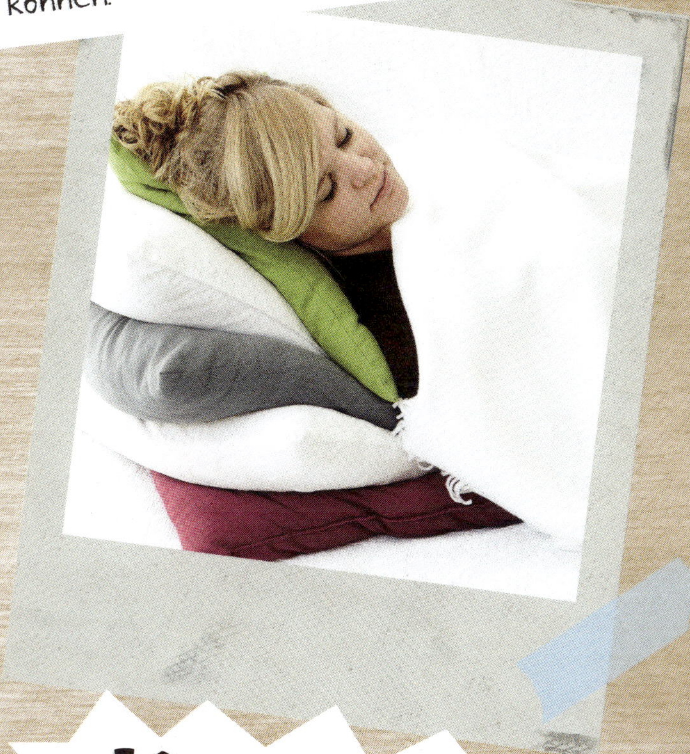

# Kopf hoch 7

Eines der wirksamsten Hausmittel bei Grippe und Erkältung ist Ruhe. Dabei solltest du dich gut betten. Lagere deinen Kopf und Oberkörper etwas höher und lege dich auf mehrere Kissen. Dann kannst du besser atmen und schläfst ruhiger.

# 8 Rettender Rettich

Kaum einer kennt ihn, dabei steckt jede Menge Power im schwarzen Rettich, auch Winterrettich genannt. Neben seiner antibakteriellen und entzündungshemmenden Wirkung überzeugt er nämlich durch jede Menge Vitamin C. Ein Top-Partner bei Husten!

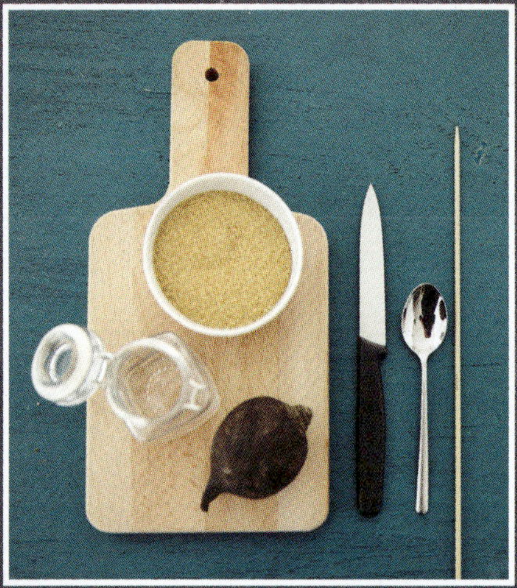

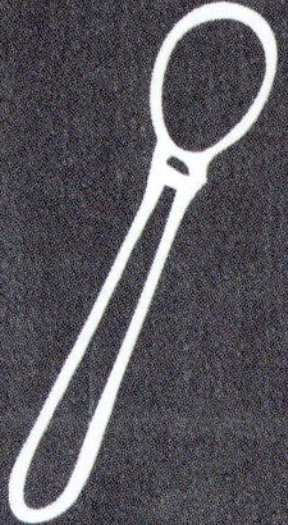

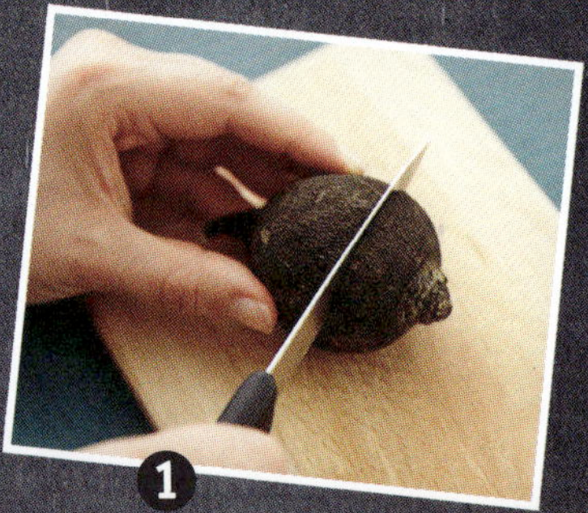

1 Zuerst schneidest du den Deckel der Knolle ab.

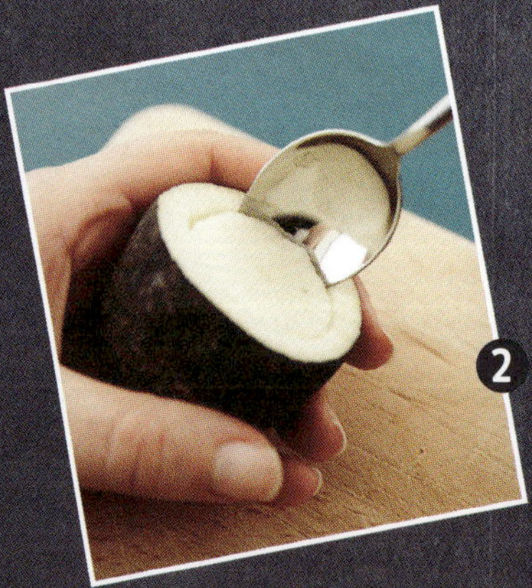

2 Danach die Knolle aushöhlen. Wenn das Innere sehr hart ist, nimmst du am besten ein Messer zu Hilfe.

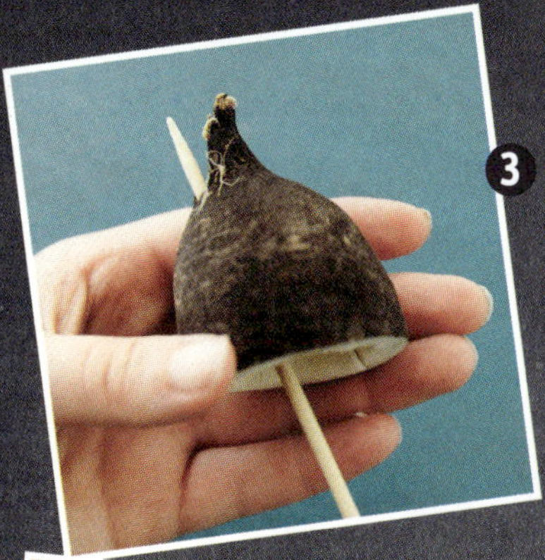

3 Nun mit einer Stricknadel ein kleines Loch in die untere Seite stechen.

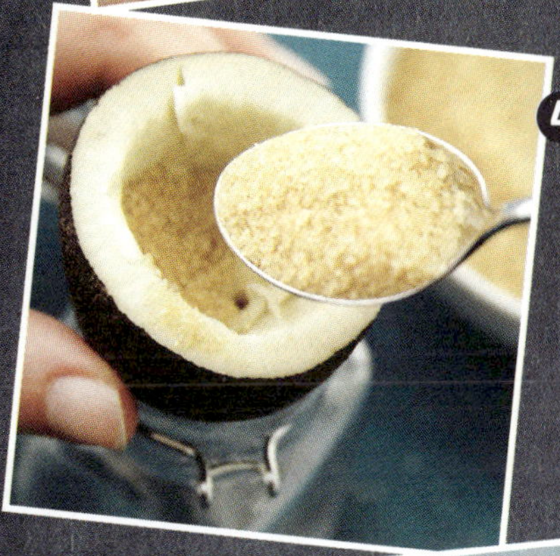

4 Rettich mit dem Loch über der Öffnung auf ein Einmachglas setzen. Knolle mit braunem Zucker füllen und den abgeschnittenen Deckel wieder aufsetzen.

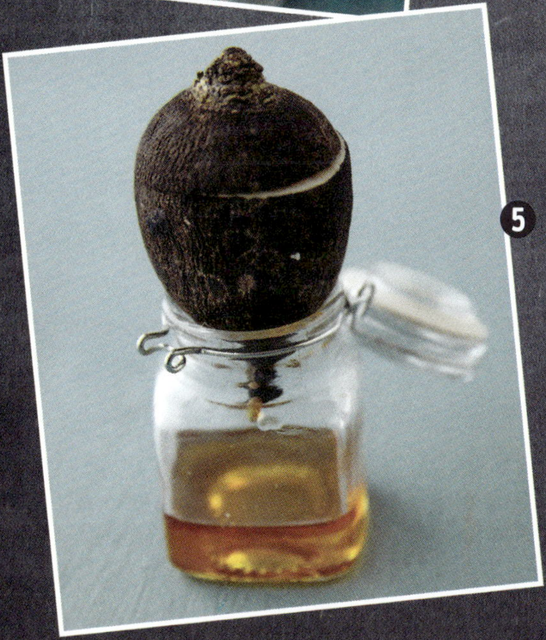

5 Rettich ruhen lassen, bis sich der Zucker verflüssigt hat und zusammen mit den guten Inhaltsstoffen ins Glas getropft ist. Nach Bedarf drei- bis fünfmal täglich 1 El vor den Mahlzeiten einnehmen.

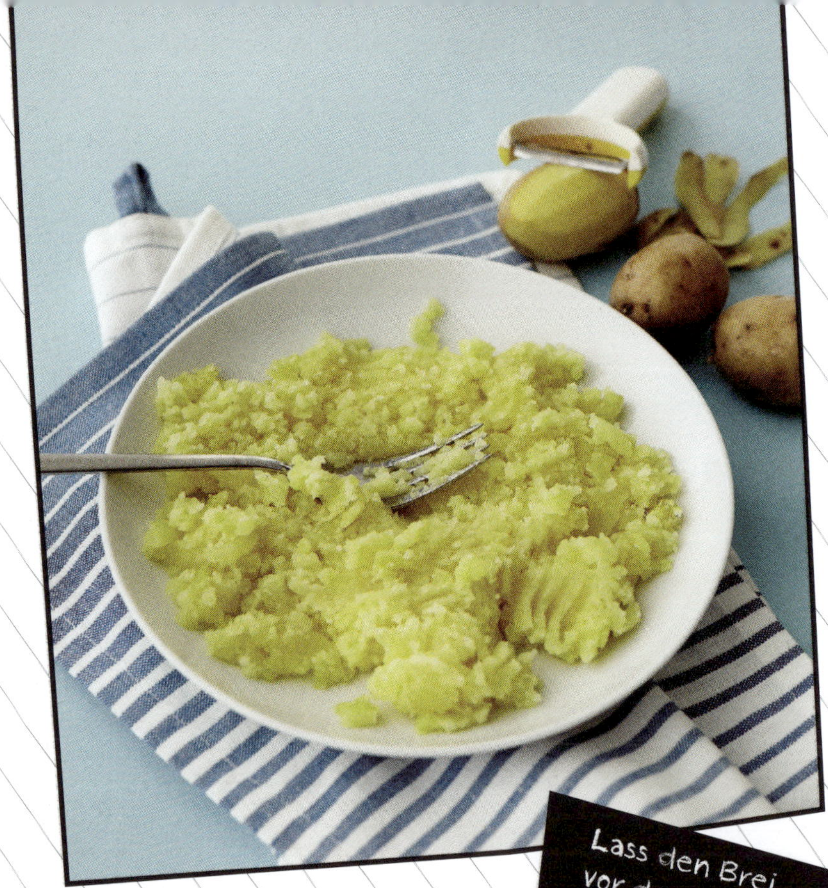

Lass den Brei vor dem Auftragen abkühlen, damit du dich nicht verbrennst.

9

# Heißes Paket

Bei Husten tut ein wohltuendes, wärmendes Kartoffel-Paket gut. Dafür kochst du 300 g geschälte Kartoffeln. Abgießen und mit einer Gabel zerdrücken. Brei großzügig auf die eine Hälfte eines Geschirrtuchs streichen, umschlagen und auf die Brust legen. Umschlag auf der Haut lassen, bis die Kartoffeln kalt sind.

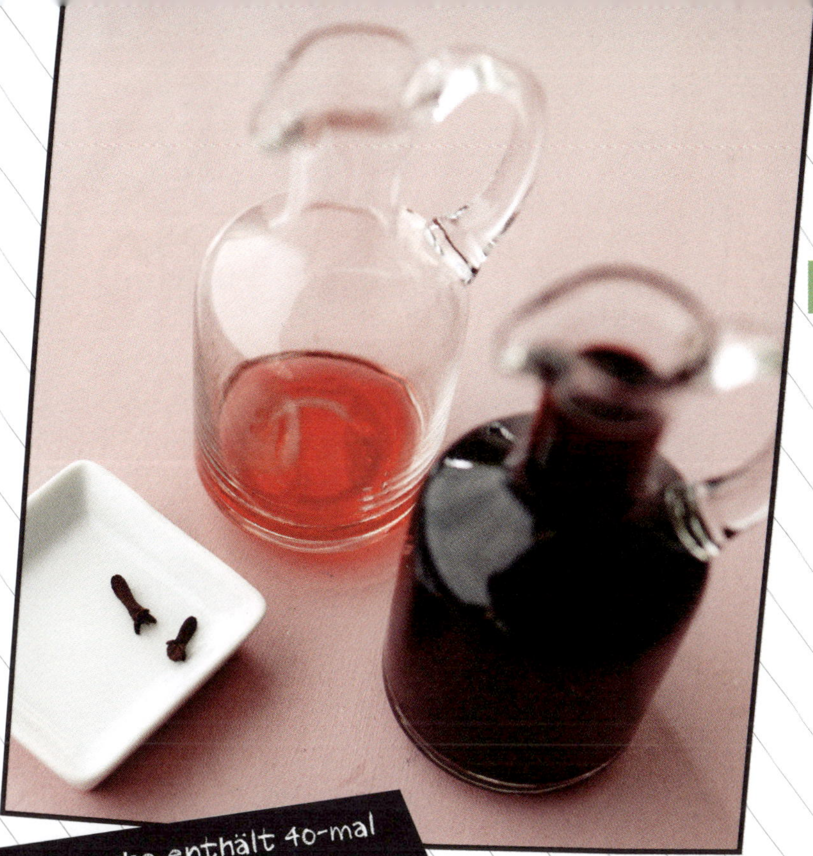

Die Acerola-Kirsche enthält 40-mal so viel Vitamin C wie eine Orange.

# ERKÄLTUNG VERKÜRZEN 10

Wenn die Erkältung in vollem Gange ist, hilft nur noch eins: Taschentücher raus und durch! Mit der Einnahme von viel Vitamin C kannst du die Erkältung, die in der Regel nach 8–10 Tagen ausgestanden ist, jedoch um 1–2 Tage verkürzen. Der beste Vitamin-C-Lieferant ist die Acerola-Kirsche. Am besten täglich einen Drink aus 250 ml Holunderbeerensaft, 20 ml Acerolasaft und 2 Gewürznelken trinken. 5 Minuten ziehen lassen, Nelken heraussieben.

# 11 DIY-Husten-bonbons

Salbei, Ingwer, Honig und Zitrone sind ein starkes Team im Kampf gegen Husten und Halsweh. Und man kann mit ihnen super leckere Bonbons zaubern!

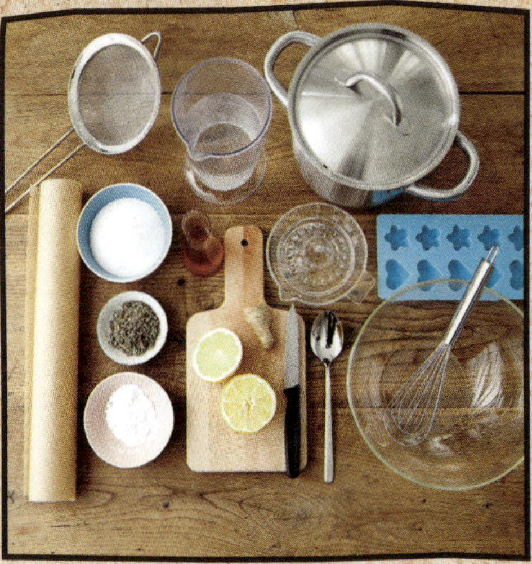

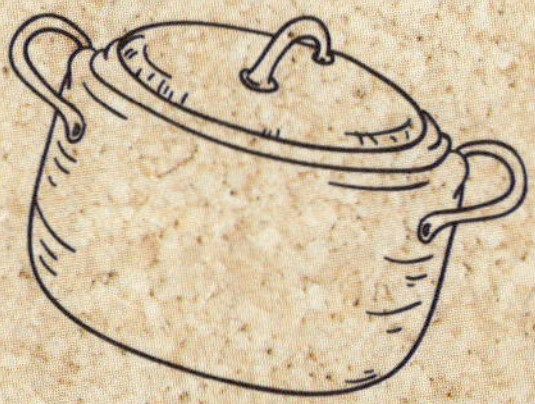

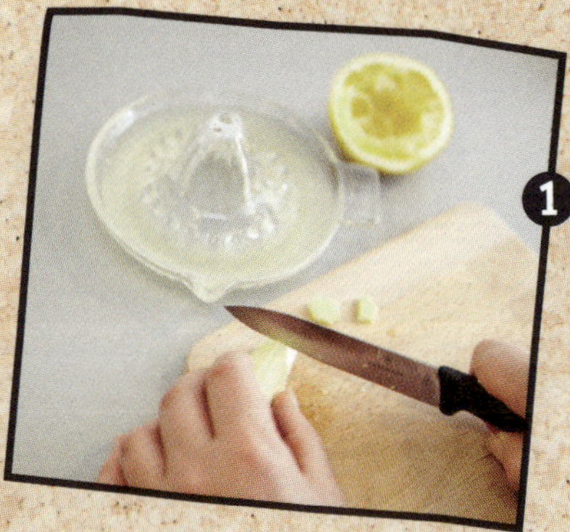

1. Zuerst presst du eine Zitrone aus und würfelst ein 2 cm dickes Stück Ingwer.

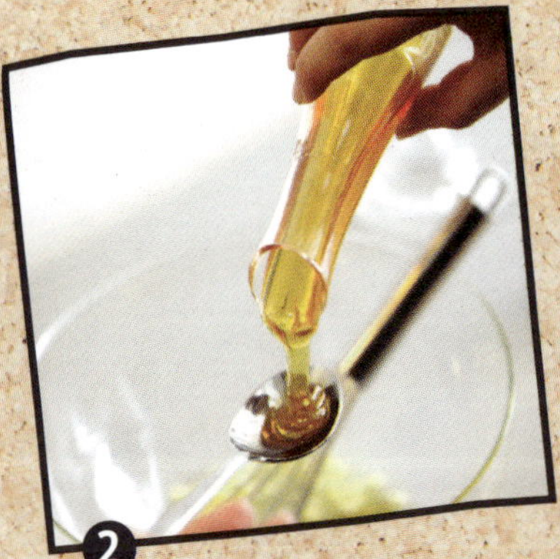

2. Zitronensaft und Ingwer mit 500 ml Wasser, 10 g getrocknetem Salbei und 4 EL Honig verrühren und aufkochen.

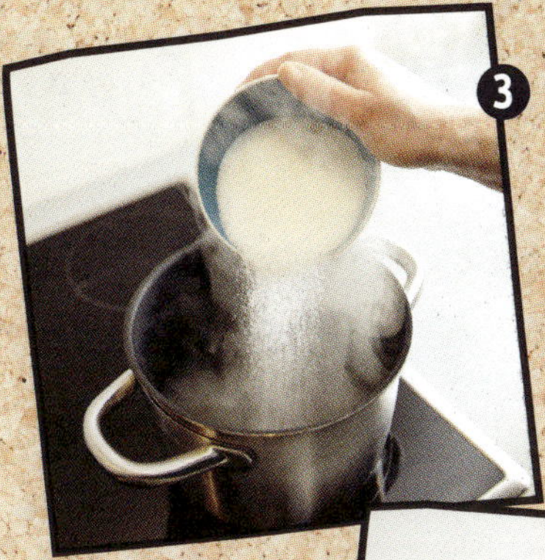

3 Mischung durch ein Sieb gießen und beiseitestellen. Nun 150 g Zucker und 3 EL des Suds in einem zweiten Topf aufkochen und so lange köcheln lassen, bis der Zucker geschmolzen ist.

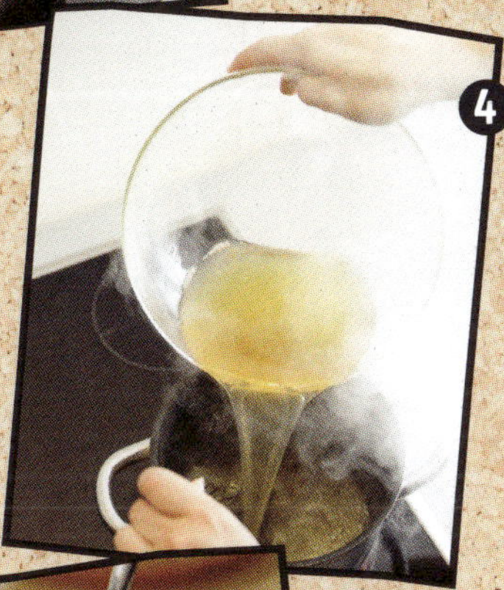

4 Restlichen Sud zugießen und kochen, bis ein dickflüssiger, klebriger Sirup entstanden ist. Topf vom Herd nehmen, auskühlen lassen.

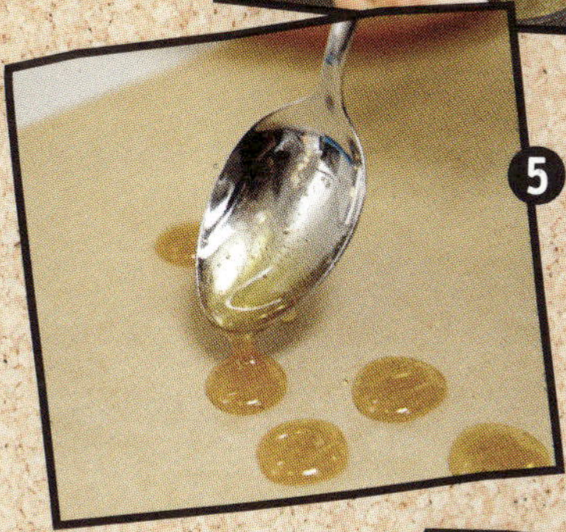

5 Nun mit einem Löffel kleine Tropfen auf ein Backpapier setzen und die Bonbons in der Kühltruhe aushärten lassen.

Alternativ kannst du auch eine hübsche Silikonform verwenden.

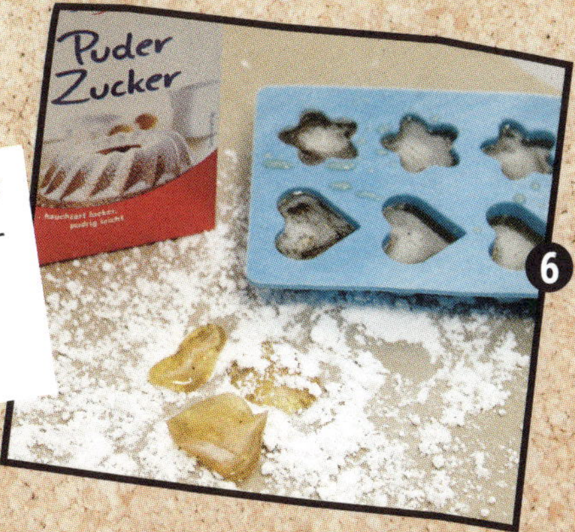


6 Zum Schluss alle Bonbons mit Puderzucker bestreuen, vom Backpapier lösen und erneut im Puderzucker wenden.

# 12 First-Aid-Drink

Wenn du merkst, dass eine Erkältung im Anflug ist, mach dir sofort einen heißen Drink aus einer Tasse Wasser und je 1 TL Honig, Apfelessig und Zitronensaft.

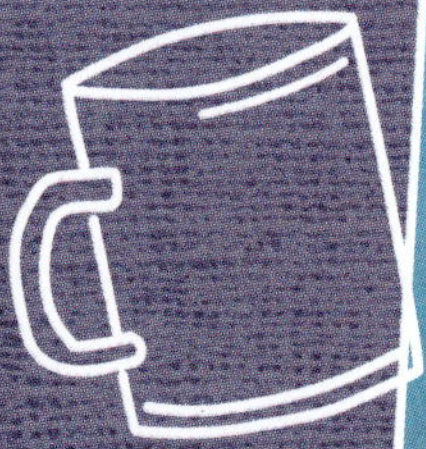

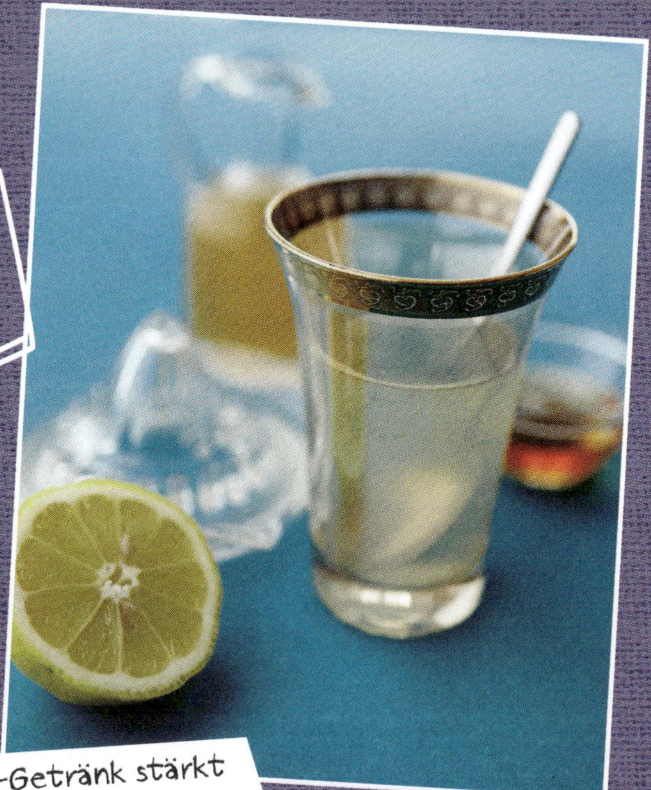

Dieses Power-Getränk stärkt das Immunsystem!

Wichtig: Die ätherischen Öle vorher in 1 EL Honig auflösen, ca. 8 Tropfen reichen.

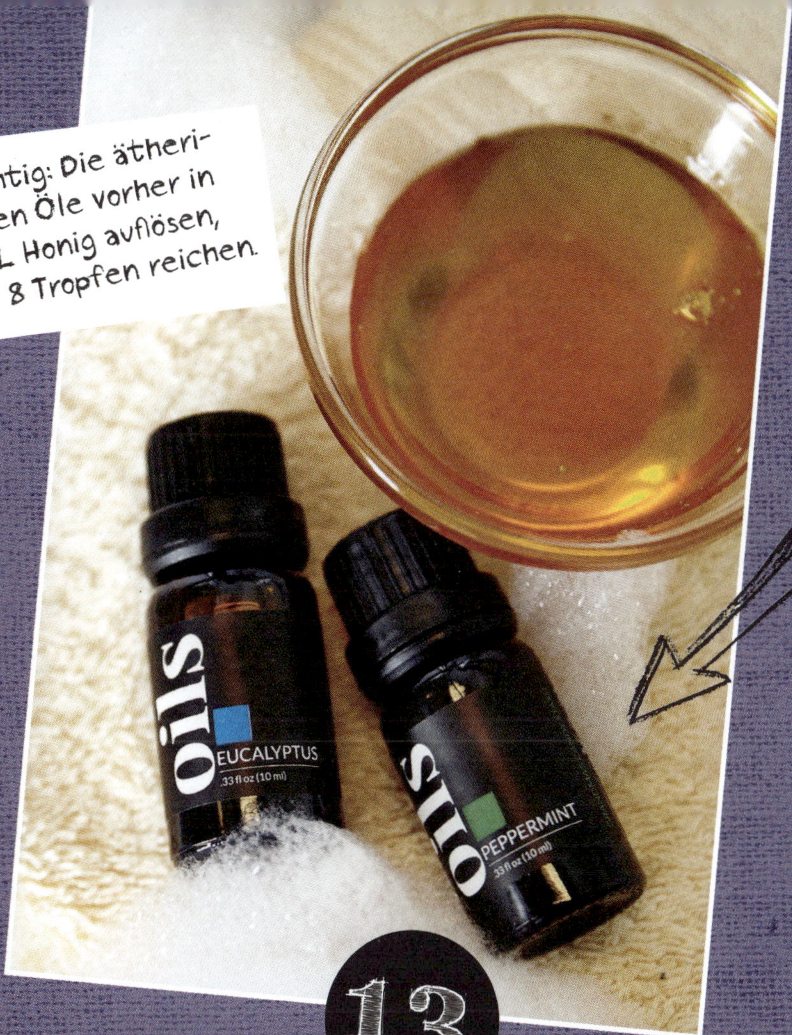


13

# KRÄUTERBAD

Ein heißes Bad fördert die Durchblutung, wärmt und entspannt – perfekt, wenn eine fiese Erkältung in deinen Knochen steckt. Gibst du ätherische Öle wie Eukalyptus oder Pfefferminze hinzu, steigerst du zusätzlich die Durchblutung deiner Nasen- und Rachenschleimhaut und stärkst deine Immunabwehr.

# Ran an die Zwiebeln! 14

Jeder kennt ihn, keiner mag ihn, aber er wirkt phänomenal gegen Husten: der Zwiebelsaft. Die Zwiebeln haben eine antibakterielle und schleimlösende Wirkung, der Zucker macht ihn halbwegs erträglich.

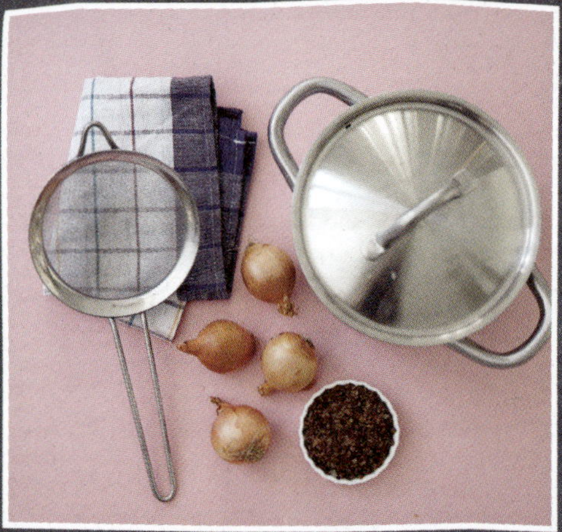

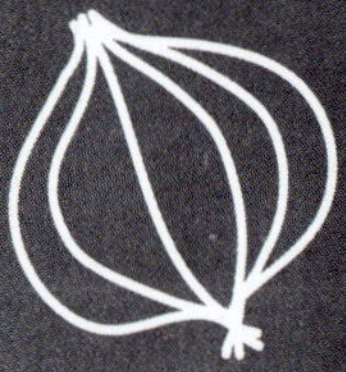

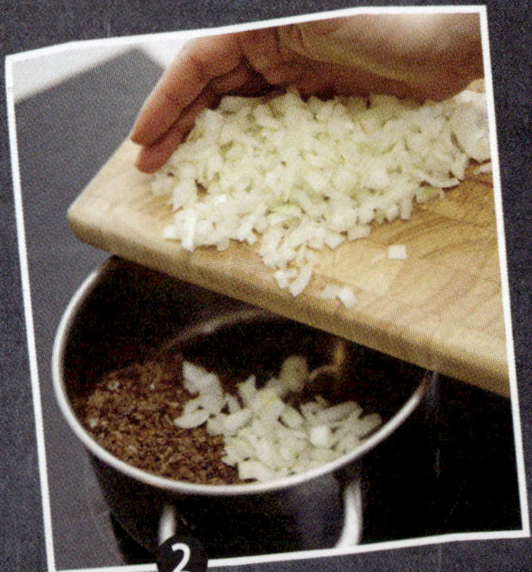

2 Zwiebeln zusammen mit 100 g Kandiszucker bei schwacher Hitze aufkochen. Anschließend eine Weile stehen lassen.

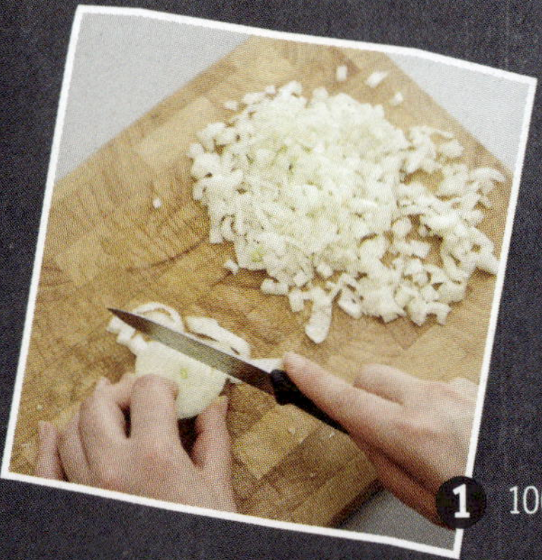

1 100 g Zwiebeln würfeln.

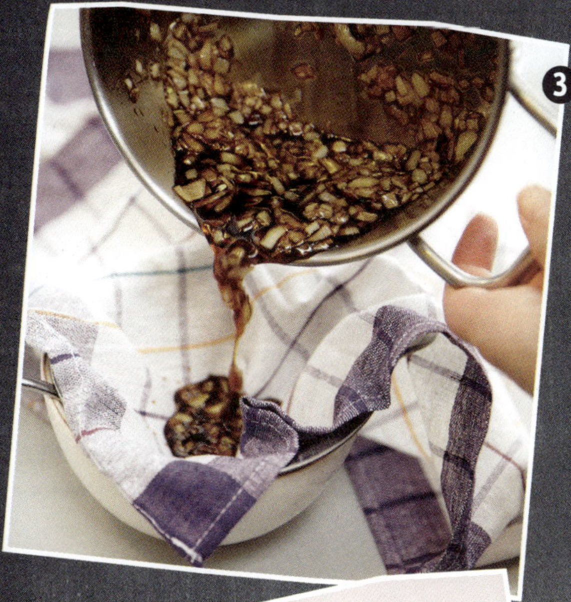

3 Das Ganze durch ein mit einem Geschirrtuch ausgelegtes Sieb gießen.

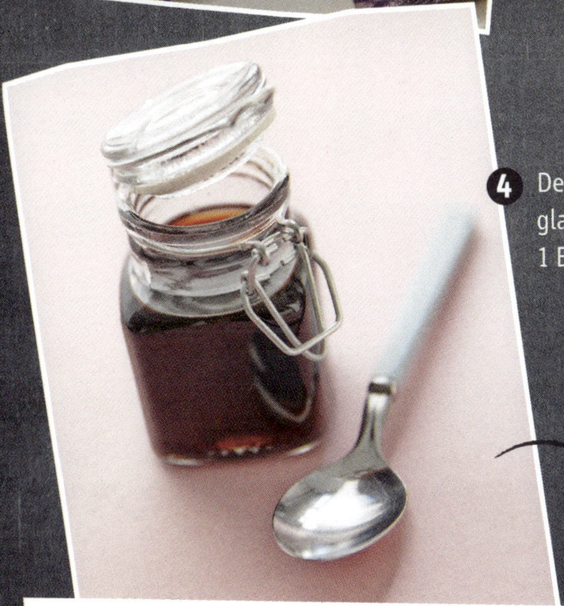

4 Den Sud in ein Einmachglas füllen. Dreimal täglich 1 EL einnehmen.

So geht's noch schneller: Zwiebel kleinhacken, in ein Glas geben, mit Honig übergießen und über Nacht ruhen lassen. Morgens und abends 3 TL einnehmen.

Lindenblüten wirken schweißtreibend, schleimlösend und fiebersenkend.

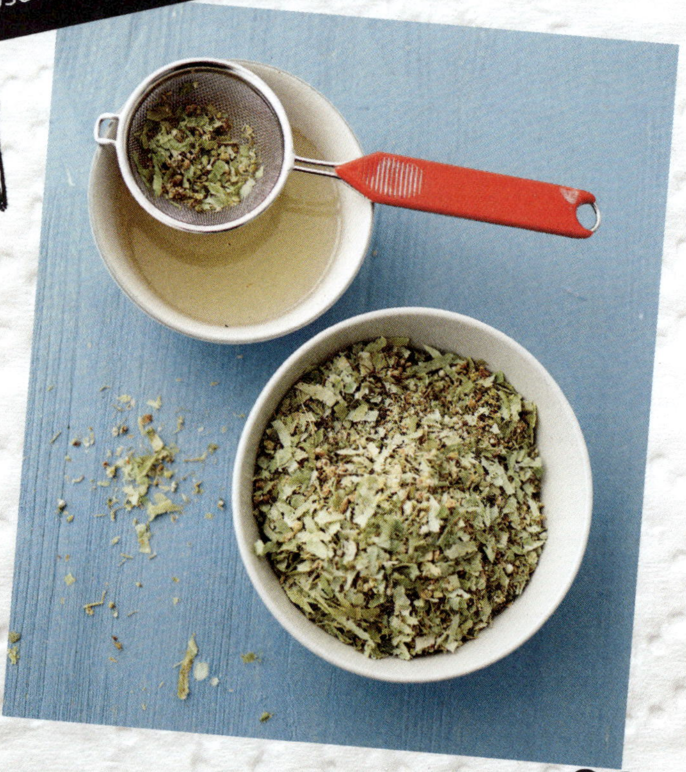

# Blüten-pracht 15

Lindenblüten sind ideal bei Grippe und Erkältung. Für einen Tee übergießt du 1 TL getrocknete Lindenblüten mit 250 ml kochendem Wasser und lässt ihn 5–10 Minuten zugedeckt ziehen. Danach durch ein Sieb gießen und dreimal täglich heiß trinken.

Rote Bete schenkt auch der Leber neue Energie!

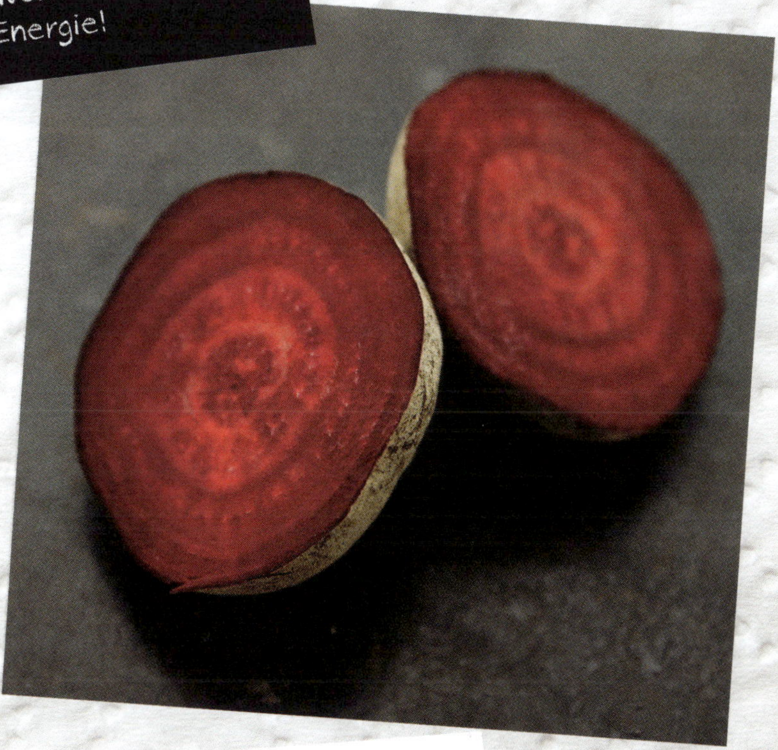

# Roter Retter 16

Rote Bete ist eine echte Vitamin-Bombe und schützt dich, wenn die nächste Erkältungswelle heranrollt. Am besten genießt du sie roh im Salat oder mit einem leckeren Dip.

# Saurer Wickel 17

Halsweh, Schluckbeschwerden und ein schmerzhafter Kloß im Hals sind Anzeichen für eine Mandelentzündung. Dann heißt es: Ab zum Arzt! Vor allem, wenn Fieber und Abgeschlagenheit hinzukommen. In den meisten Fällen wird die Entzündung mit Antibiotika behandelt, mit einem kalten Zitronensaft-Wickel kannst du den Heilungsprozess aber unterstützen.

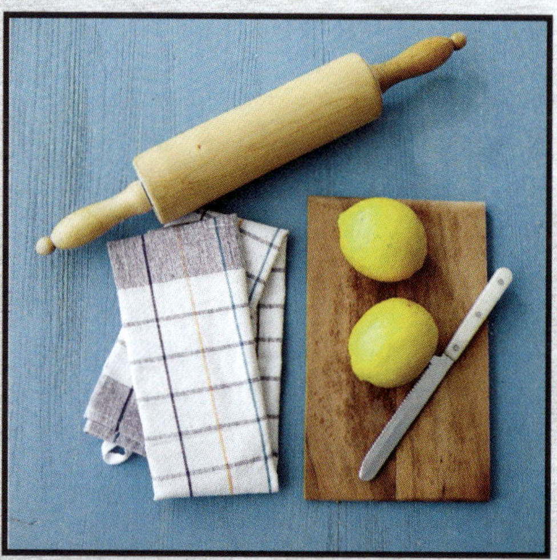

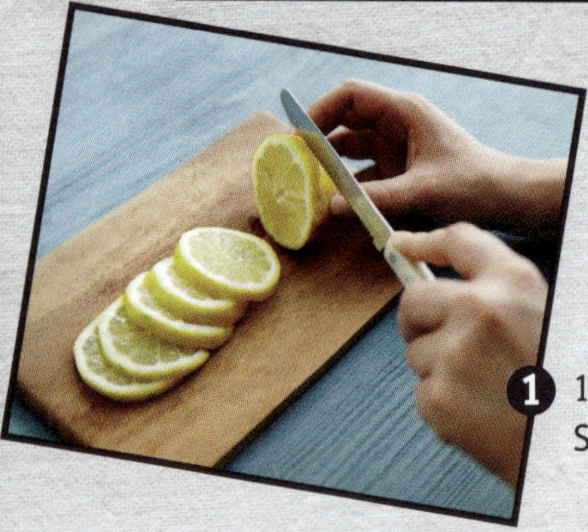

1 1–2 Zitronen in dünne Scheiben schneiden.

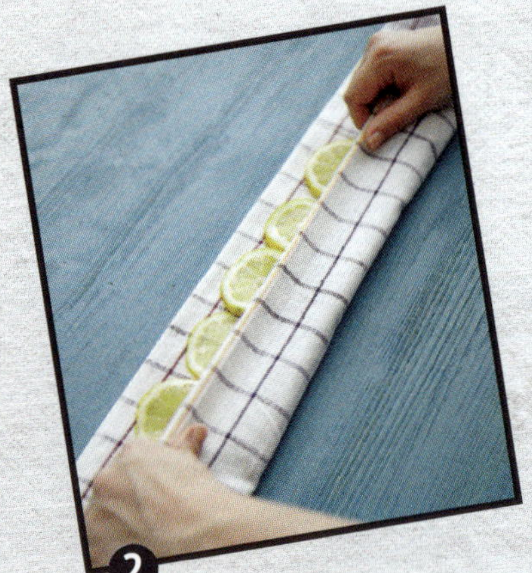

2 Ein Geschirrtuch in der Länge falten und die Zitronenscheiben darauflegen.

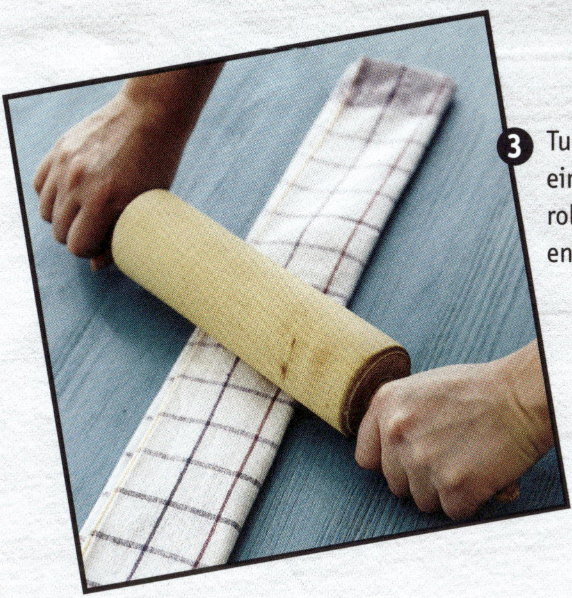

**3** Tuch einschlagen und mit einem Nudelholz darüber rollen, sodass der Saft entweichen kann.

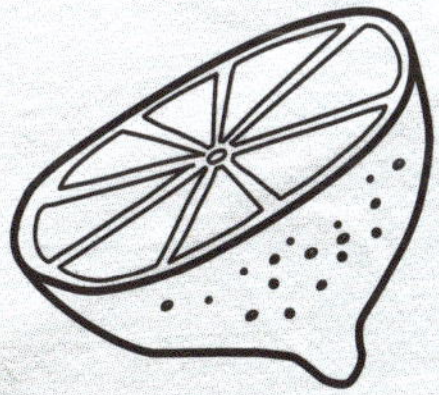

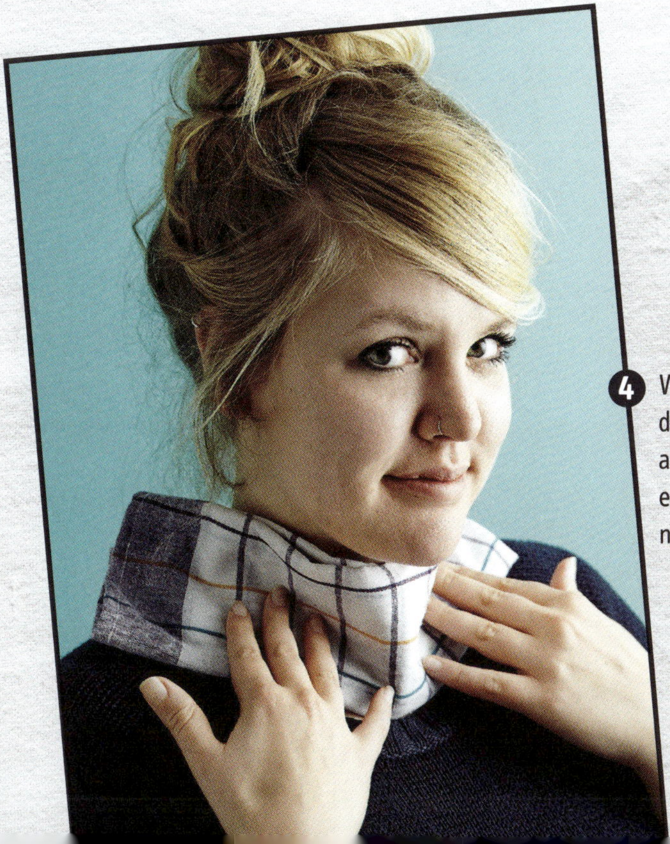

**4** Wickel für 30 Minuten auf den Hals legen, aber nicht auf die Wirbelsäule. Wenn es brennt, Wickel entfernen und Hals abwaschen.

# 18 Gurgeln mit Salbei

Bei einer schmerzhaften Mandelentzündung wirkt Gurgeln wahre Wunder, am besten mit einem Tee aus 1–2 TL getrocknetem Salbei: 3 Minuten ziehen und abkühlen lassen, abseihen und mehrmals täglich damit gurgeln.

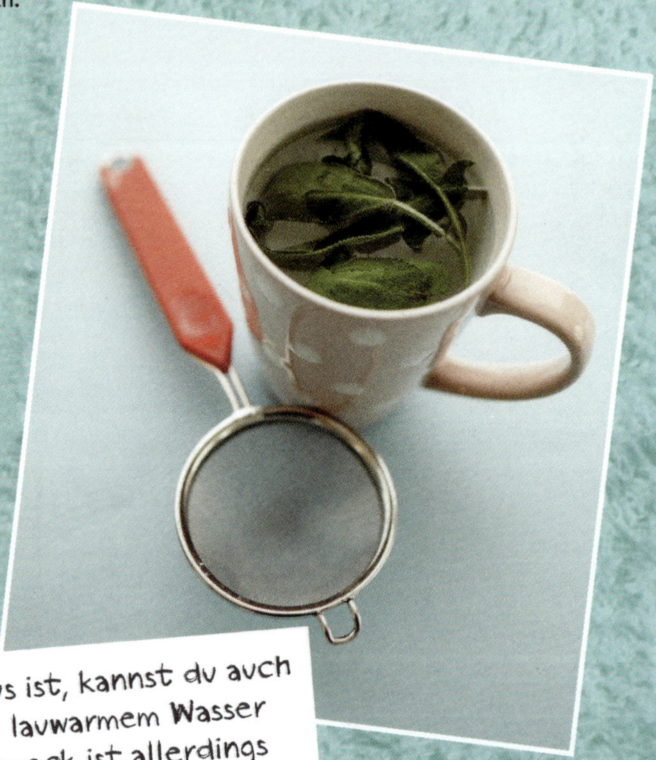

Wenn kein Salbei im Haus ist, kannst du auch 2 g Meersalz mit 100 ml lauwarmem Wasser vermischen – der Geschmack ist allerdings gewöhnungsbedürftig …

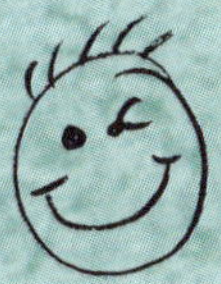

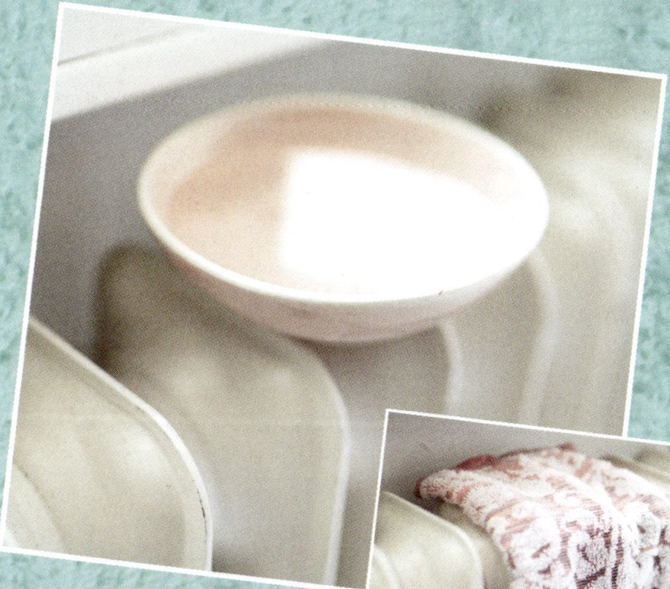

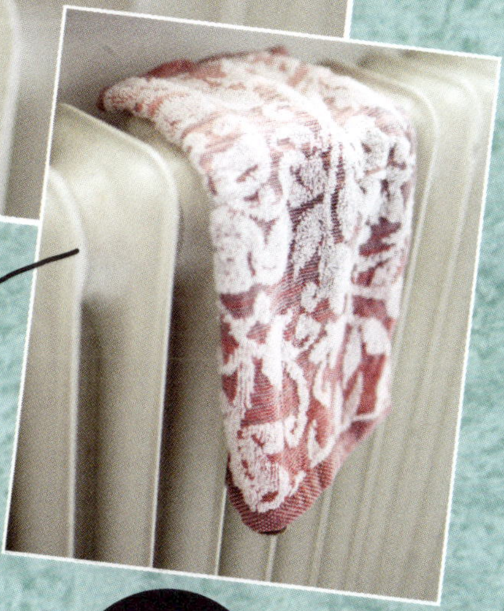

Du kannst auch ein nasses Handtuch auf den Heizkörper legen.

# LUFT-BEFEUCHTER 19

Trockene Heizungsluft ist nicht gut für die Schleimhäute, vor allem, wenn du krank bist. Stelle deswegen immer ein Schälchen Wasser auf deine Heizung.

# Durchatmen 20

Mit diesem wohltuenden Erkältungsbalsam kannst du endlich wieder entspannt atmen.

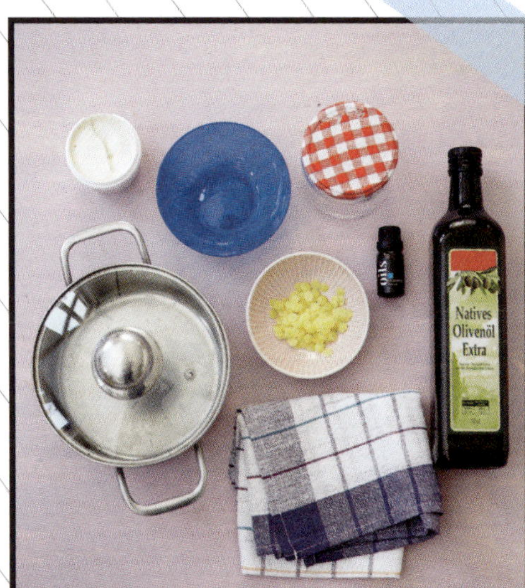


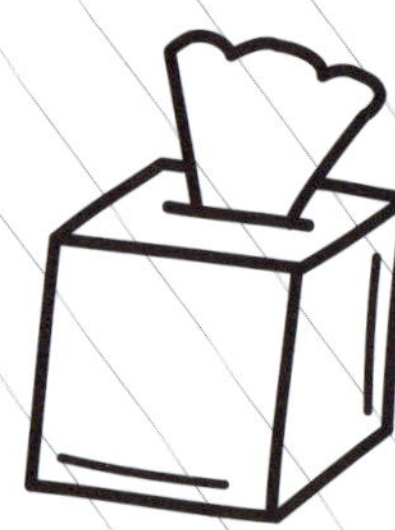

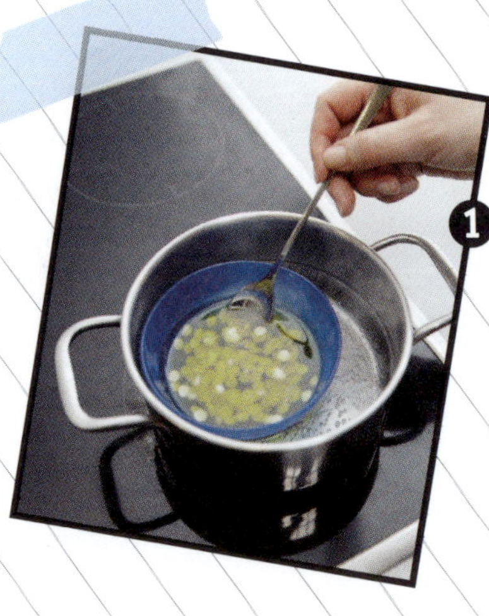

1. Erhitze 50 ml Olivenöl, 10 g Bienenwachs und 10 g Sheabutter in einem Wasserbad. Verrühre alles zu einer cremigen Substanz.

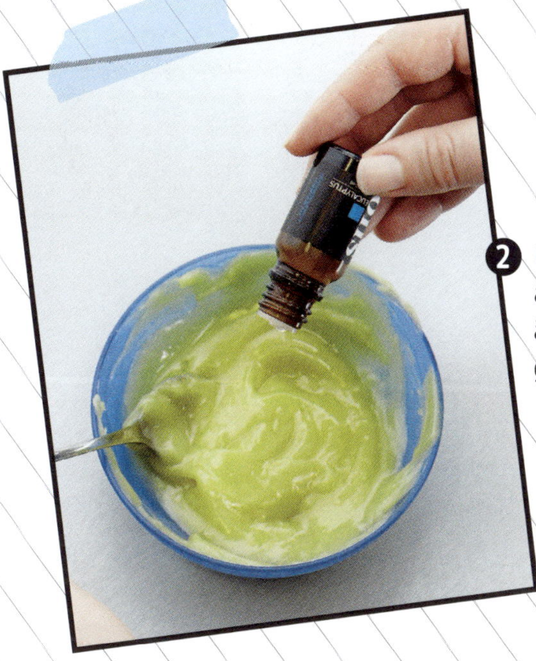


2 Unter Rühren auf Handwärme abkühlen lassen und 5 Tropfen ätherisches Eukalyptusöl dazugeben.

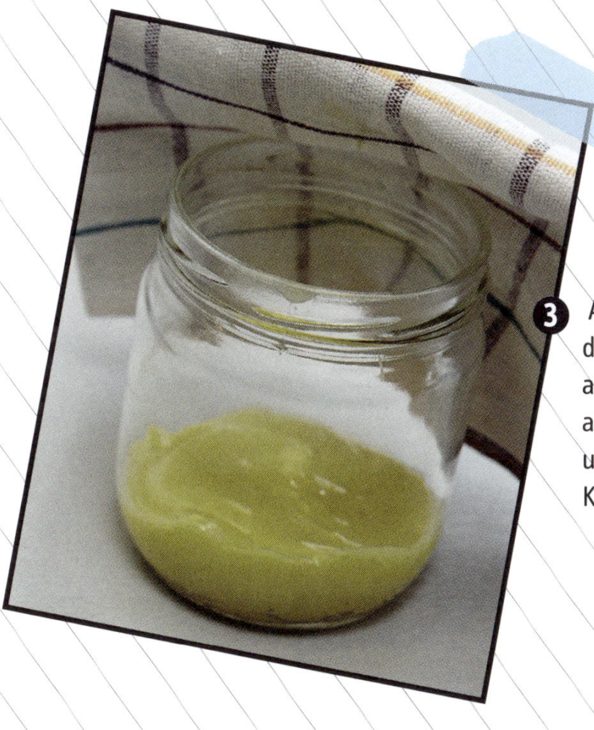

3 Alles in ein leeres Marmeladenglas füllen, mit einem Tuch abdecken und ein paar Stunden auskühlen lassen. Salbe auf Brust und Rücken auftragen und im Kühlschrank aufbewahren.

# KAMILLEN-DAMPFBAD 21

Wenn du erkältet bist, solltest du dir abends ein schönes Inhalations-Dampfbad gönnen. Zuerst füllst du kochendes Wasser in eine große Schüssel. Danach öffnest du 2 Beutel Kamillentee und gibst sie zusammen mit 2 EL Meersalz ins Wasser. Nun beugst du deinen Kopf darüber, legst dir ein Handtuch über den Kopf und inhalierst die wohltuenden Dämpfe.

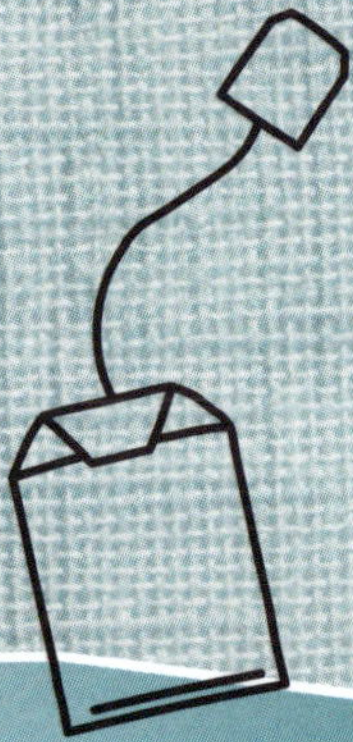

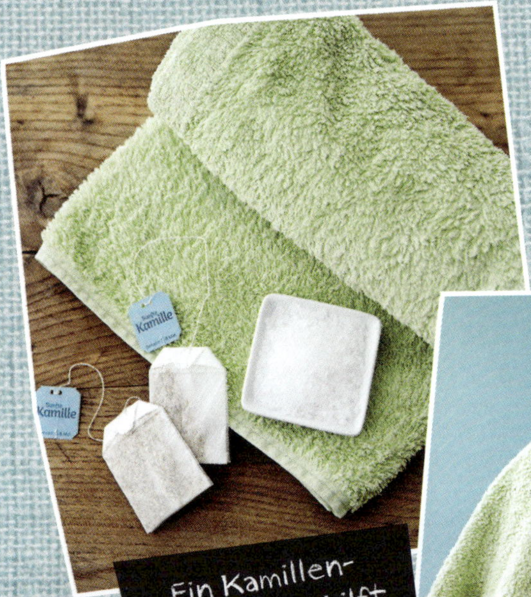


Ein Kamillendampfbad hilft auch bei verstopften Poren. Schau mal auf Seite 207.

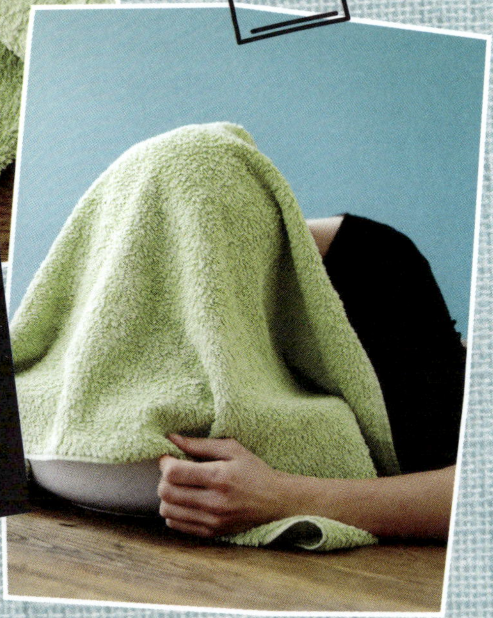

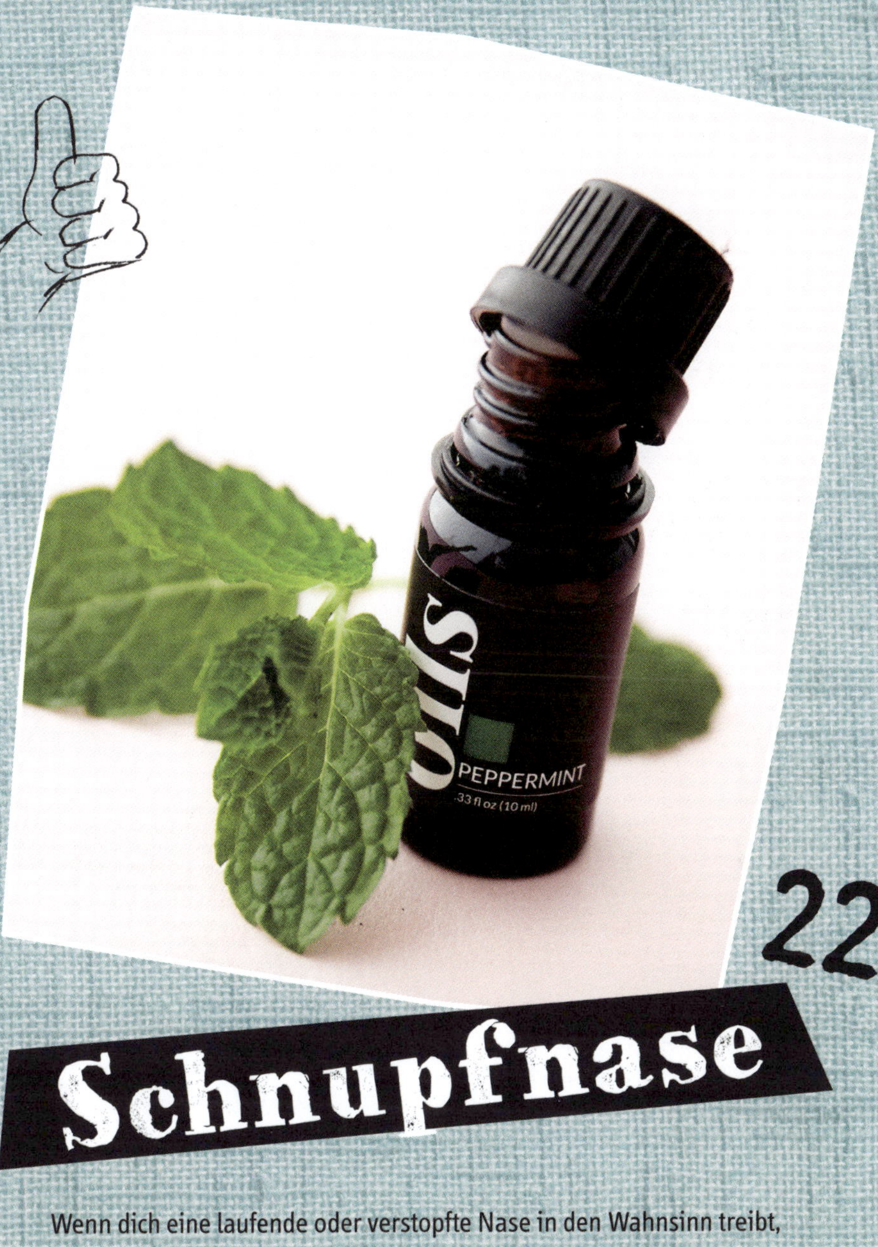


22

# Schnupfnase

Wenn dich eine laufende oder verstopfte Nase in den Wahnsinn treibt, kannst du einfach einen Tropfen Pfefferminzöl unter dein Näschen tupfen. Die Dämpfe wirken antibakteriell und helfen, die Entzündung schneller zu heilen. Wichtig: Nicht bei Säuglingen und Kleinkindern anwenden.

# GROßMUTTERS HÜHNERSUPPE

23

Ob für dich selbst oder einen kranken Freund: Dieses Rezept bringt jeden bei einer Grippe schnell wieder auf die Beine!

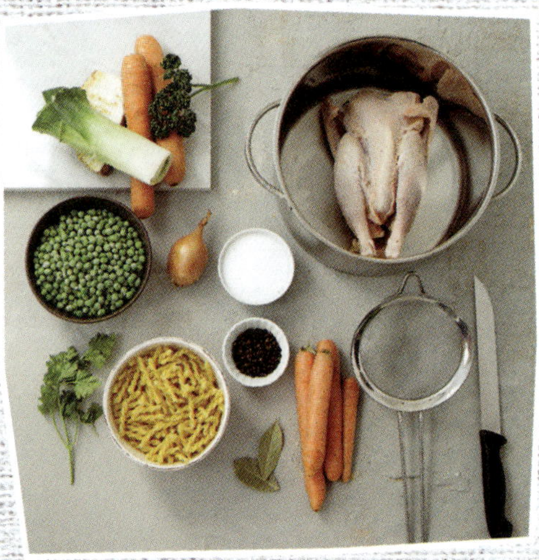

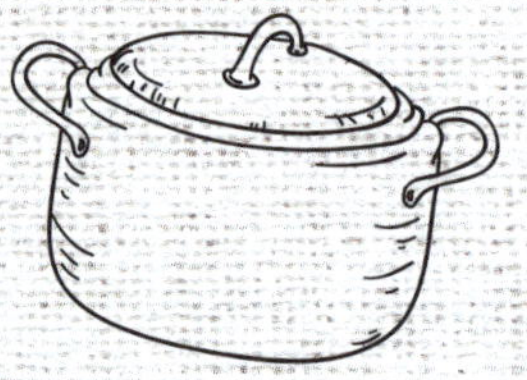

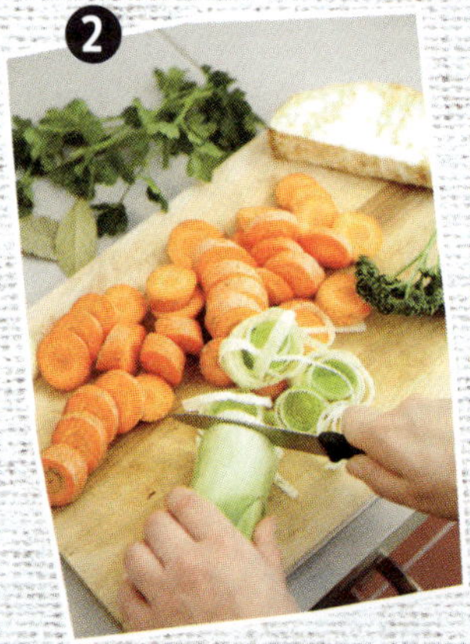

2 1 Bund Suppengrün würfeln und zum Huhn geben. 2 Lorbeerblätter, 5 Pfefferkörner, ½ Zwiebel und 2 Petersilienstängel hinzufügen. Bei kleiner Hitze 2 Stunden köcheln lassen.

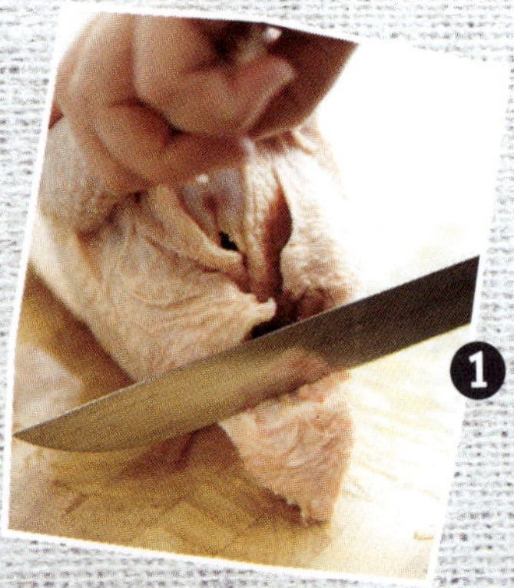

1 Suppenhuhn abspülen, Bürzel (Fettdrüse am Schwanz) abschneiden, Huhn in einen großen Topf geben und knapp mit Wasser bedecken. Salzen und aufkochen. Schaum auf der Oberfläche mit einer Schaumkelle abschöpfen.

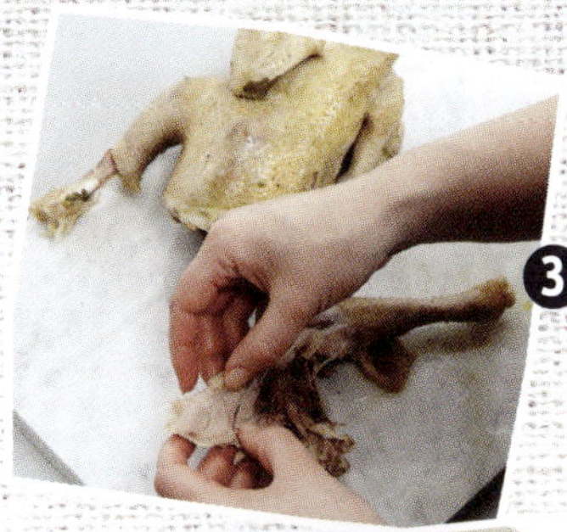

**3** Das Huhn herausnehmen und nach dem Abkühlen das Fleisch vom Knochen zupfen.

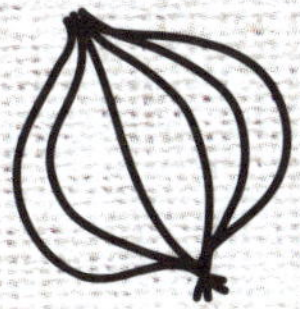

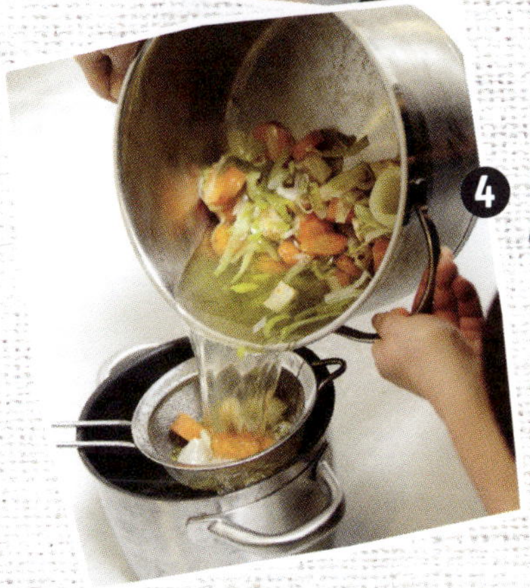

**4** Brühe durch ein Sieb in einen zweiten Topf gießen.

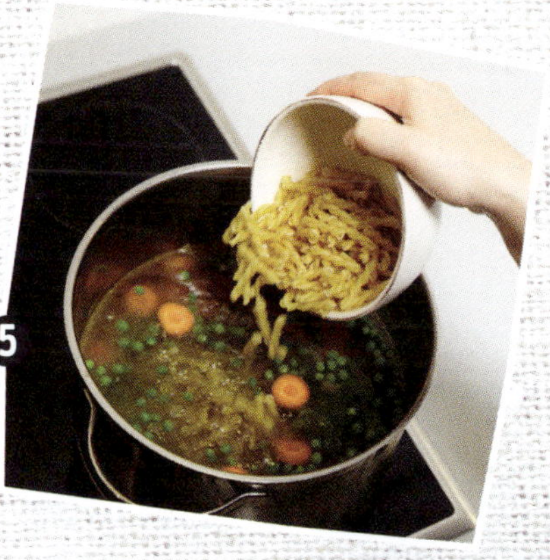

**5** 4 mittelgroße Möhren klein schneiden und zusammen mit 250 g TK-Erbsen und 200 g Nudeln garen. Fleisch und ½ Bund glatte Petersilie zugeben, mit Salz und Pfeffer würzen.

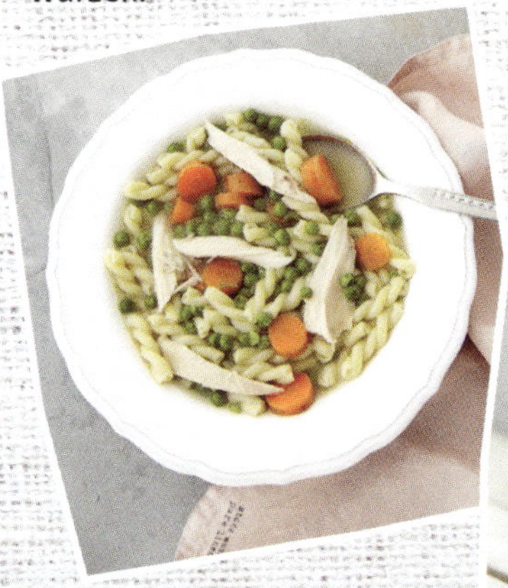

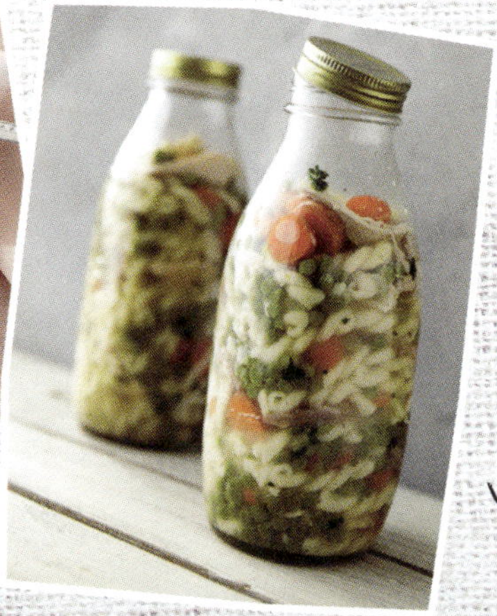

Abgefüllt in Flaschen lässt sich die Suppe gut aufbewahren oder zu einem Krankenbesuch mitnehmen.

# 24 GUT DURCH-GESPÜLT

Mit einer Nasenspülung kannst du deinen Schnupfen lindern. Zuerst drückst du ½ Zitrone über einem Eierbecher aus. Danach 1 TL Salz hineingeben, bis zum Rand mit Wasser füllen und umrühren. Nun die Flüssigkeit mit einem Strohhalm vorsichtig in die Nase ziehen. Am besten beugst du dich dabei über das Waschbecken und öffnest den Mund, damit das Wasser durch das andere Nasenloch wieder herausfließen kann.

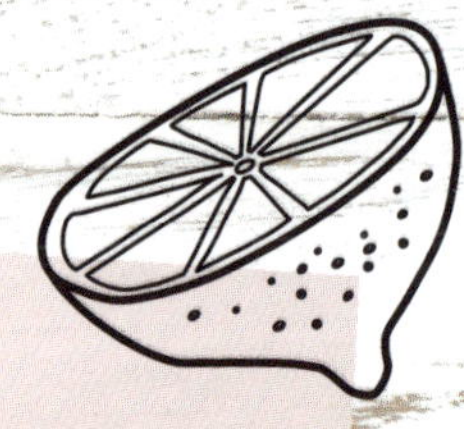

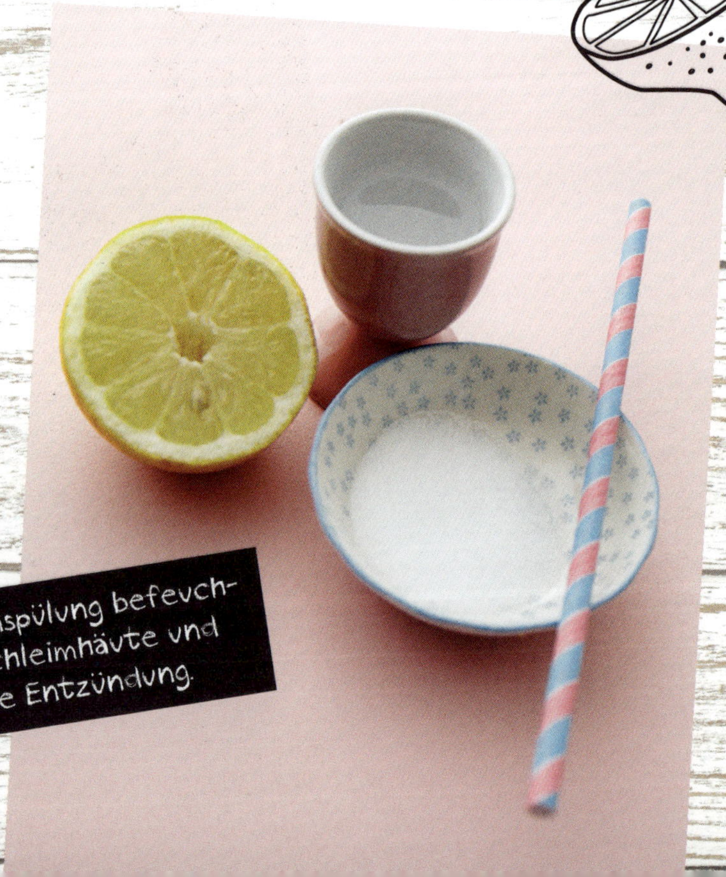

Eine Nasenspülung befeuchtet die Schleimhäute und lindert die Entzündung.

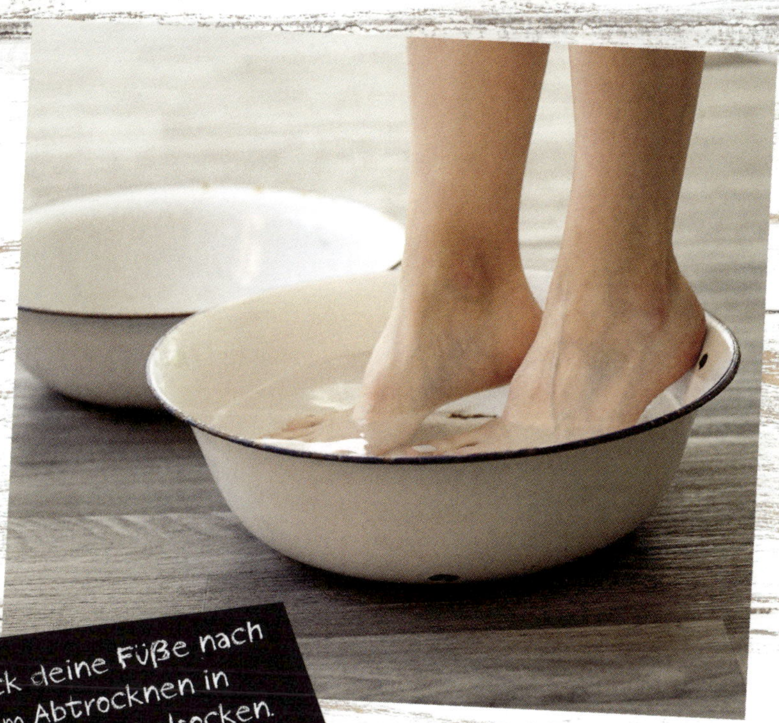

Pack deine Füße nach dem Abtrocknen in warme Kuschelsocken.

## 25 Wechselbad

Bei Schnupfen hilft ein Fußbad, für das du 2 Wannen benötigst. Zuerst hältst du beide Füße 10 Sekunden lang in 18 Grad kaltes Wasser, danach 5 Minuten lang in 38 Grad warmes Wasser. Ein paar Mal hin und her wechseln und mit kaltem Wasser aufhören.

# 26 Dampf ablassen

Wenn du erkältet bist, profitieren deine Atemwege von einem selbst gemachten Dampfbad.

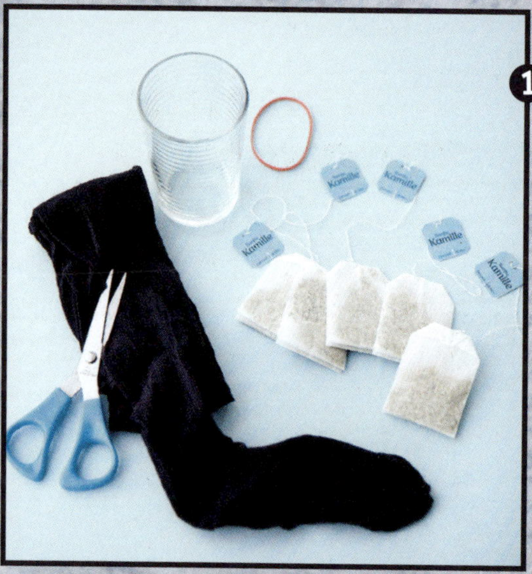


1 Zuerst schneidest du den Fuß einer Strumpfhose ab.

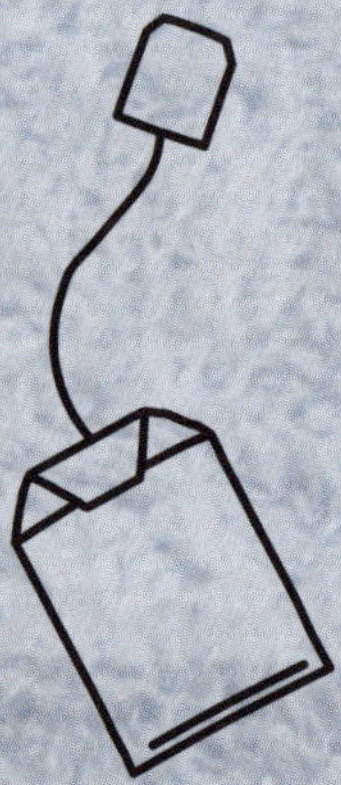

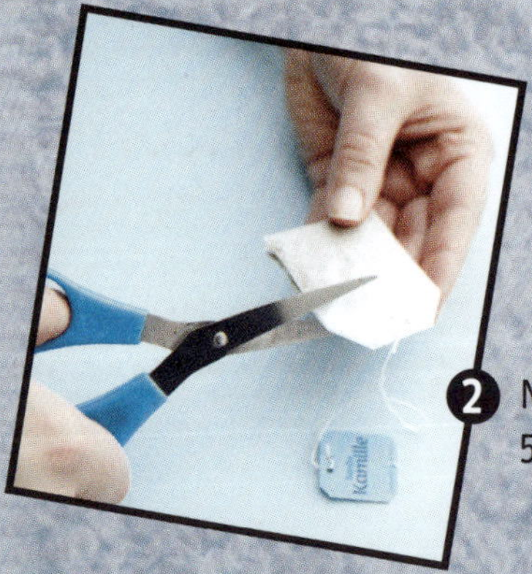


2 Nun zerschneidest du 5 Kamillenteebeutel.

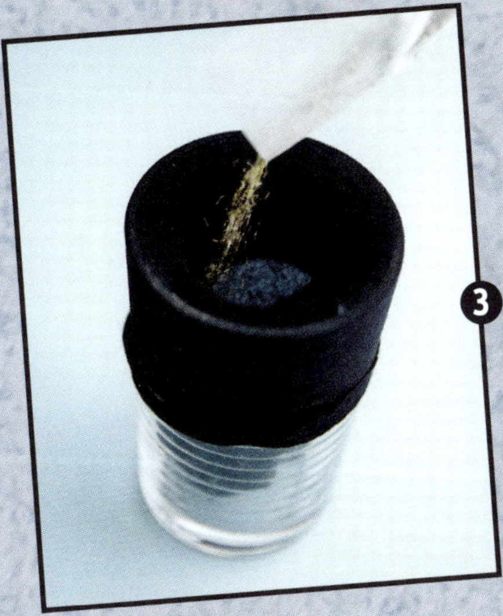

3 Strumpfhosen-Fuß über ein Glas stülpen und den losen Tee hineinfüllen.

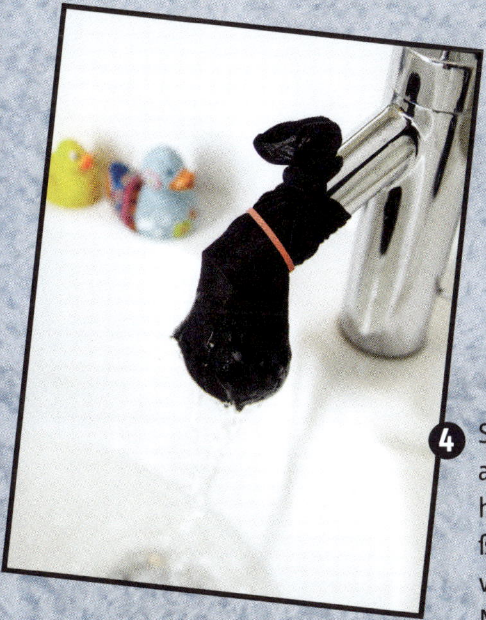

4 Schalte in deinem Badezimmer die Raumlüftung aus und schließ die Fenster. Knote die Strumpfhosen-Socke an den Wasserhahn und lass heißes Wasser in die Wanne laufen, bis der Raum vom wohltuenden Kamillendampf erfüllt ist. Nun kannst du ein entspannendes Kamillen-Bad nehmen und tief durchatmen!

# ROTES NÄSCHEN 27

Wer sich oft die Nase putzen muss, wird bald merken, wie die Haut rund um die Nasenlöcher trocken und gereizt wird. Creme deine Nase deswegen immer wieder mit etwas Butter oder Öl ein, denn so bleibt alles schön weich und geschmeidig.

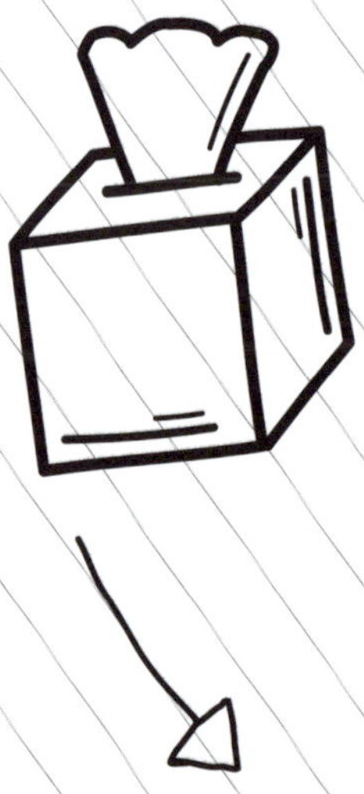

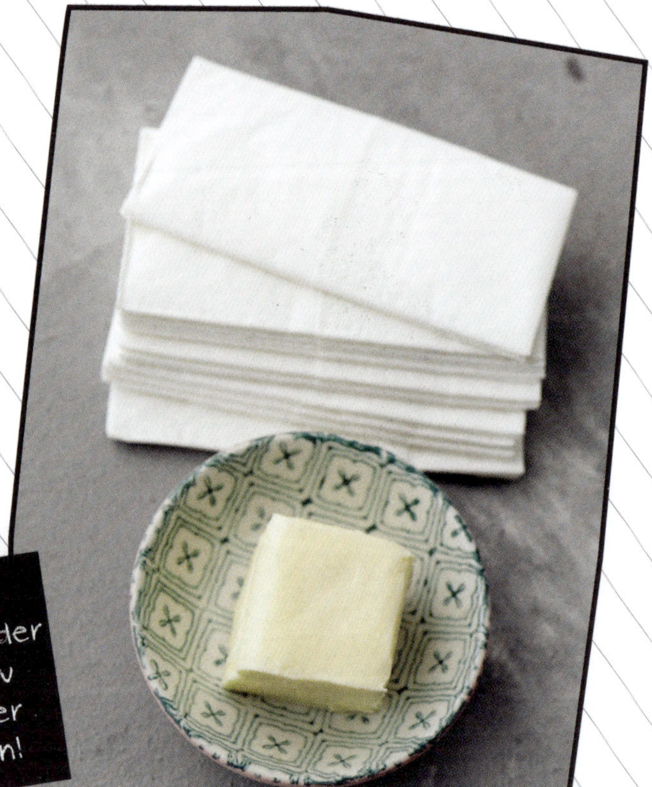

Generell gilt: Unbedingt Taschentücher aus Stoff oder Papier verwenden, statt zu rauem Toilettenpapier oder Küchentüchern zu greifen!

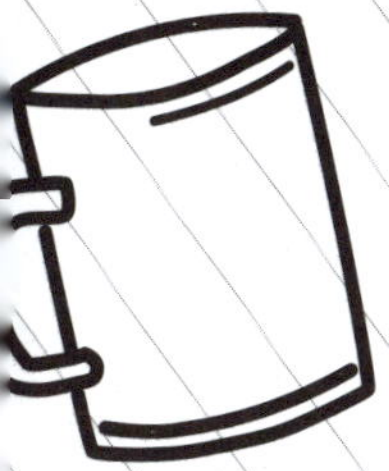

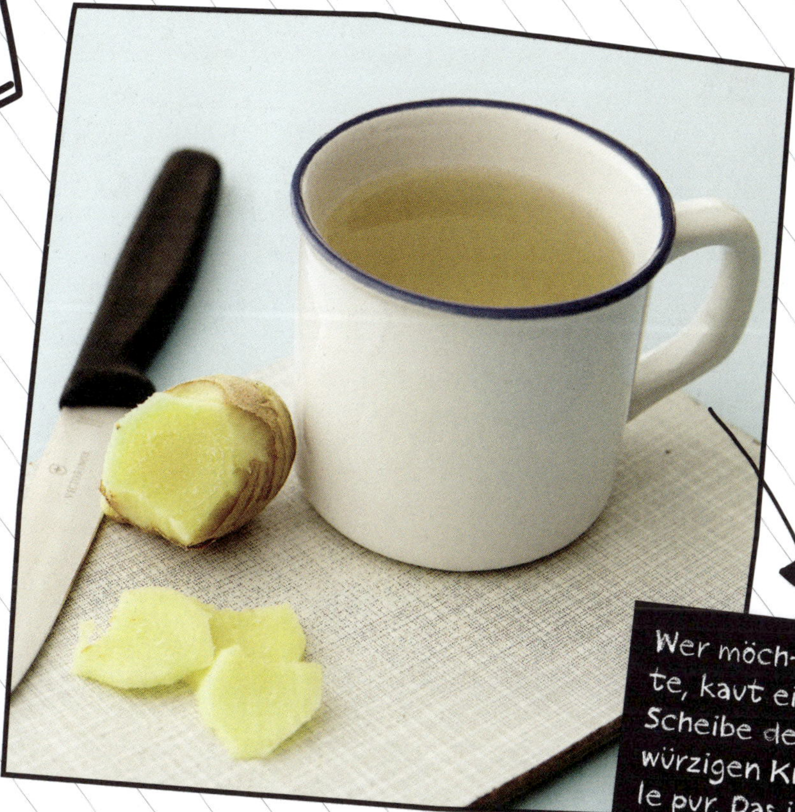

Wer möchte, kaut eine Scheibe der würzigen Knolle pur. Das ist aber nichts für schwache Gemüter!

# Allzweckwaffe 28

Ingwer wirkt hervorragend bei Halsschmerzen, Husten und anderen Erkältungssymptomen. Für einen Tee einfach ein 1 cm dickes Stück schälen, zerkleinern und in 500 ml Wasser 30 Minuten lang köcheln.

# 29 Kälte-Pack

Wadenwickel sind ein echter Klassiker im Kampf gegen hohes Fieber ab 39 Grad, gerade bei Kindern. Trotzdem sind sie nicht bei jedem Patienten zu empfehlen, weshalb du vorher Rücksprache mit dem Hausarzt halten solltest.

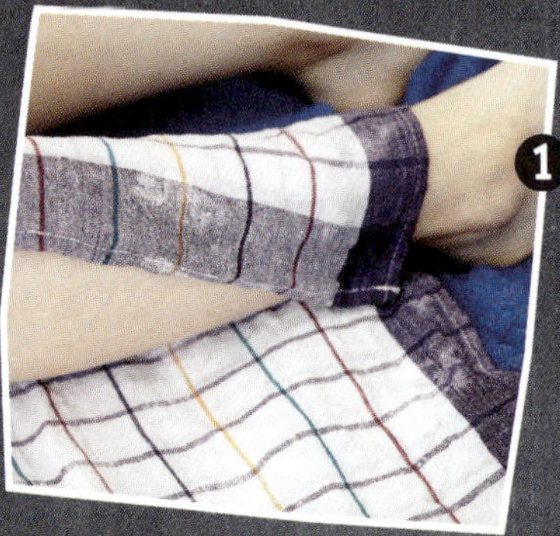

1. Ein großes, trockenes Badehandtuch unter den Beinen ausbreiten. Nun pro Bein ein Geschirrtuch in kaltes Wasser tauchen (bzw. lauwarmes Wasser bei Kindern) und um die Wade legen. Gelenke frei lassen.

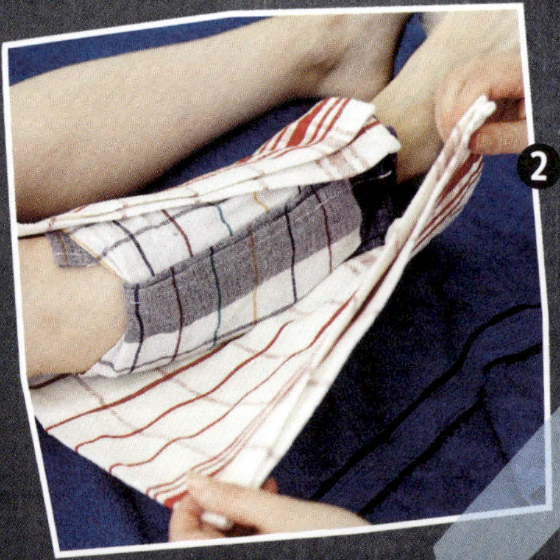

2. Danach je ein trockenes Geschirrtuch herumlegen.

Wadenwickel sind auch eine tolle Einschlafhilfe, da sie den Blutdruck senken und beruhigend wirken. Einfach vor dem Schlafengehen anwenden und über Nacht angelegt lassen.

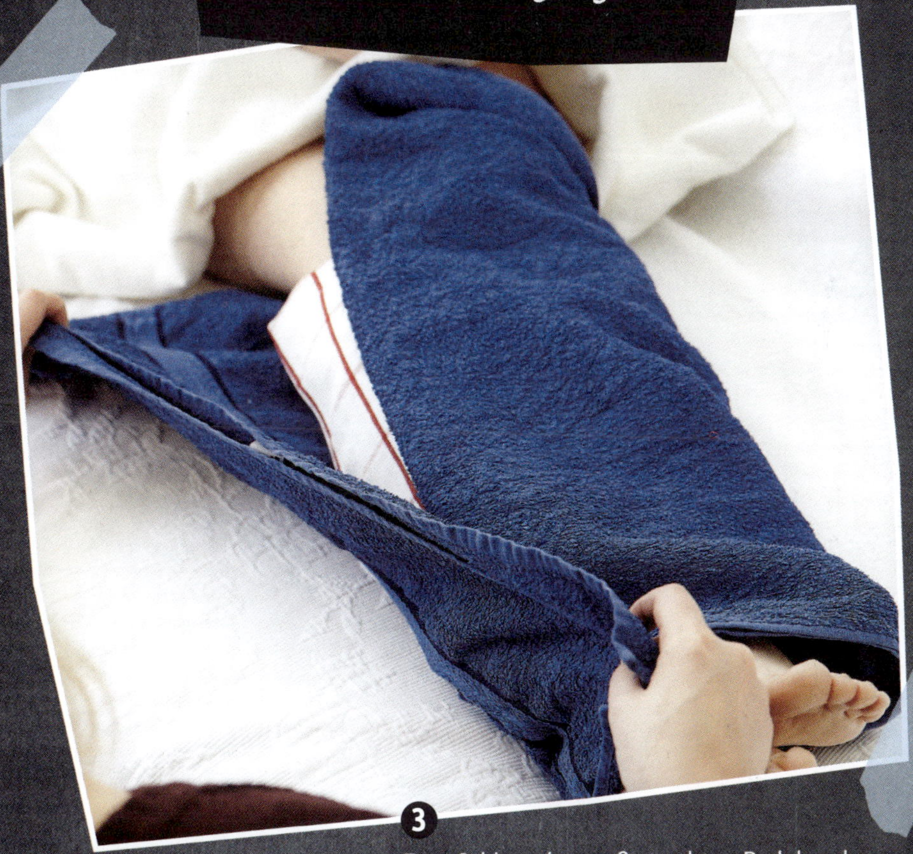

3

Zum Schluss das große trockene Badehandtuch um beide Beine wickeln. Wenn sich die Tücher nicht mehr kalt anfühlen, können sie abgenommen werden. Danach weiter im Bett entspannen.

# ZWIEBEL-TRICK 30

Wird deine Nasenschleimhaut stark beansprucht, wie zum Beispiel durch häufiges Naseputzen, kann es hin und wieder zu leichtem Nasenbluten kommen. Hier kann dir eine Zwiebel helfen. Einfach eine aufgeschnittene Zwiebelhälfte unter die Nase halten und tief ein- und ausatmen.

Die aufsteigenden ätherischen Dämpfe der Zwiebel helfen bei Nasenbluten.

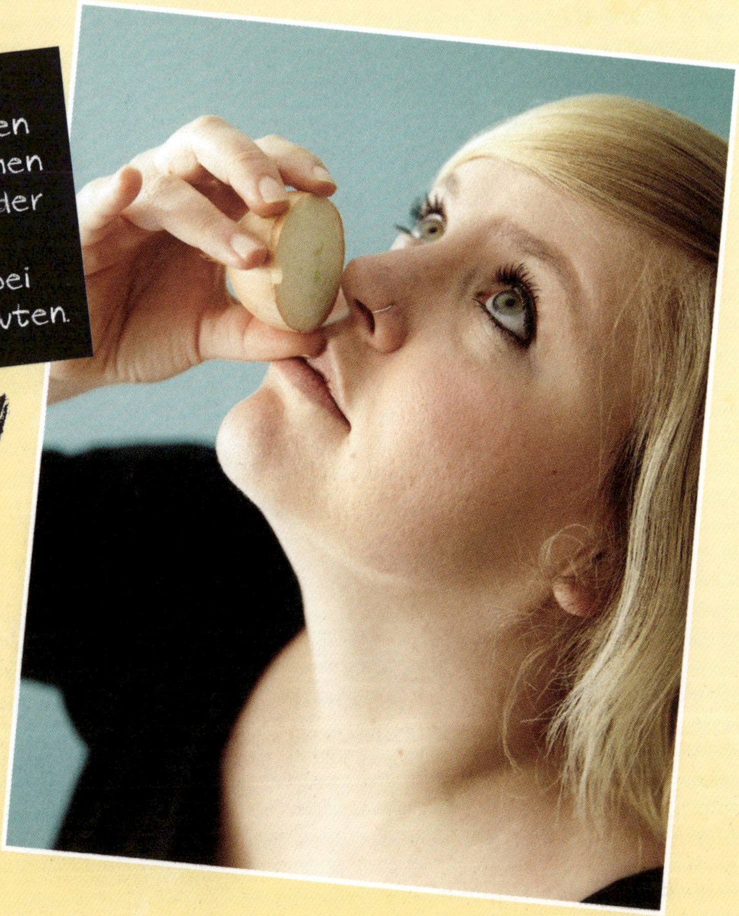

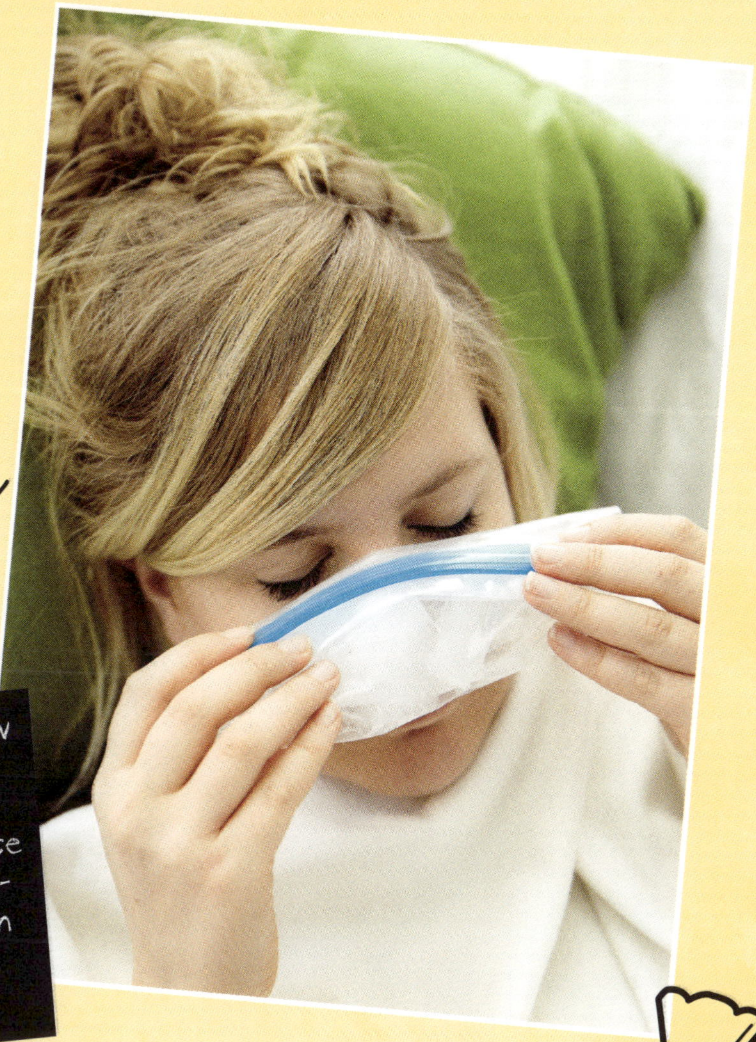

Alternativ kannst du auch eine kalte Kompresse in den Nacken legen.

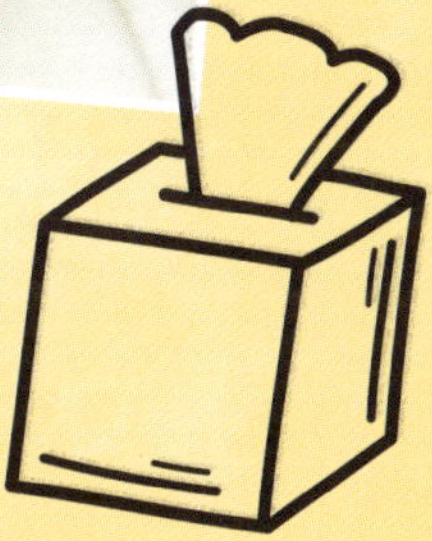

# BLUTUNGS-STOPP 31

Eine blutende Nase stoppst du ebenfalls im Nu, indem du einen Waschlappen oder einen Zipperbeutel mit Eiswürfeln auf die Nasenwurzel legst.

# Leckerer Klassiker 32

Bei trockenem Husten ist heiße Milch mit Honig ein echter Zaubertrank. Die Wärme der Milch wirkt wohltuend für den rauen Hals, während der Honig den fiesen Hustenreiz beruhigt. Damit die im Honig enthaltenen Nährstoffe nicht zerstört werden, solltest du die Milch zuerst erhitzen, kurz abkühlen lassen und erst dann den Honig einrühren. Am besten abends vor dem Schlafengehen auf dem Sofa genießen.

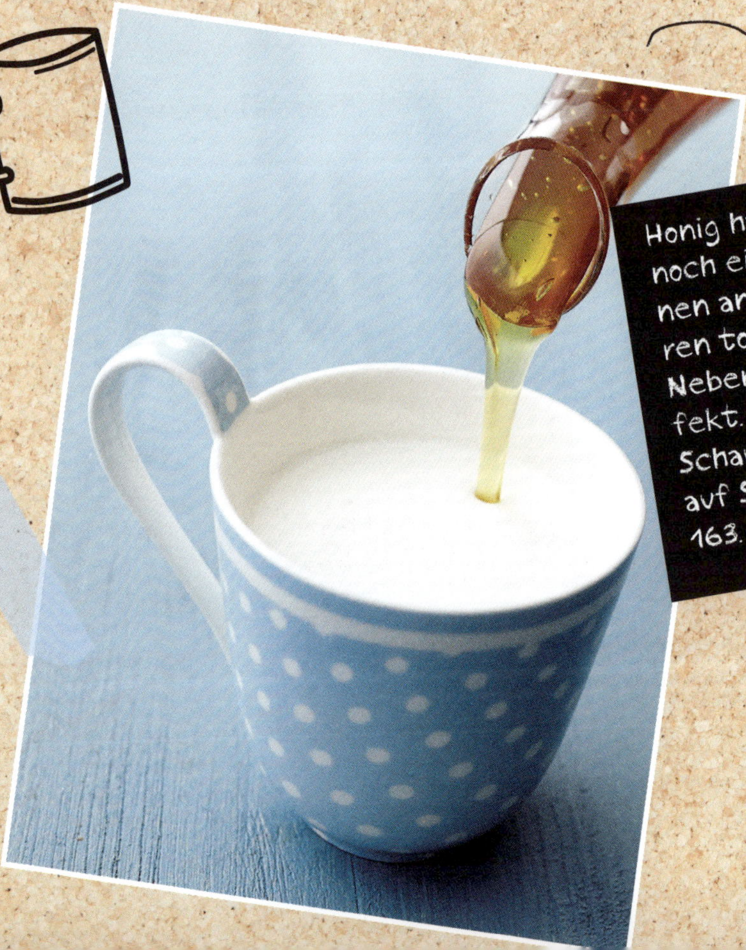

Honig hat noch einen anderen tollen Nebeneffekt. Schau mal auf Seite 163.

# ECHT DUFTE 33

Wenn du erkältet bist, helfen ätherische Düfte. Für einen Raumduft gibst du 30 Tropfen Eukalyptusöl, 350 ml destilliertes Wasser und 90 ml Wodka in eine Sprühflasche. Gut schütteln und versprühen.

Mit Eukalyptusöl kannst du auch einen wohltuenden Erkältungsbalsam herstellen. Schau mal auf Seite 34.

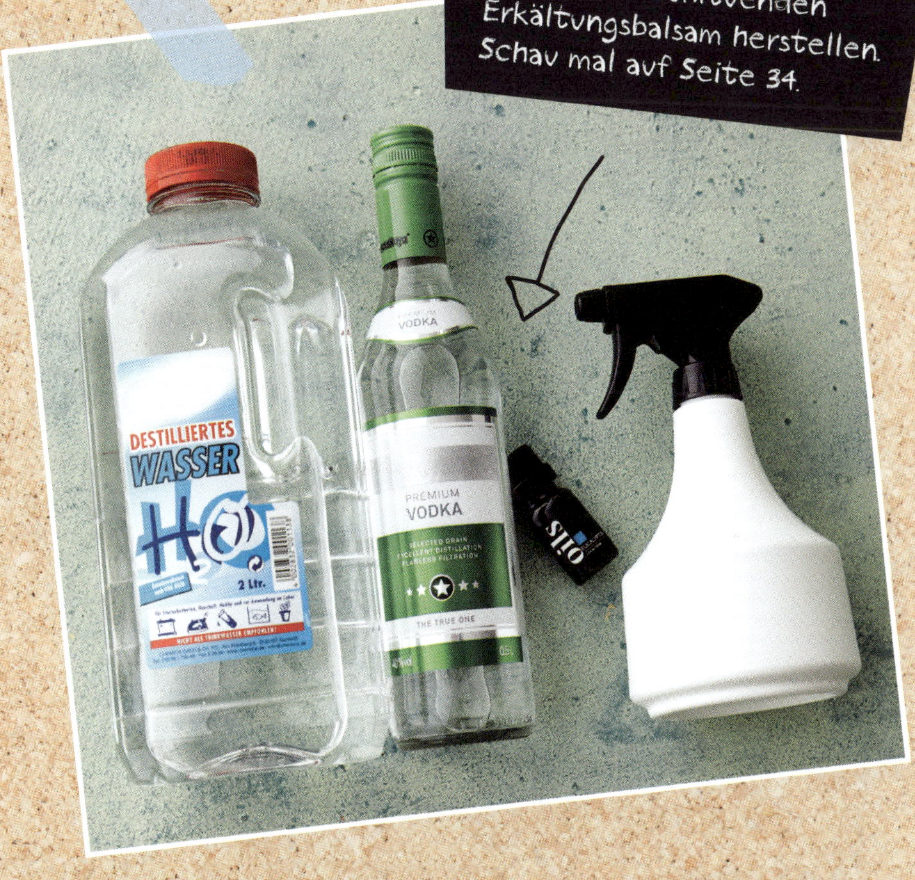

# Blumenwiesen-Import 34

Genau wie Honig ist auch Löwenzahnsirup ein bewährtes Heilmittel gegen Husten. Die Herstellung ist simpel und kostet fast nichts.

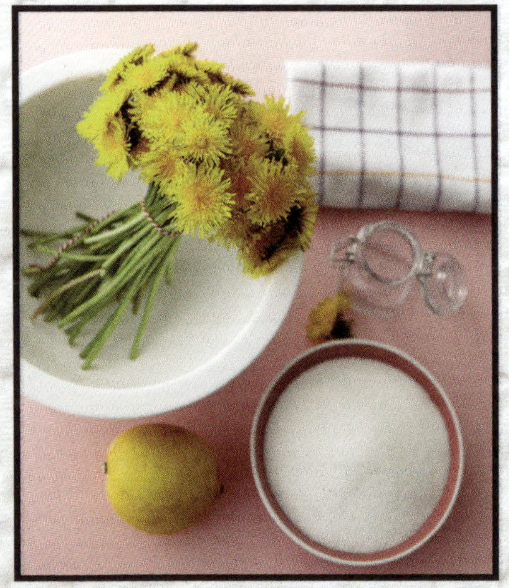

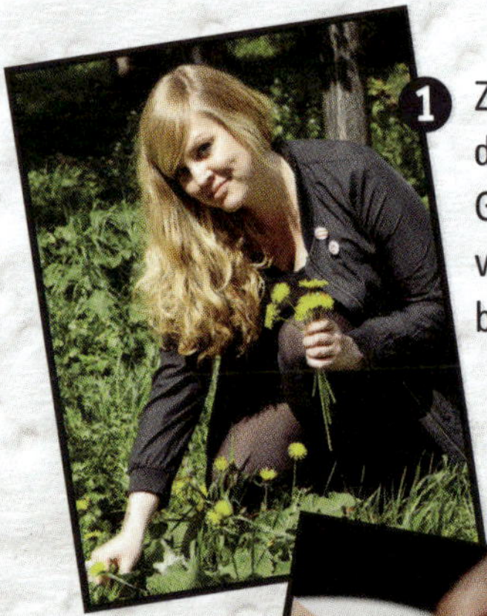

1 Zuerst sammelst du draußen im Grünen 4 Handvoll Löwenzahnblüten.

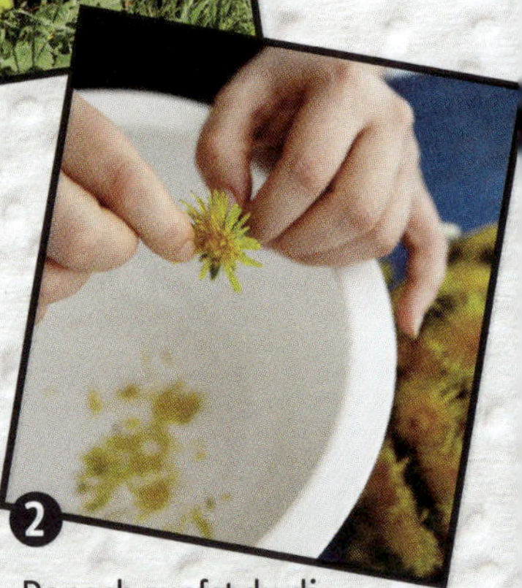

2 Danach zupfst du die Blütenblätter ab und wäschst sie.

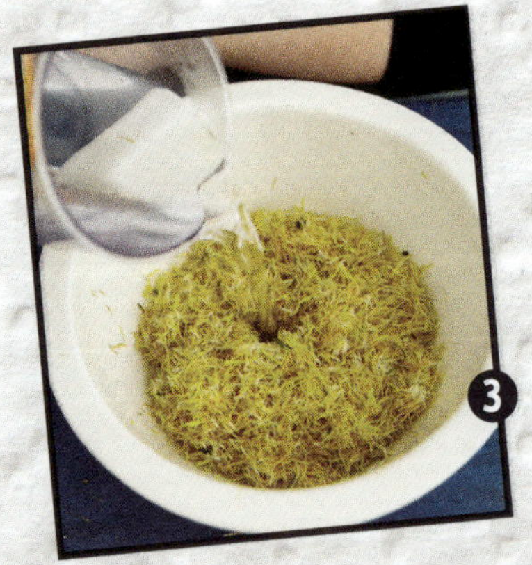

3 Anschließend mit 750 ml kochendem Wasser übergießen und einen Tag ziehen lassen.

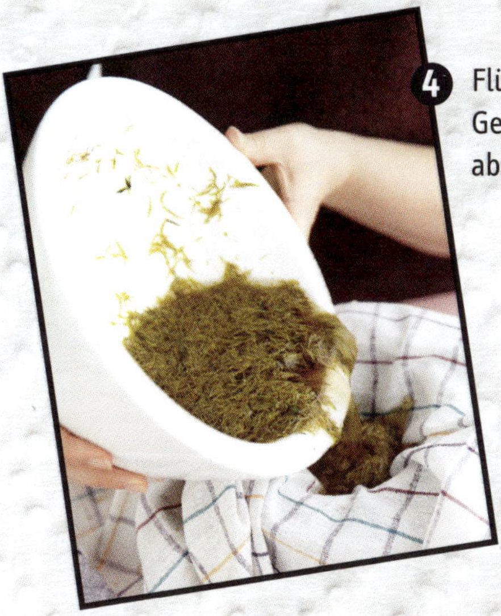

4 Flüssigkeit durch ein Geschirrtuch in einen Topf abseihen.

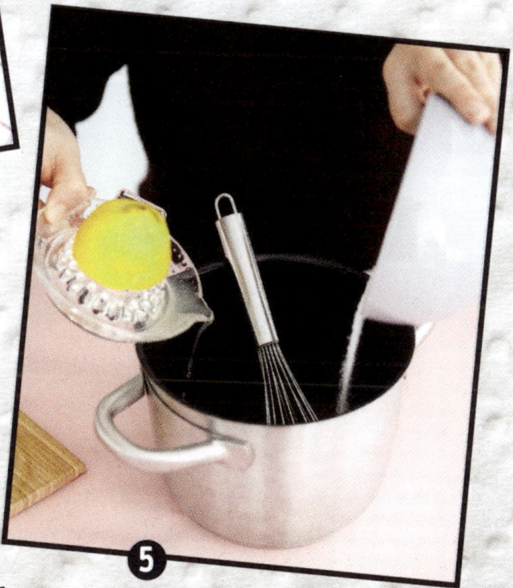

5 750 g Zucker und den Saft einer Zitrone hinzugeben. Zu einem dicken Sirup einkochen.

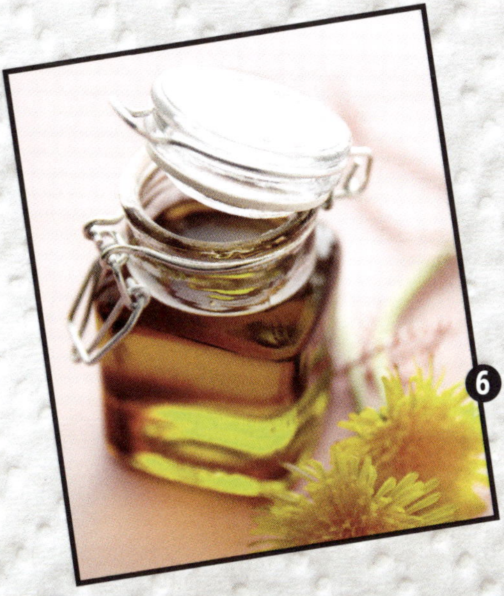

6 In Gläser abfüllen und hin und wieder 1 TL zur Husten-Beruhigung naschen.

Andere tolle Tricks mit Essig findest du auf den Seiten 137 und 268.

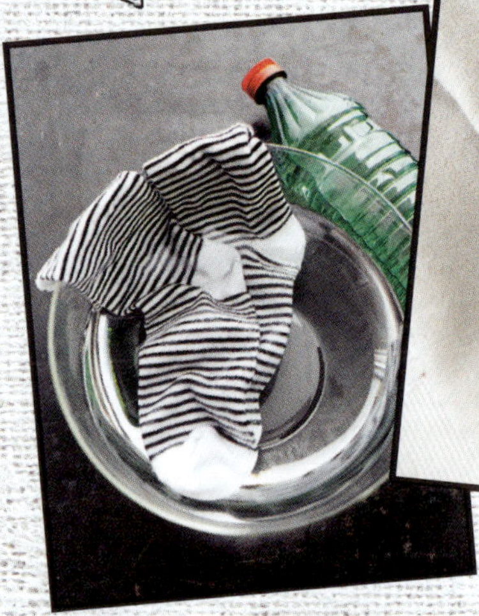

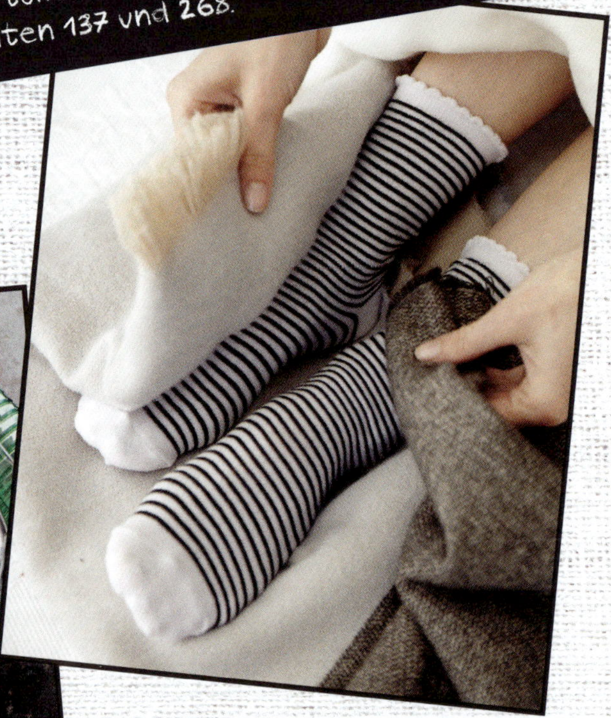

# 35 GLÜHENDER KOPF

Bei Fieber helfen Essigsocken. Dazu ein Paar Baumwollsocken in Essigwasser (5 Teile Wasser, 1 Teil Essig) tränken und leicht auswringen. Socken anziehen und die Füße für eine Stunde in eine kuschelige Wolldecke wickeln.

# Aha!

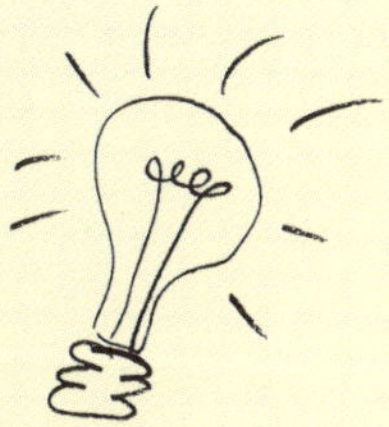

Unglaublich, aber wahr: Im Schnitt erkranken wir im Jahr zwei- bis viermal an Husten und Schnupfen. Kinder sogar bis zu siebenmal. So bringen wir es im Laufe unseres Lebens auf rund 200 bis 300 Erkältungen. Die Hacks in diesem Kapitel verraten dir, was du bei Husten und Schnupfen machen kannst. Generell gilt: Bei einer Erkältung sind Sauna und Sport tabu. Gönn dir stattdessen Ruhe und Schlaf, am besten mit hochgelagertem Kopf wie in Hack 7.

Übrigens: Im Gegensatz zu einer Erkältung (grippaler Infekt) wird eine Grippe von Influenza-Viren hervorgerufen und verläuft deutlich heftiger. Treten Husten, Schnupfen, Kopf- und Gliederschmerzen plötzlich und sehr heftig auf, meist in Kombination mit hohem Fieber um die 39/40 Grad, solltest du umgehend zum Arzt gehen. Das gilt vor allem für Menschen mit einem schwächeren Immunsystem, wie zum Beispiel Kinder, ältere Menschen und Personen mit Diabetes- und Herz-Kreislauf-Erkrankungen.

# Notizen

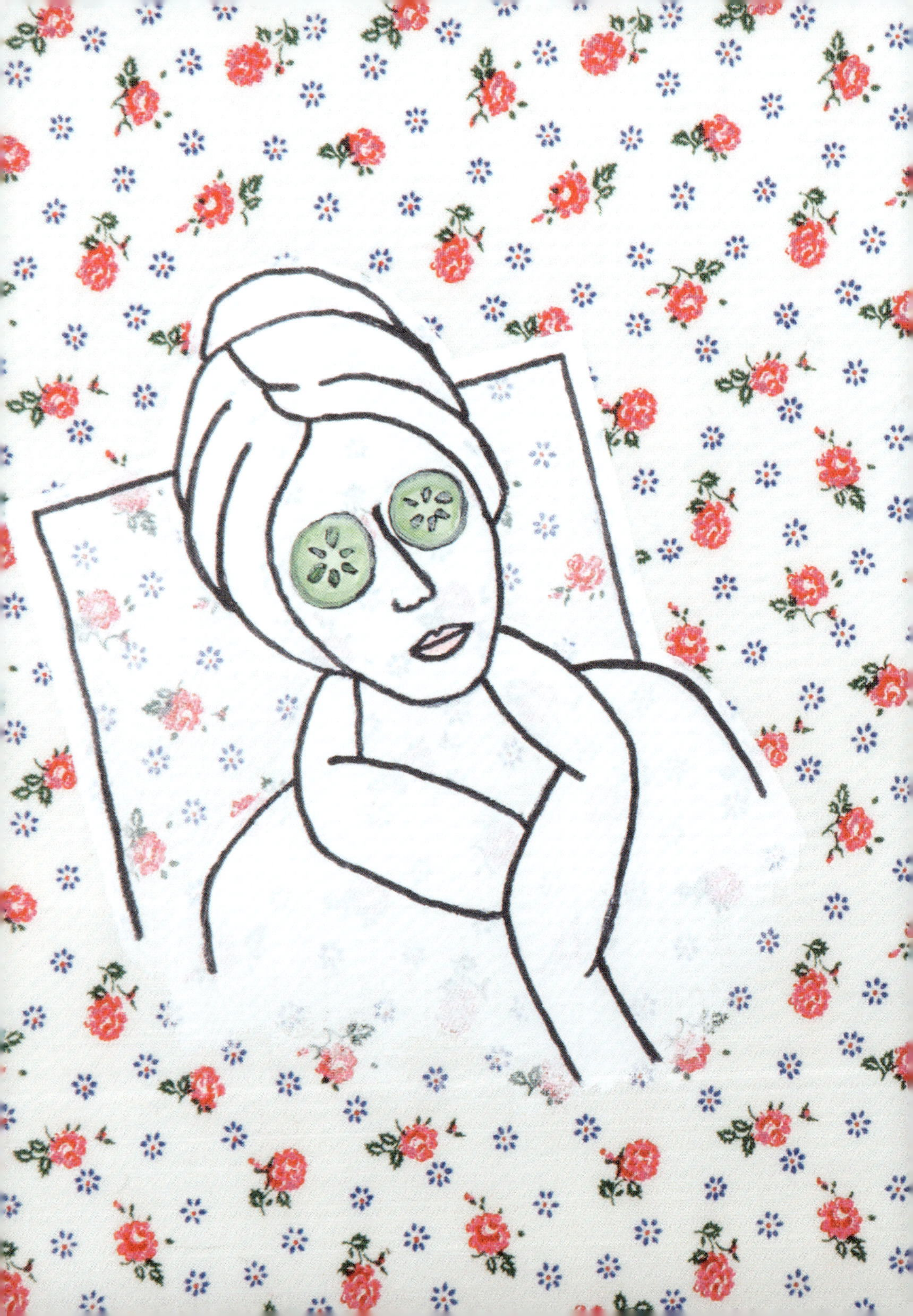

# Augen, Ohren & Mund

Gurkenscheiben helfen bei geschwollenen Augen.

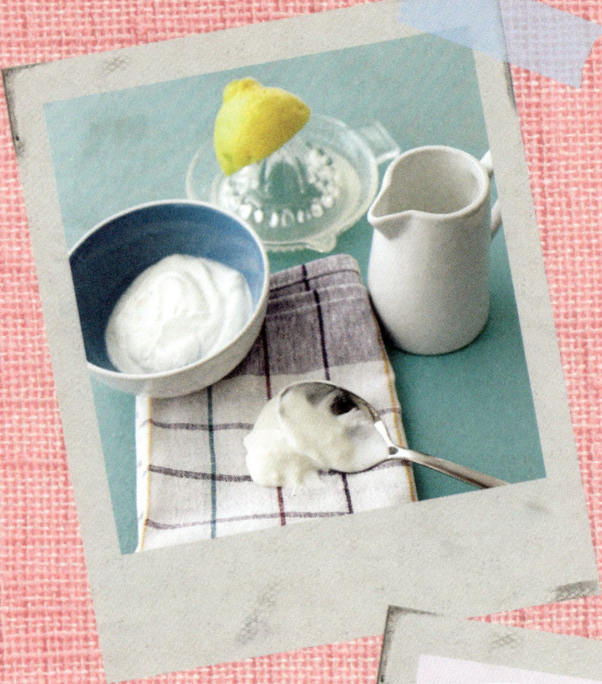

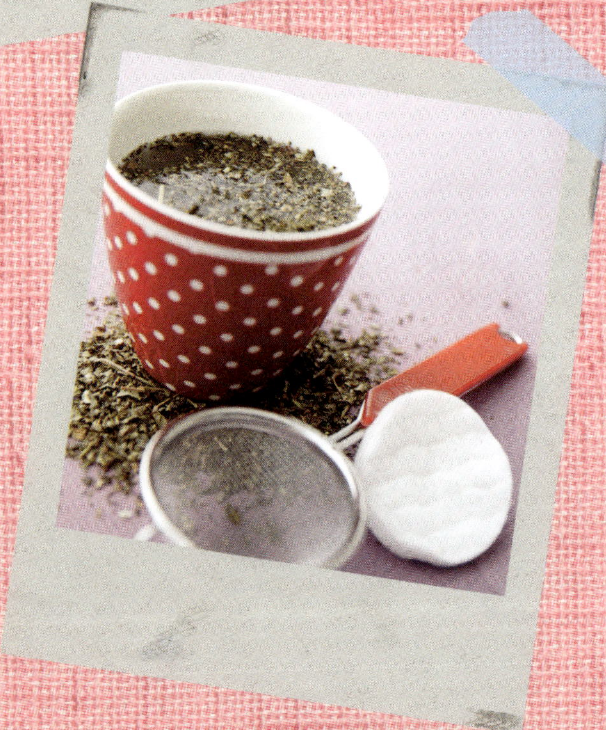

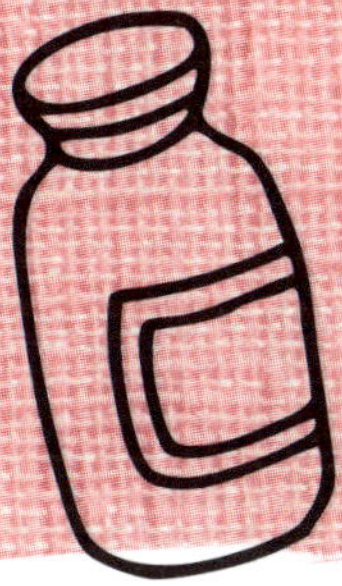

Am Kopf sind die meisten von uns besonders empfindlich. Ob Augen, Ohren, Nase, Mund – hier oben kommt alles zusammen. Und ist einer unserer Sinne beeinträchtigt, werden wir schnell wehleidig. Doch zum Glück können wir uns mit kleinen Hilfsmitteln aus dem Küchenschrank schnell etwas Gutes tun. Manchmal braucht es dafür nicht mehr als einen Teebeutel oder eine Banane.

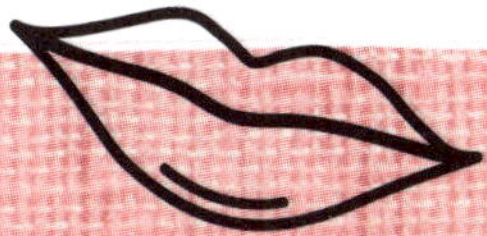

# Heißes Säckchen

37

Bei Ohrenschmerzen wirkt ein warmes Zwiebelsäckchen wahre Wunder.

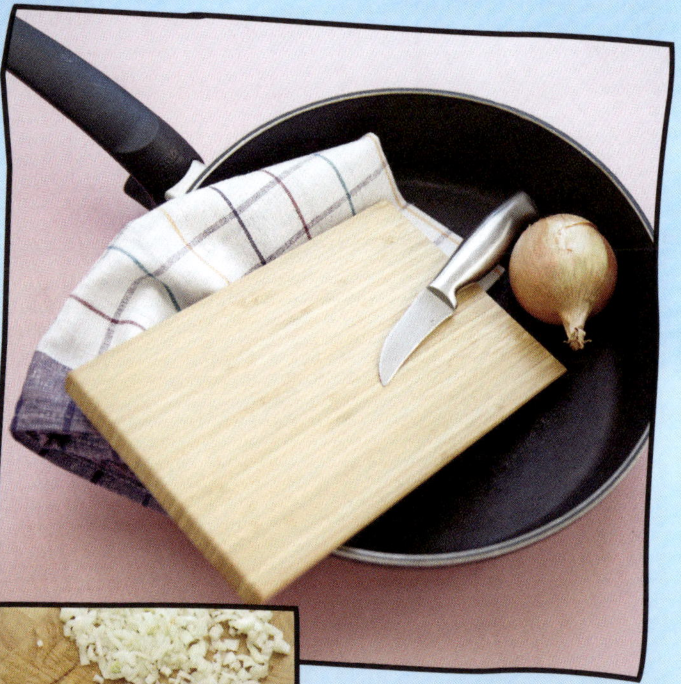

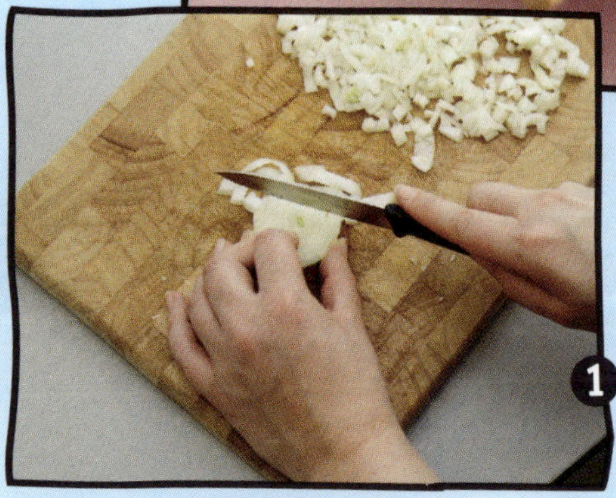

1 Zuerst hackst du eine große Zwiebel klein.

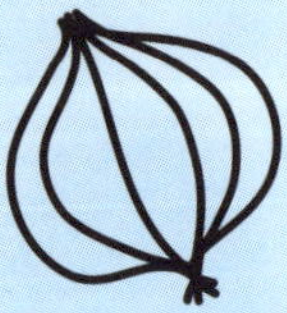

Danach erwärmst du sie in einer Pfanne ohne Öl.

2

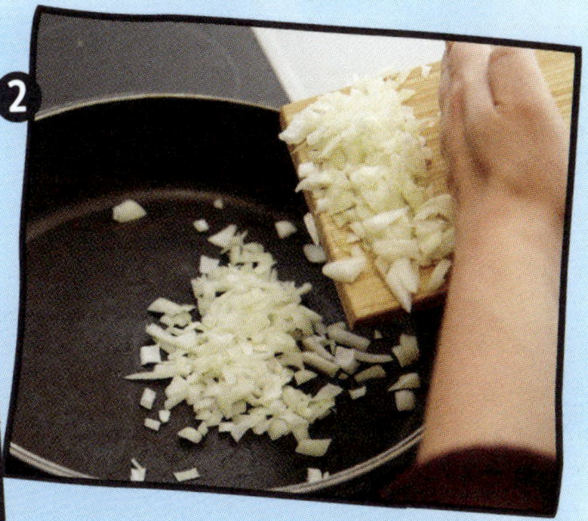

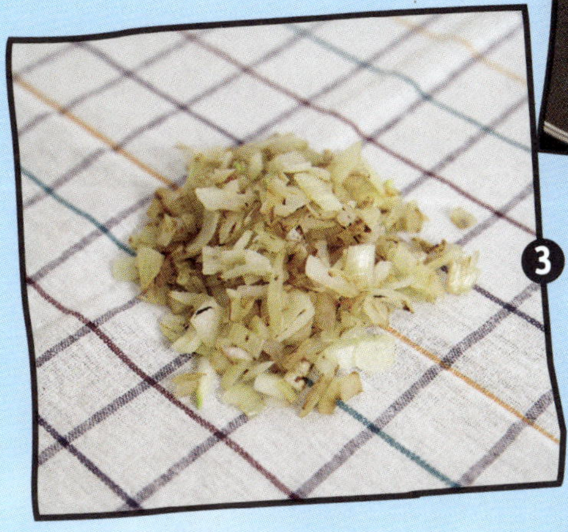

3

Nun gibst du den heißen Zwiebelbrei in die Mitte eines Geschirrtuchs, das du zu einem quadratischen Säckchen wickelst.

4

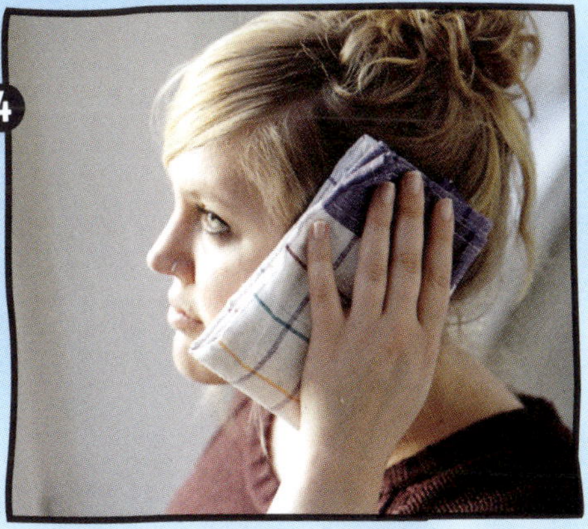

Aufs Ohr legen bis die heiße Packung abgekühlt ist.

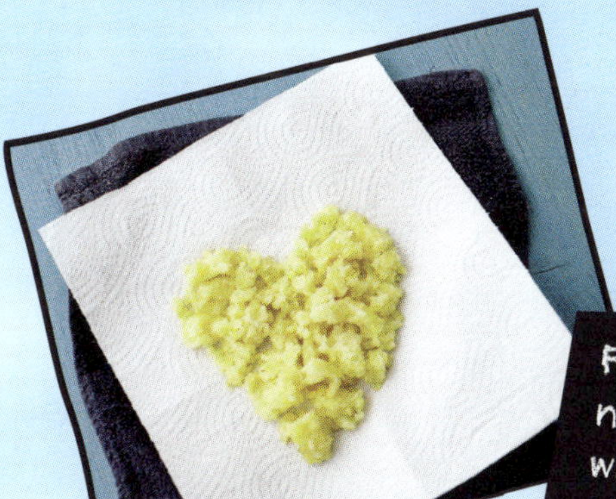

Funktioniert auch mit gekochten, noch warmen Kartoffeln, eingewickelt in ein Küchentuch oder einen Waschlappen.

# Piepen im Ohr

38

Einen leichten Tinnitus kannst du zu Beginn versuchen, selbst zu behandeln. Für eine Kompresse zerdrückst du eine Knoblauchzehe und zermalmst sie danach mit 20 g getrockneten Rosenblättern, 30 g Kleie und 10 g Wermutkraut in einem Mörser. Nun gibst du den Brei auf ein Geschirrtuch, wickelst das Ganze zu einem kleinen Päckchen und legst es über Nacht aufs Ohr.

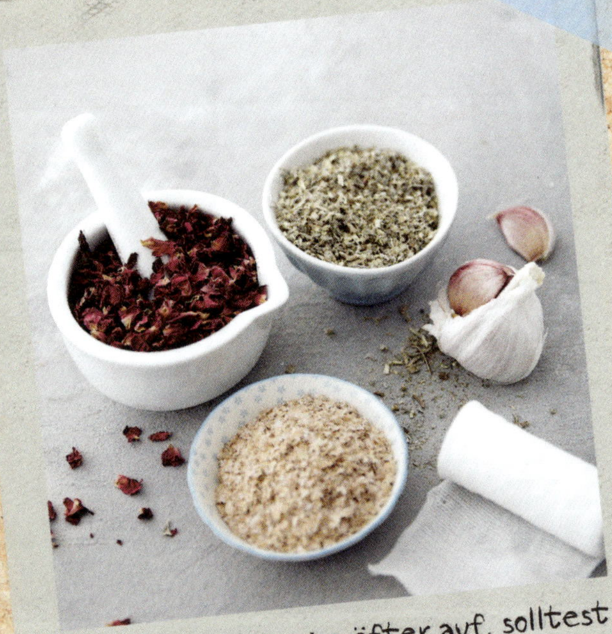

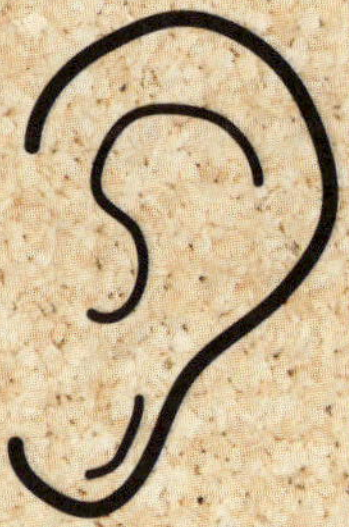

Treten die Geräusche öfter auf, solltest du zum Arzt gehen, denn sie könnten auf einen Hörsturz hinweisen.

# TRÖPFELN ODER STÖPSELN

39



Wenn du Ohrenschmerzen hast, kannst du etwas Olivenöl direkt in das schmerzende Ohr tröpfeln. Zuvor das Öl leicht anwärmen.

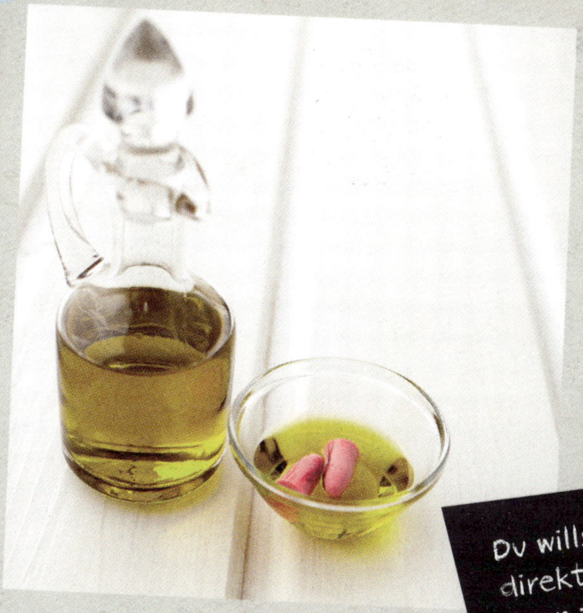

Du willst das Öl nicht direkt ins Ohr geben? Dann tunke einfach ein Stück Watte oder einen Ohrstöpsel in das Öl. Einstöpseln, fertig.

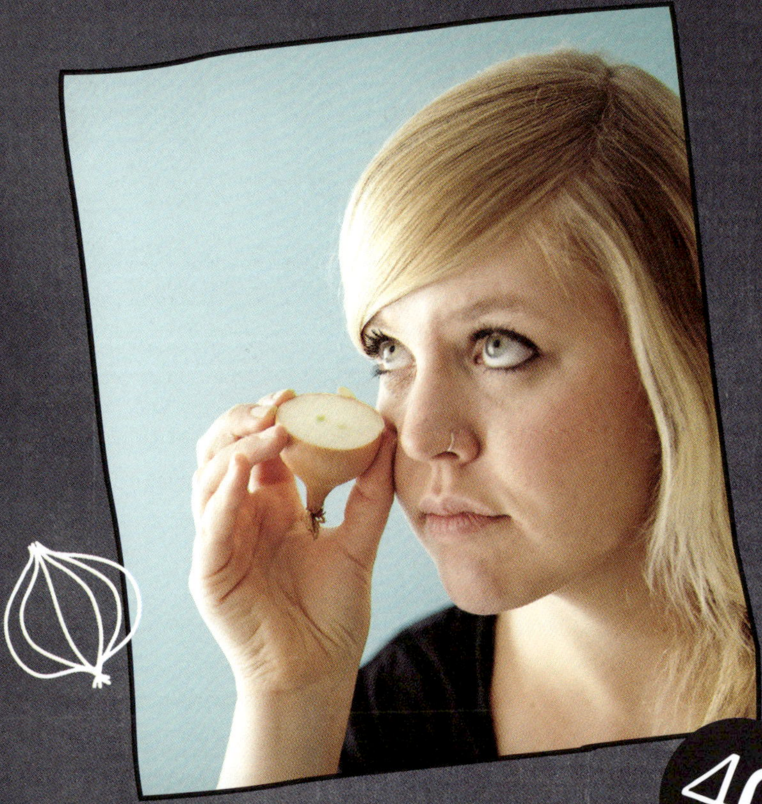

40

# Cry for me

Wenn du einen kleinen Fremdkörper im Auge hast und ihn nicht herausbekommst, kannst du einfach an einer frisch aufgeschnittenen Zwiebel riechen oder sie in die Nähe deines Auges halten. Das steigert den Tränenfluss und der Fremdkörper kann besser herausgespült werden.

Was du noch mit einer Zwiebel machen kannst, erfährst du auf den Seiten 26, 219 und 267.

41

# Kleiner Trost

Gegen trockene, brennende Augen hilft – wie der Name schon sagt – Augentrost. Für einen Aufguss kochst du 2 TL Augentrost-Kraut in 250 ml Wasser auf. 2 Minuten ziehen lassen und die Flüssigkeit durch ein Sieb gießen. Abkühlen lassen, je einen Wattepad darin tränken und ein paar Minuten auf die geschlossenen Augen legen.

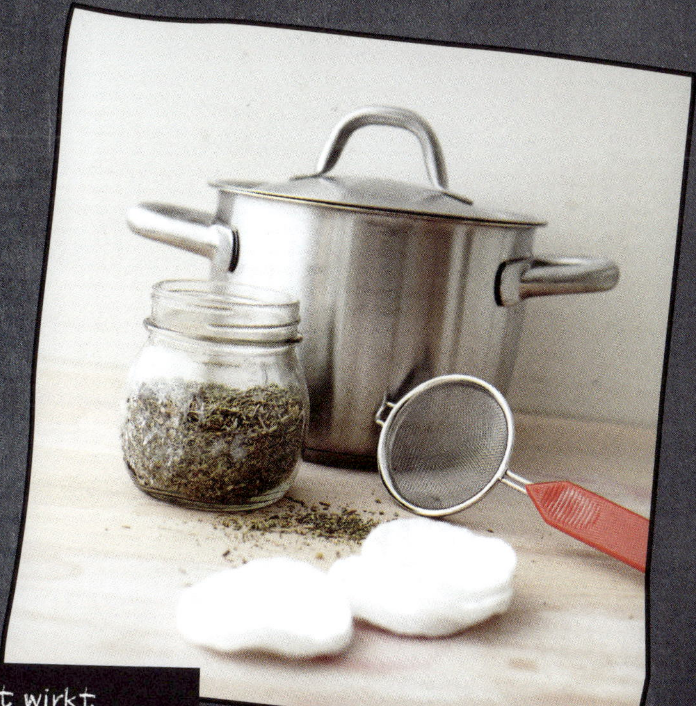

Augentrost wirkt schmerzlindernd, reinigend und entzündungshemmend.

# 42 Abendpflege

Mit diesem Balsam kannst du die empfindliche Haut rund um deine Augen pflegen.

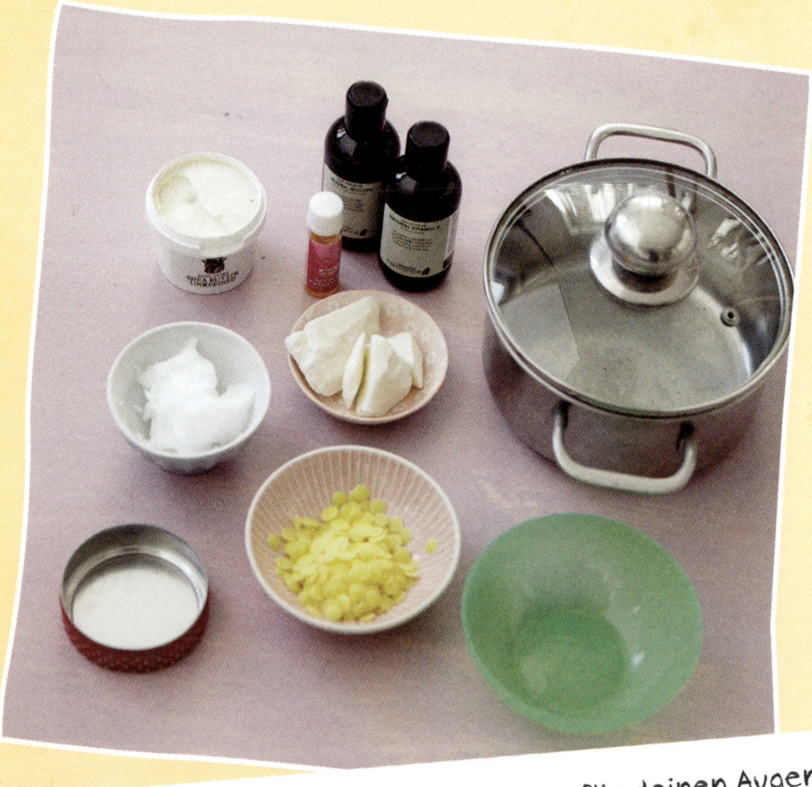

Auf Seite 296 erfährst du, wie du für deinen Augenbalsam aus einer Bonbon-Dose ein stylishes „Döschen to go" machen kannst.

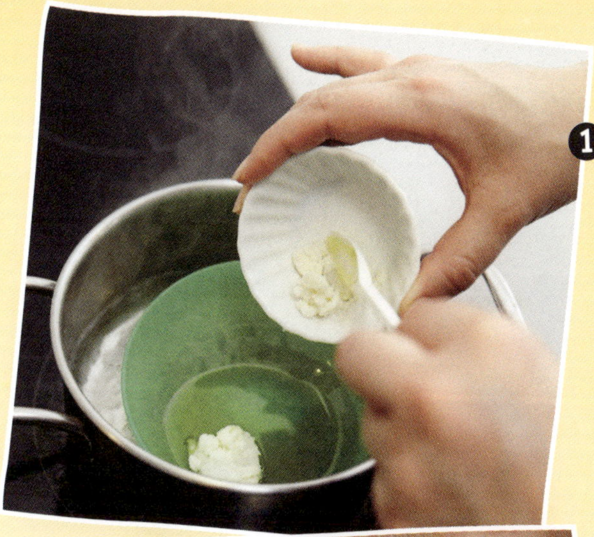

1. Schmilz 5 g Bienenwachs und 5 g Kakaobutter im Wasserbad. Nun 5 g Sheabutter und 5 g Kokosöl zugeben, bis alles schön flüssig ist.

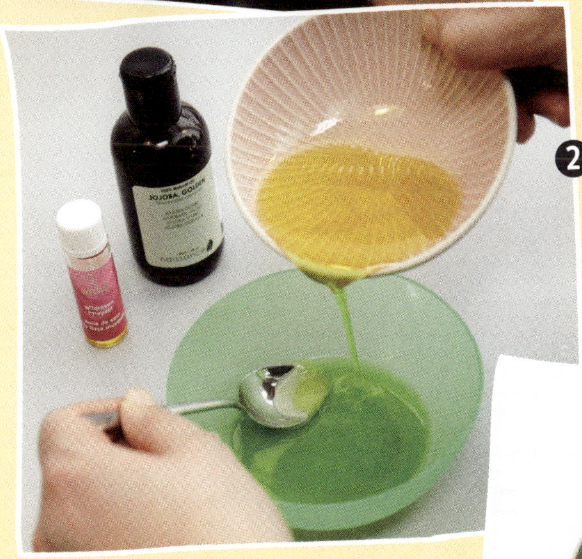


2. Schälchen aus dem Topf nehmen und 25 ml Jojobaöl und 5 ml Wildrosenöl hineingeben. Masse unter Rühren auf Handwärme abkühlen lassen und ½ TL Vitamin E hinzufügen.

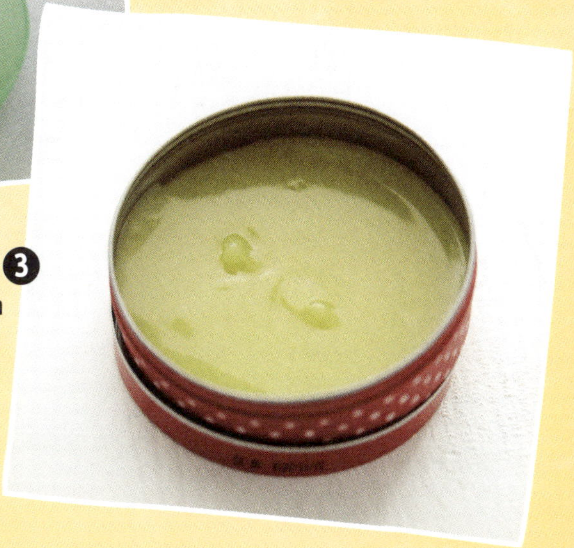

3. Creme in eine leere, saubere Dose abfüllen und abkühlen lassen.

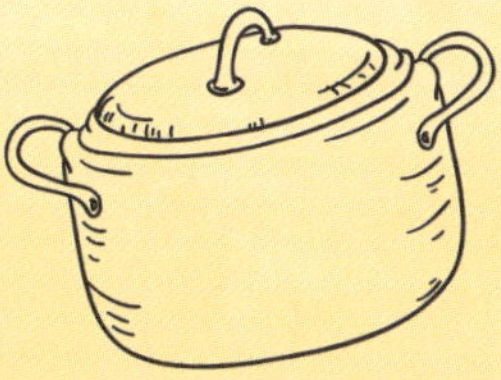

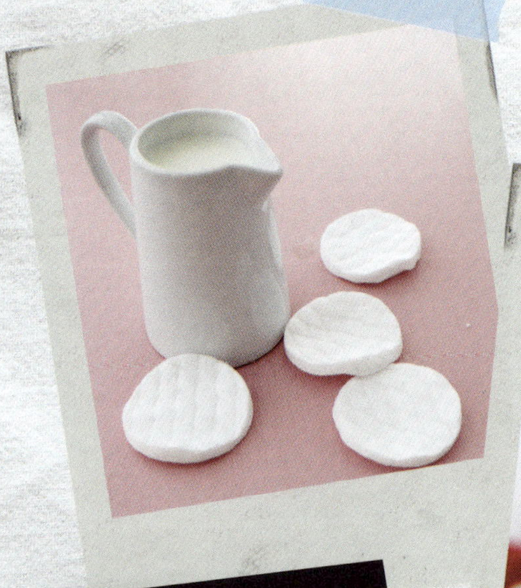

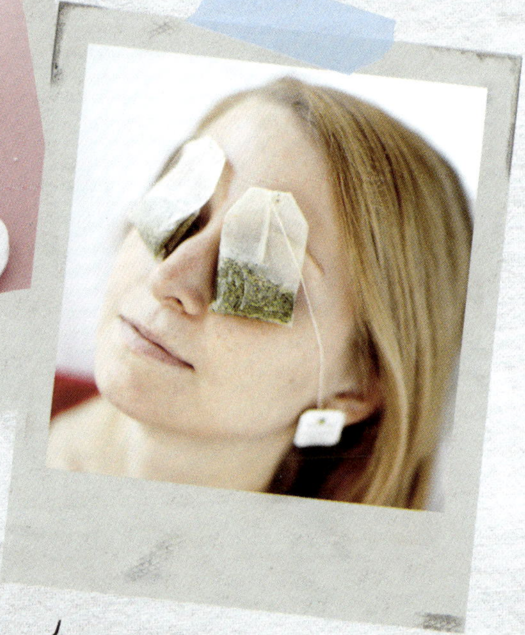

Am besten eignet sich schwarzer oder grüner Tee.

# HEIß ODER KALT 43

Müde Augen erholen sich sowohl mit einer wärmenden als auch mit einer kühlenden Auflage. Tränke entweder einen Wattepad in warmer Milch und lege ihn für 10 Minuten auf die geschlossenen Augen oder lege einen gekühlten Teebeutel auf.

# KEEP COOL 44

Bei verquollenen oder verheulten Augen hilft Kälte. Damit du jederzeit bestens gewappnet bist, solltest du immer einen Beutel mit gefrorenen Erbsen im Kühlfach haben. Er ist eiskalt und passt sich deiner Gesichtsform an. Wichtig: Beutel in ein Geschirrtuch wickeln, damit er nicht zu kalt ist.

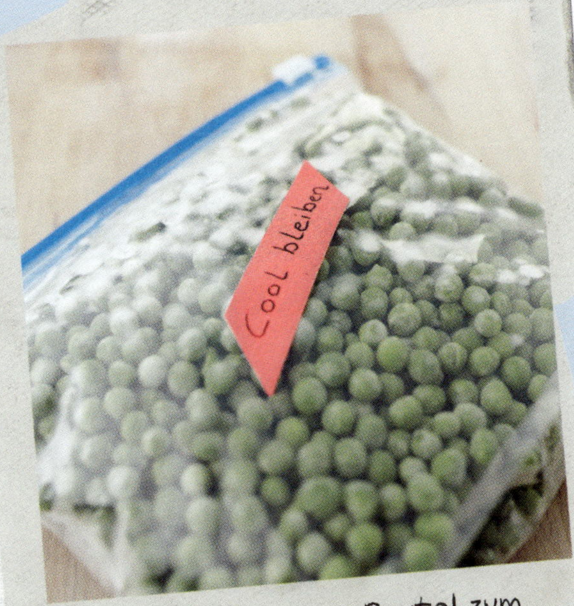


Nimm immer denselben Beutel zum Kühlen. Markiere ihn mit einem Streifen Masking Tape oder einem Etikett.

# BANANEN-BEAUTY 45





Bananen sind nicht nur unglaublich leckere Energielieferanten, sondern dank Kalium und Biotin auch eine Wunderwaffe im Kampf gegen fiese Augenringe. Einfach pürieren und für ein paar Minuten auf die Haut auftragen.

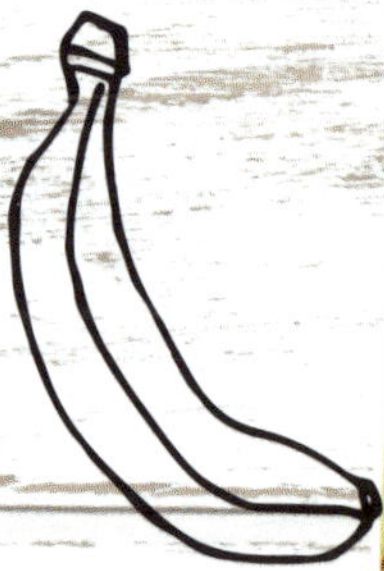

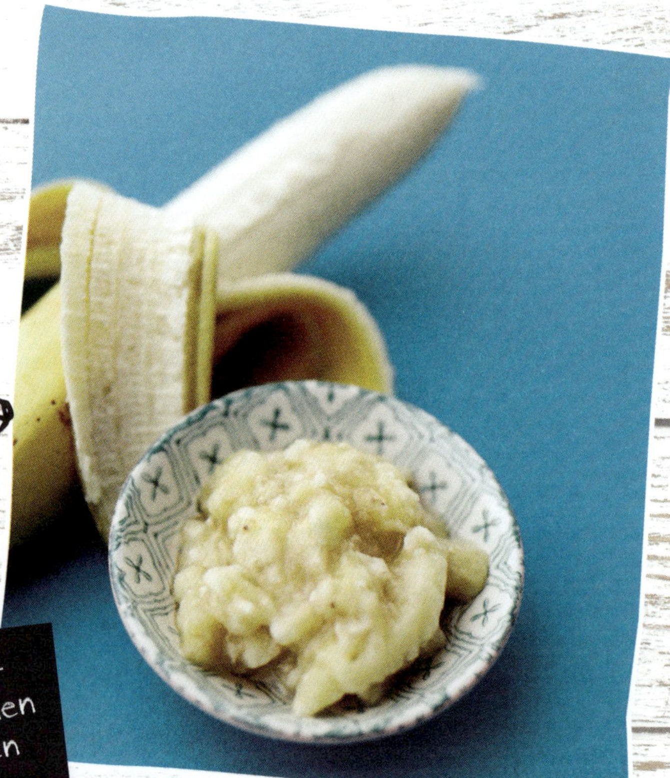

Toller Nebeneffekt: Bananen helfen gegen Falten!

# 46 Anti-Gerstenkorn

Diese Kompresse hilft bei einem schmerzhaften Gerstenkorn am Auge: Presse eine Zitrone aus und verrühre den Saft mit 3 EL Quark und 1 EL Milch. Creme auf ein Geschirrtuch geben und 20 Minuten lang auf das geschlossene, entzündete Auge legen.

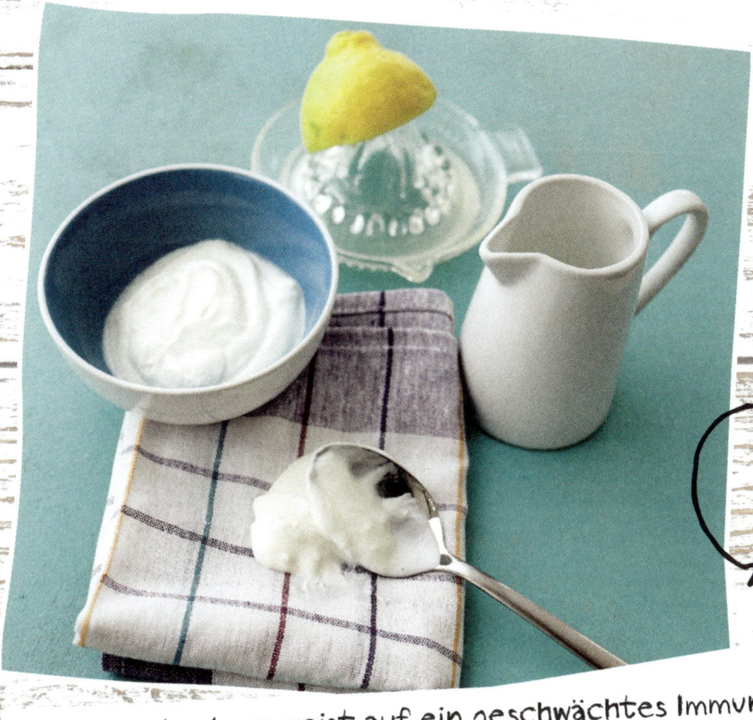

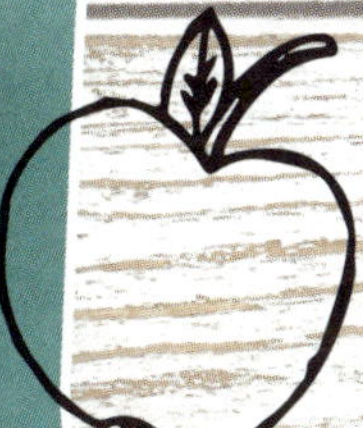

Ein Gerstenkorn weist auf ein geschwächtes Immunsystem hin. Um dieses zu stärken, solltest du für eine ausreichende Vitamin-C- und Vitamin-E-Zufuhr sorgen, zum Beispiel mithilfe von viel Obst und Gemüse.

# Nüsse gegen Körner

47

Gegen Gerstenkörner helfen Hamamelis-Blätter. Die darin enthaltenen Gerbstoffe fördern die Wundheilung. Für einen lindernden Aufguss brauchst du 3 g getrocknete Blätter und 150 ml Wasser. Aufkochen, 10 Minuten ziehen lassen und abseihen. Sud abkühlen lassen, Wattepads darin tränken und für 15 Minuten auf das entzündete Auge legen. Mehrmals am Tag wiederholen.

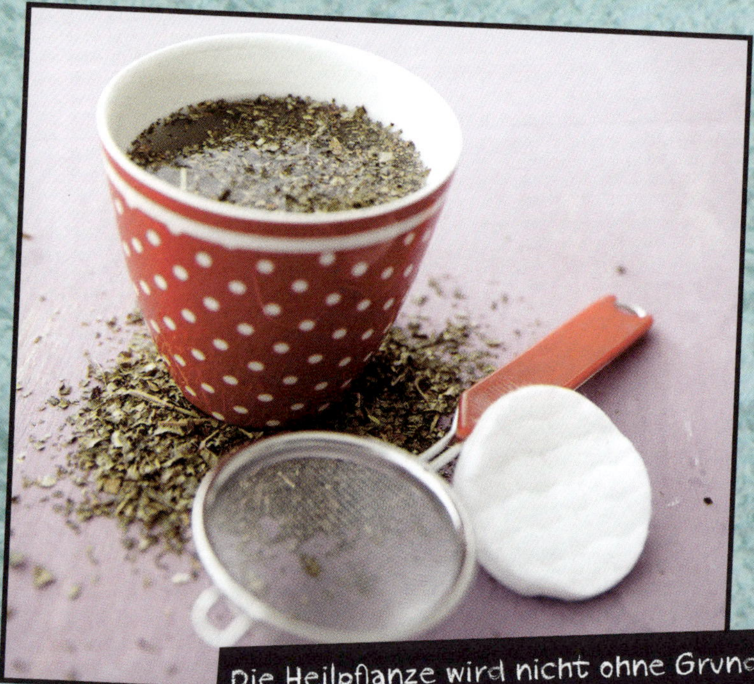

Die Heilpflanze wird nicht ohne Grund Zaubernuss genannt. Sie ist ein wahres Zaubermittel gegen Juckreiz und findet sich deswegen oft in Cremes und Salben wieder.

# Rosenöl 48



Probiere zum Abschminken doch einmal einen natürlichen Makeup-Entferner, denn so schonst und pflegst du deine Haut. Fülle dazu 50 ml Aprikosenkernöl, 50 ml Rosenwasser und 5 ml Vitamin E in eine saubere Flasche. Vor der Anwendung gut schütteln, auf einen Wattepad auftragen und das Makeup entfernen. Danach das Gesicht wie gewohnt reinigen.

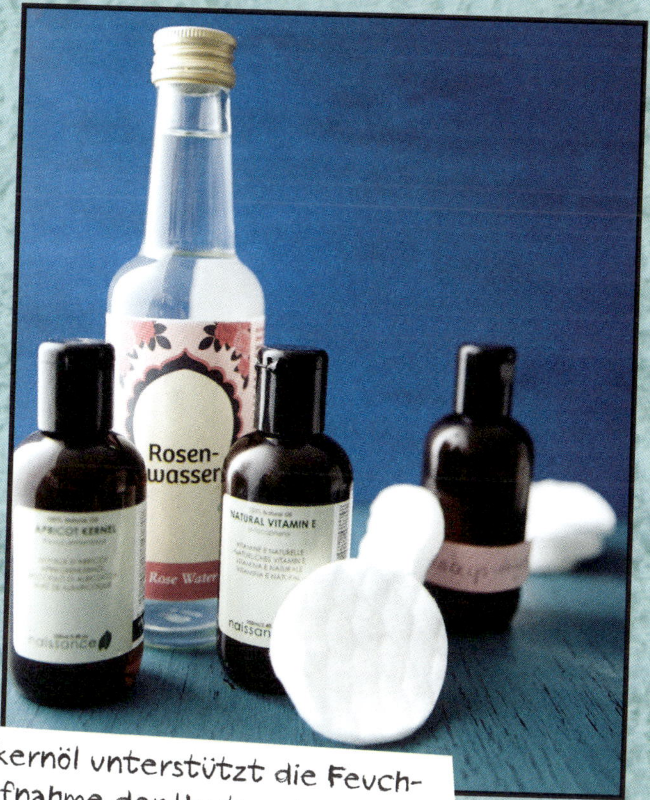


Aprikosenkernöl unterstützt die Feuchtigkeitsaufnahme der Haut und schützt sie so vor dem Austrocknen.

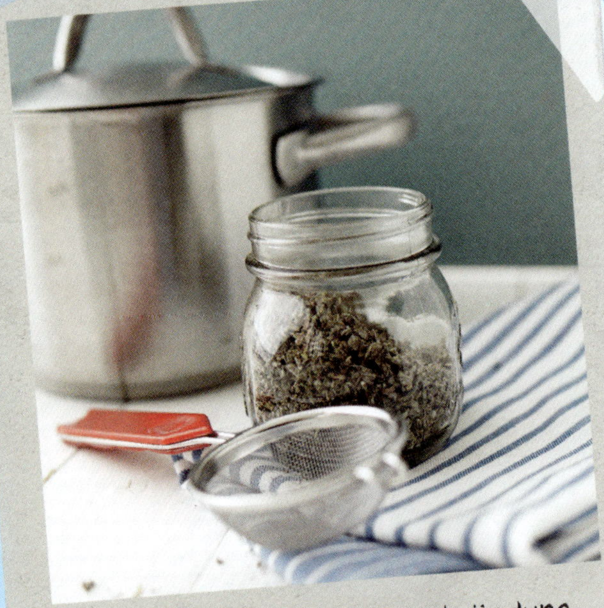

Achtung: Sollte sich die Entzündung im Auge nicht bessern, suche einen Arzt auf.

# 49 SALBEI-KOMPRESSE

Wenn die Augen jucken, brennen und tränen, liegt meist eine fiese Bindehautentzündung vor, die sogar ansteckend sein kann. Dagegen hilft eine lindernde Salbeiauflage. Bringe dazu 250 ml Wasser zum Kochen und gib 1 EL Salbei dazu. 10 Minuten ziehen lassen und durch ein Sieb gießen. Ist die Flüssigkeit etwas abgekühlt, kannst du ein Geschirrtuch hineintauchen und für 15 Minuten auf die geschlossenen Augen legen.

# Kräuter-knabberei

50



Wenn du Mundgeruch hast oder einen unangenehmen Geschmack im Mund schnell loswerden möchtest, knabbere einfach ein bisschen Dill, Petersilie oder Fenchel. Sie enthalten Wirkstoffe, die Gerüche binden.

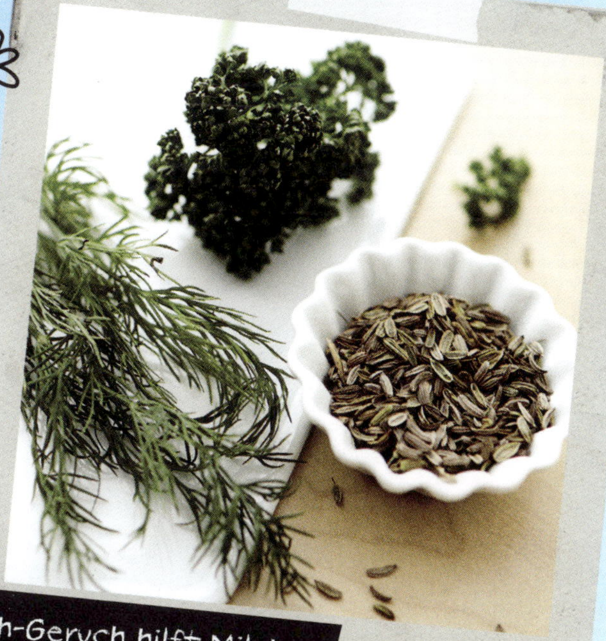

Bei Knoblauch-Geruch hilft Milch, denn sie neutralisiert die Schwefelverbindungen im Atem.

# 51 DIY-MUNDWASSER

2 TL Backpulver vermischt mit einem Glas warmem Wasser bringt den Säuregehalt im Mund wieder ins Lot. Einfach mit der Flüssigkeit gurgeln, danach ausspucken und mit reichlich Wasser nachspülen.

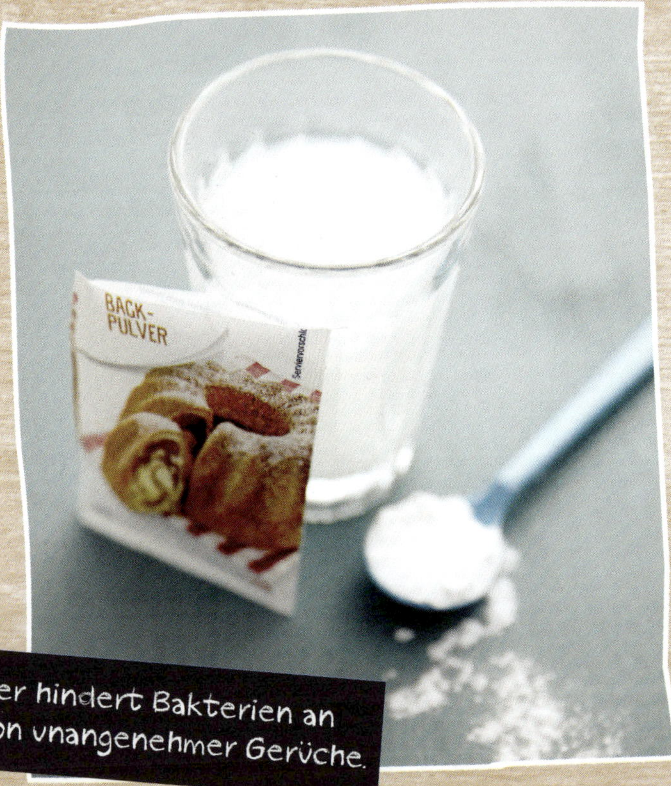


Das Backpulver hindert Bakterien an der Produktion unangenehmer Gerüche.

52

# Zweckentfremdung



Mundgeruch entsteht durch Fäulnisbakterien, die sich unter anderem auf der Zunge einnisten. Möchtest du dein Geld nicht für einen Zungenputzer ausgeben oder hast gerade keinen zur Hand, kannst du die Beläge auch mit einer gesäuberten Kundenkarte abschaben. Zuvor solltest du deine Zähne aber kontrollieren lassen – Mundgeruch kann auch durch eine Zahnfleischentzündung oder Karies entstehen.

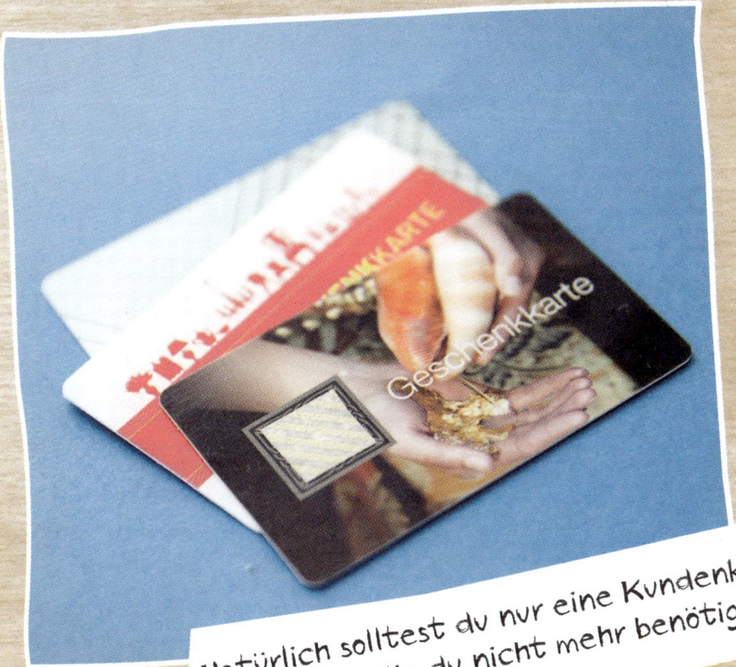


Natürlich solltest du nur eine Kundenkarte verwenden, die du nicht mehr benötigst.

# 53 DIY-Lipgloss!

Mit Halbfettmargarine werden deine Lippen wieder „butterweich“ und bekommen einen feinen Glanz. Damit du keine pure Margarine auf deine Lippen schmieren musst, gibt es hier Margarine in Form eines leckeren Lipgloss.

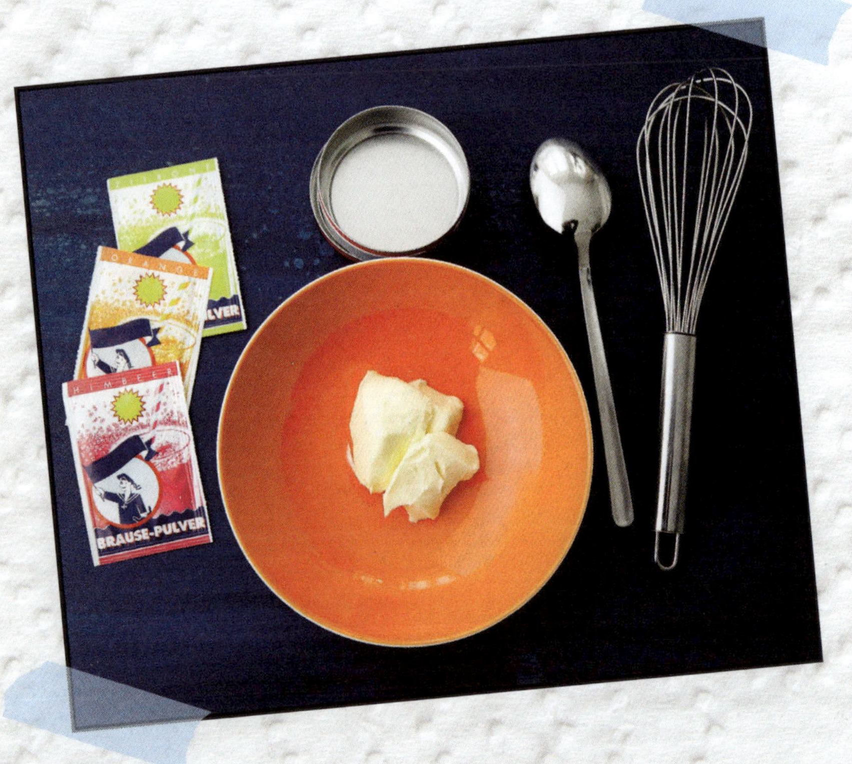

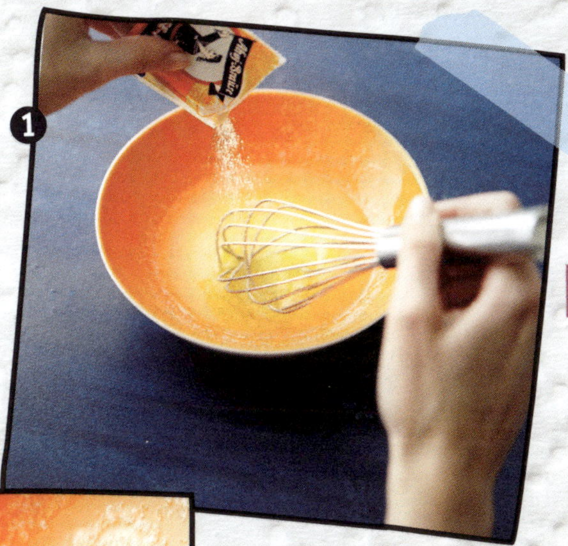

1 Zuerst gibst du 3 EL Halbfett-margarine in eine Tasse und stellst sie in die Mikrowelle, bis das Fett flüssig ist. Nun 1 Päckchen Brausepulver in deiner Lieblingssorte hinzugeben und so lange rühren, bis sich das Pulver aufgelöst hat.

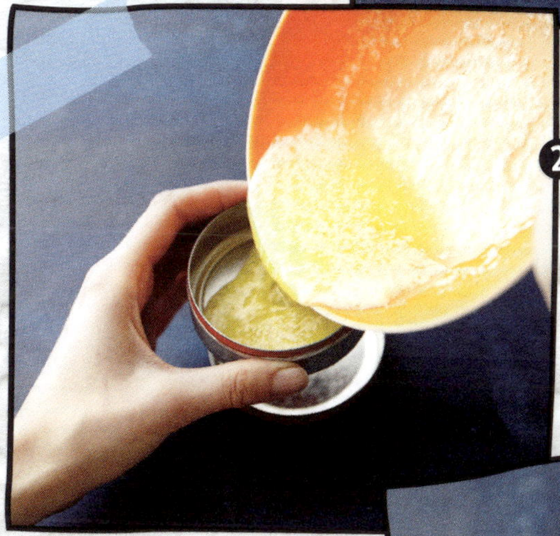

2 Nun gibst du die Flüssigkeit in ein leeres Döschen, wie zum Beispiel eine leere Bonbon-Dose, und stellst sie in den Kühlschrank.

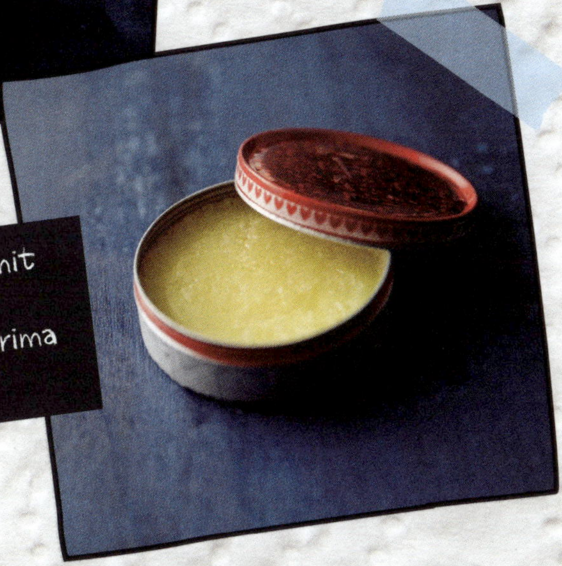

Wenn du deine Lipgloss-Dose mit Masking Tape oder Deko-Folie verschönerst, kannst du sie prima verschenken.

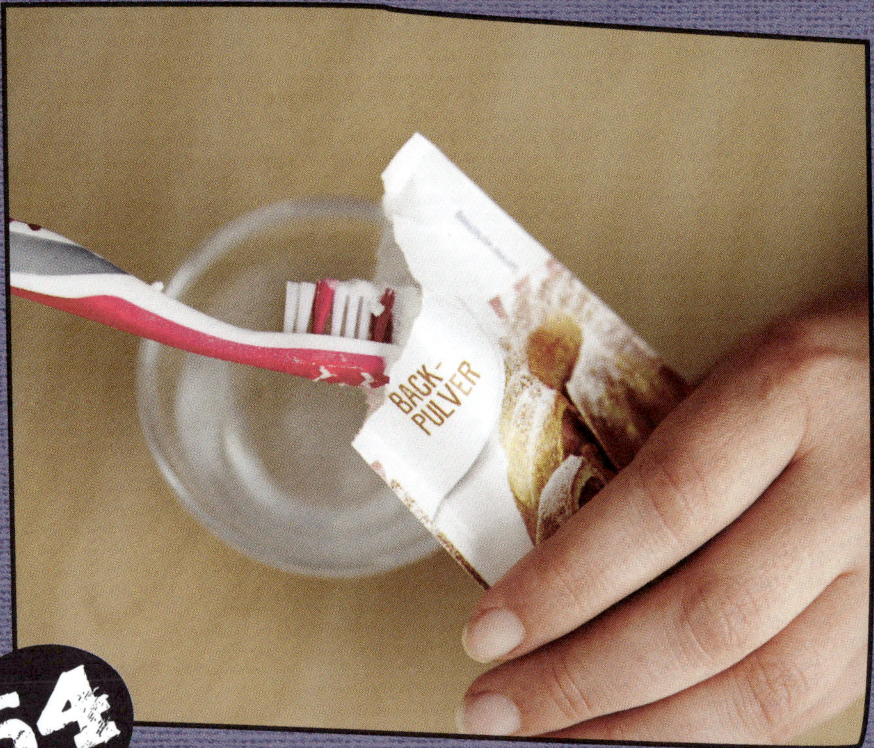


54

# Billiges Bleaching

Mit diesem Trick werden deine Zähne weißer und glänzender: Benetze deine Zahnbürste mit Wasser und stecke sie anschließend in 1 Päckchen Backpulver. Nun 2 Minuten lang wie gewohnt putzen. Dabei auch an die schwer zu erreichenden Stellen denken.

Dieses Bleaching solltest du nicht allzu oft anwenden, denn sonst wird der Zahnschmelz angegriffen.

# 55 SOS-Zahnfleisch

Blutet dein Zahnfleisch nach dem Zähneputzen, ist das ein deutliches Zeichen für eine Entzündung, die du unbedingt von einem Arzt überprüfen lassen solltest. Bis zum Termin kannst du Aloe Vera Gel auf die betroffenen Stellen tupfen. Das verschafft Linderung.

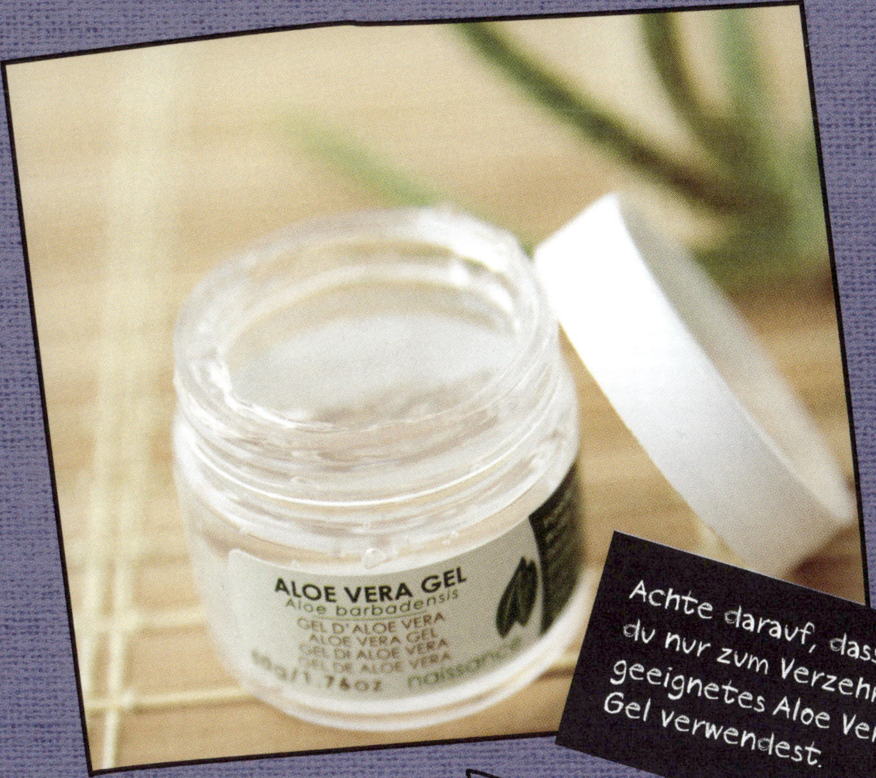


Achte darauf, dass du nur zum Verzehr geeignetes Aloe Vera Gel verwendest.

# 56 FARB-SPIEL

Erinnerst du dich noch daran, wie früher dein Zahnarzt mit einer Farblösung überprüft hat, ob du auch anständig putzt? Das kannst du auch zu Hause machen! Tunke deine Zahnbürste einfach in etwas Lebensmittelfarbe und verteile sie im gesamten Mund. Ausspucken und mit klarem Wasser nachspülen. Jetzt siehst du, wo der Zahnstein sitzt, und weißt, wo du in Zukunft besser putzen musst, zum Beispiel mit einer Zwischenraumbürste oder Zahnseide.

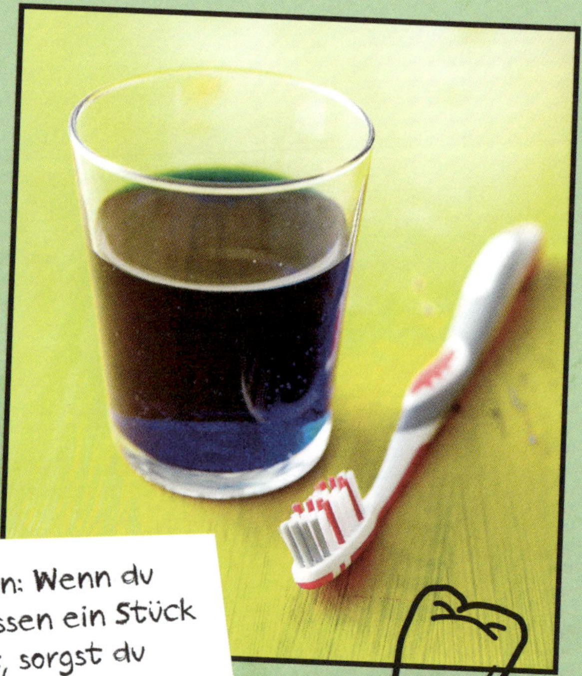

Käse gegen Zahnstein: Wenn du vor oder nach dem Essen ein Stück Käse gründlich kaust, sorgst du dafür, dass sich die Säuren im Mund binden. Dadurch bildet sich weniger Plaque und das bedeutet: weniger Zahnstein!

# Schnelle Erlösung 57

Gewürznelken sind eine hervorragende Erste-Hilfe-Maßnahme bei quälenden Zahnschmerzen. Einfach sanft auf eine Nelke beißen und sie zwischen die Backe und den betreffenden Zahn klemmen. Das hilft dir, die Zeit bis zum Zahnarzttermin zu überbrücken.

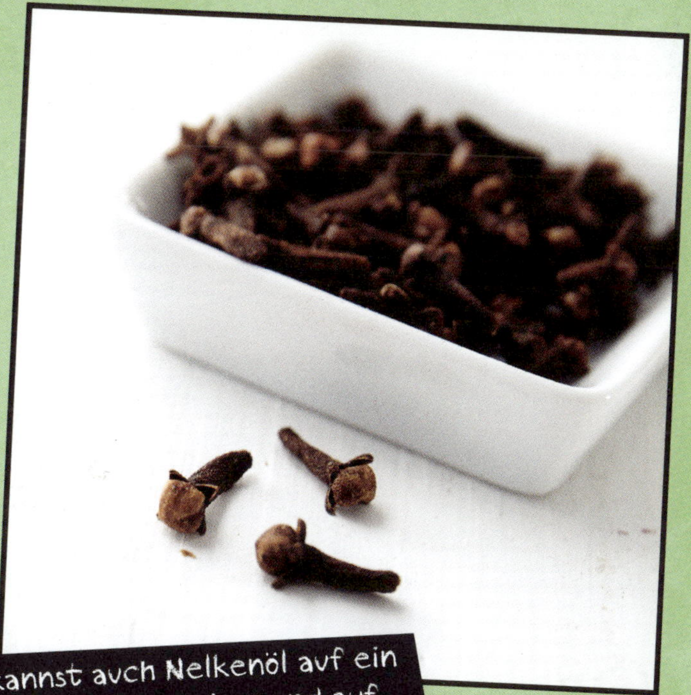

Du kannst auch Nelkenöl auf ein Wattestäbchen geben und auf diesem anschließend vorsichtig herumkauen.

# Strawberry-Whitener 58

Mixt du ½ TL Natron mit etwas Wasser und einer großen zerdrückten Erdbeere, erhältst du eine ganz natürliche Zahnweiß-Creme. Trage die Paste mit einem Finger auf deine Zähne auf und putze sie danach 3–4 Minuten lang mit einer weichen Zahnbürste. Danach mit klarem Wasser spülen und den Zähnen eine Stunde Ruhe gönnen. Damit der Zahnschmelz nicht angegriffen wird, sollte diese Methode nicht öfter als alle 2 Wochen angewendet werden.

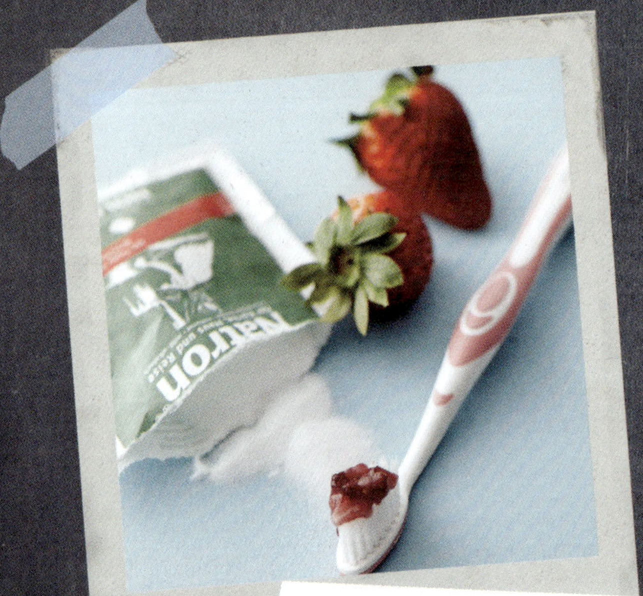

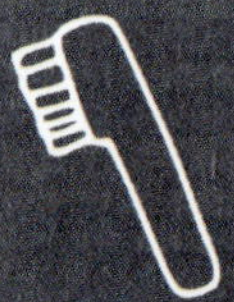

Wichtig: Sanft putzen, nicht schrubben!

# LIPPEN-PEELING

59





Möchtest du deine Lippen von trockenen Hautschüppchen befreien, trägst du einfach etwas Lippenbalsam auf und reibst mit einer Zahnbürste in kreisenden Bewegungen sanft darüber.

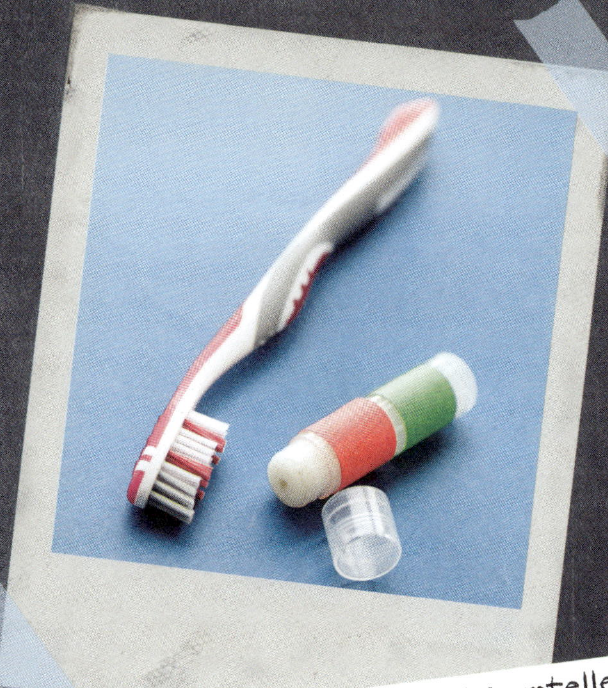

Wie du Lippenbalsam selbst herstellen kannst, erfährst du auf Seite 80.

# KUSSMUND 60

Nach dieser Behandlung ist dein Kussmund bereit für alles: Vermische 2 EL Naturjoghurt mit 1 EL Haferflocken und massiere den Mix sanft mit den Fingerspitzen ein. Danach mit warmem Wasser abspülen.

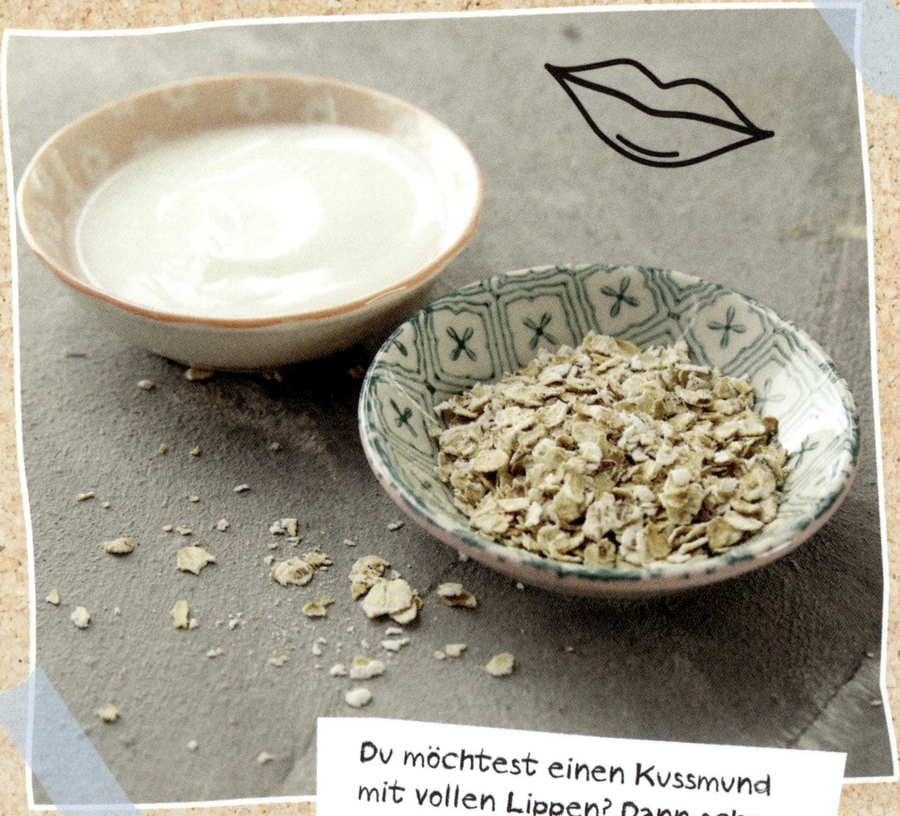

Du möchtest einen Kussmund mit vollen Lippen? Dann schau mal auf Seite 92.

# 61 FALTEN-STOP

Die kleinen, feinen Fältchen zwischen Mund und Nase verhinderst du, indem du ab und zu etwas Mandelöl einmassierst. So bleibt die Haut schön geschmeidig.

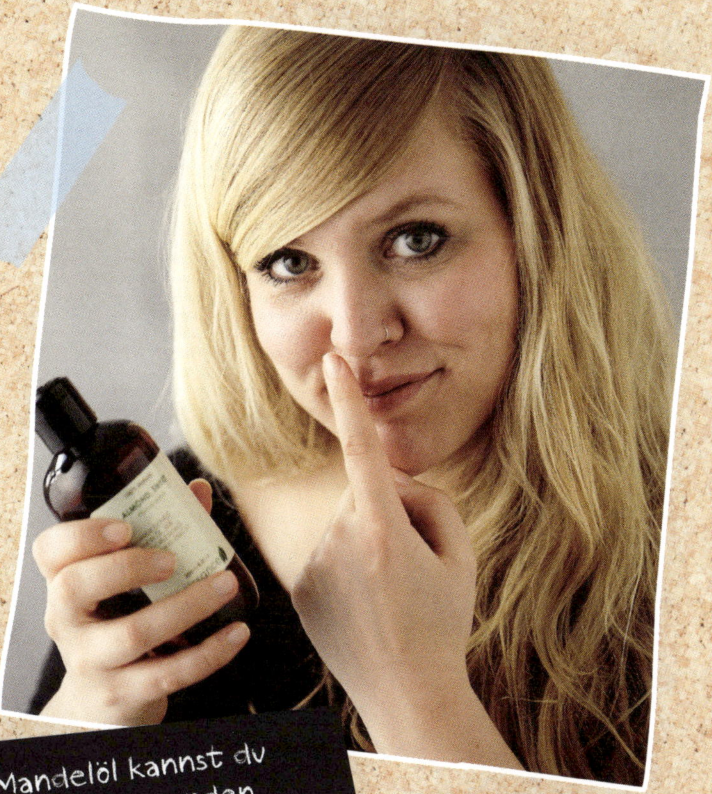

Statt Mandelöl kannst du auch Olivenöl verwenden.

# Dicke Lippe 62!

Bei angeschwollenen Lippen wirkt ein Schwarzteebeutel wahre Wunder. Einfach in warmes Wasser tunken und 5 Minuten lang auf den Mund legen. Dadurch werden die Lippen wieder straff und weich.

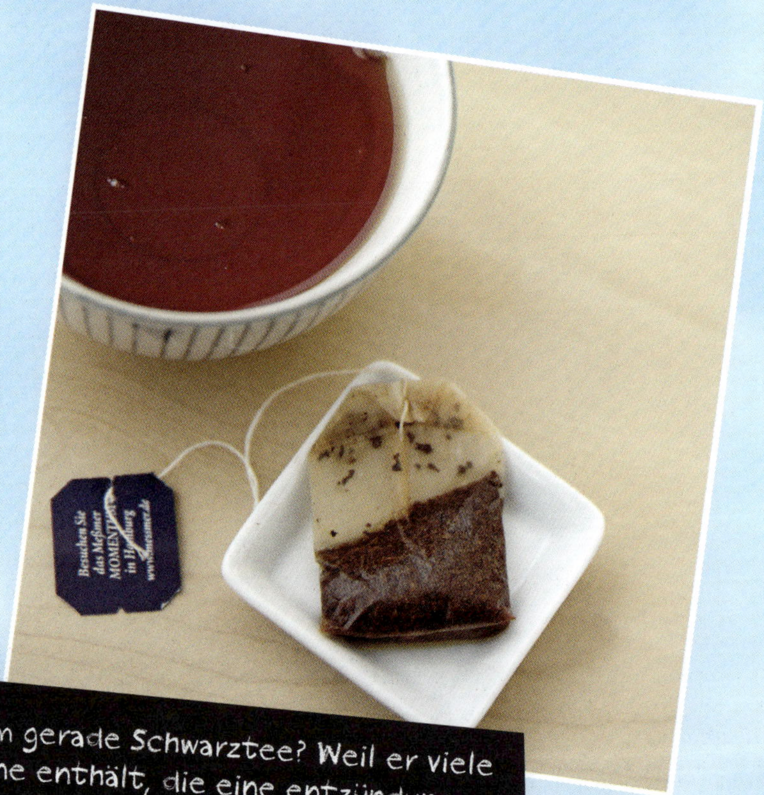

Warum gerade Schwarztee? Weil er viele Tannine enthält, die eine entzündungshemmende und somit bei Schwellungen lindernde Wirkung haben.

# 63 HERPES-HERO

Wenn sich Herpesbläschen ankündigen, solltest du schnell handeln! Befeuchte deine Lippen mit Wasser und gib mit einem Wattestäbchen etwas Natron auf die betroffenen Stellen. Dann kommen die Bläschen gar nicht erst durch.

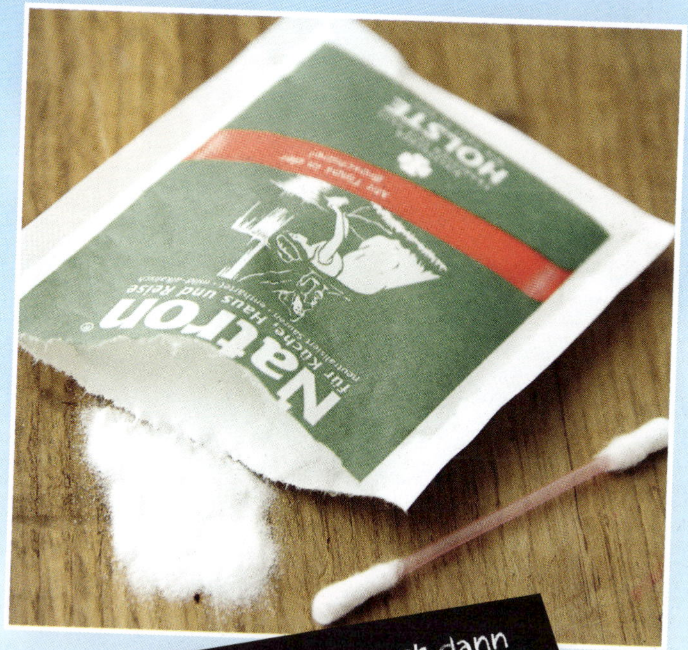


Die Bläschen sind schon da? Auch dann kannst du Natron auftragen, denn so heilen sie schneller wieder ab.

# 64 Vollere Lippen

Mit einem Pfefferminz-Lipgloss kannst du deine Lippen vorübergehend leicht anschwellen und so voller wirken lassen. Dafür brauchst du 1 EL Kokosöl, ½ EL Kakaobutter, ½ EL Mandelöl und 1 EL Bienenwachs. Alle Zutaten über einem Wasserbad schmelzen, zum Schluss 15 Tropfen ätherisches Pfefferminzöl hinzugeben. Danach in eine leere, saubere Dose füllen und auskühlen lassen.

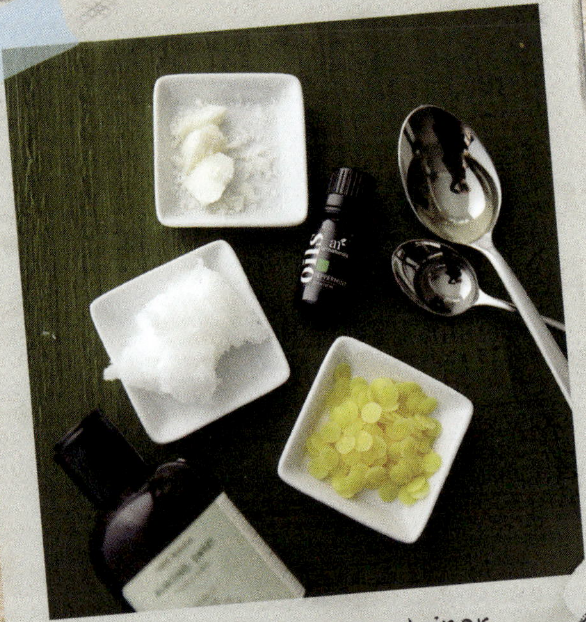

Tipps zum Dekorieren deiner Lippgloss-Dose bekommst du auf Seite 296.

# Heiße Zitrone 65



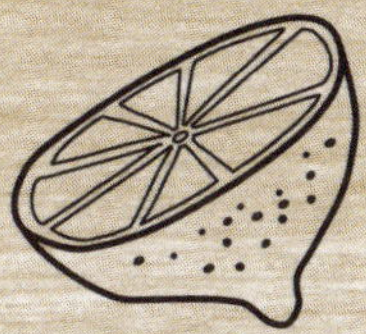

Mit Zitronen kannst du Mundgeruch schnell und natürlich stoppen. Dazu einfach eine Frucht halbieren, auspressen und den Saft mit warmem Wasser aufgießen.

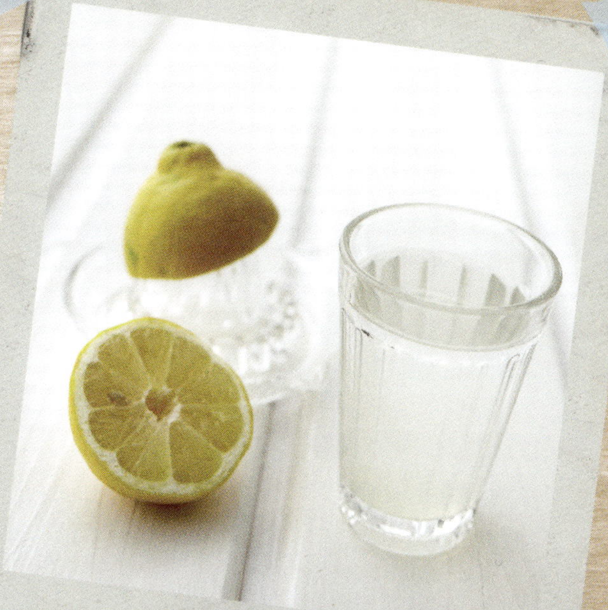

Die meisten Restaurants bieten das Heißgetränk auf ihrer Karte an. Wie praktisch, wenn man beim Knoblauch-Brot ordentlich zugeschlagen hat!

# Aha!

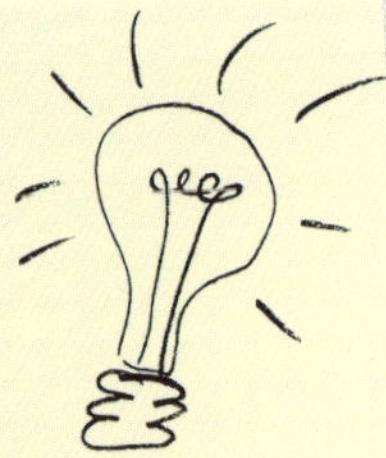

Unser Mund ist ein echtes Paradies für Bakterien. Hier herrschen 36 Grad, und es gibt viele lauschige Ecken, in denen man sich verstecken und vermehren kann. Wer dagegen angehen möchte, sollte auf eine gute Mundhygiene achten. Passende Hacks zum Thema findest du ab Hack 50.

Deinen Augen kannst du mit Vitamin-A-haltigem Essen etwas Gutes tun. Hervorragende Lieferanten sind Fisch, Fleisch und Eier. Auch Karotten, Paprika und Brokkoli sind gut für die Augen, denn in ihnen ist Beta-Carotin enthalten, eine Vitamin-A-Vorstufe. Und deine Ohren? Nicht nur Kälte und Wind machen ihnen zu schaffen, auch Zähne, Kiefer und Allergien können zu Ohrenschmerzen führen. Was du gegen diese Schmerzen tun kannst, erfährst du in Hack 37.

# Notizen

# Rücken, Muskeln & Gelenke

66

1 l aufgekochter Thymian-Tee im Badewasser wirkt wohltuend bei Rückenschmerzen.

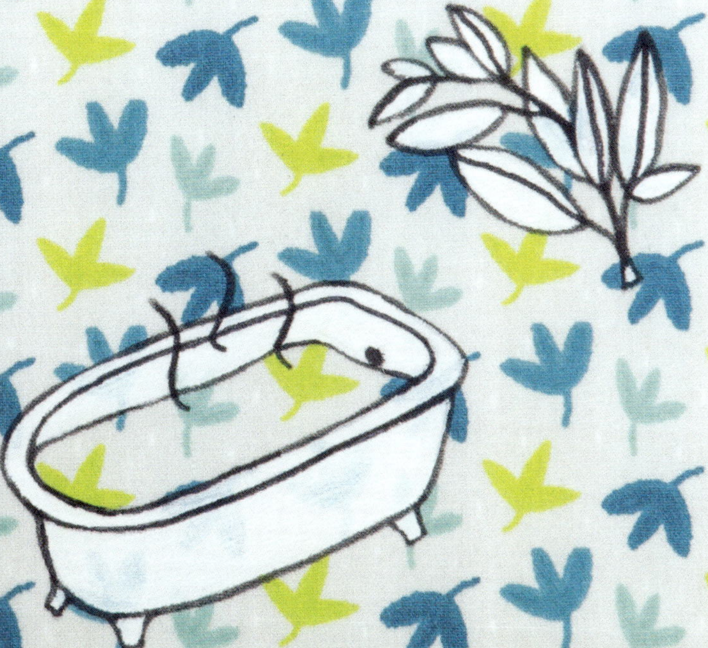

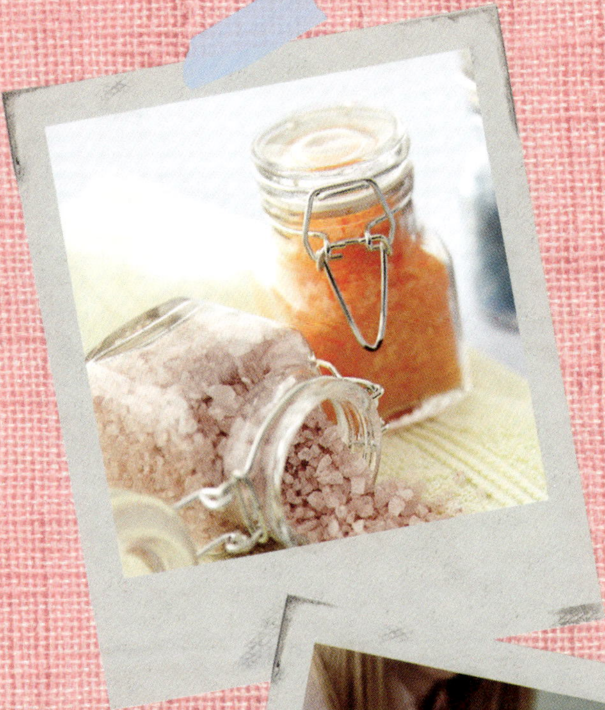

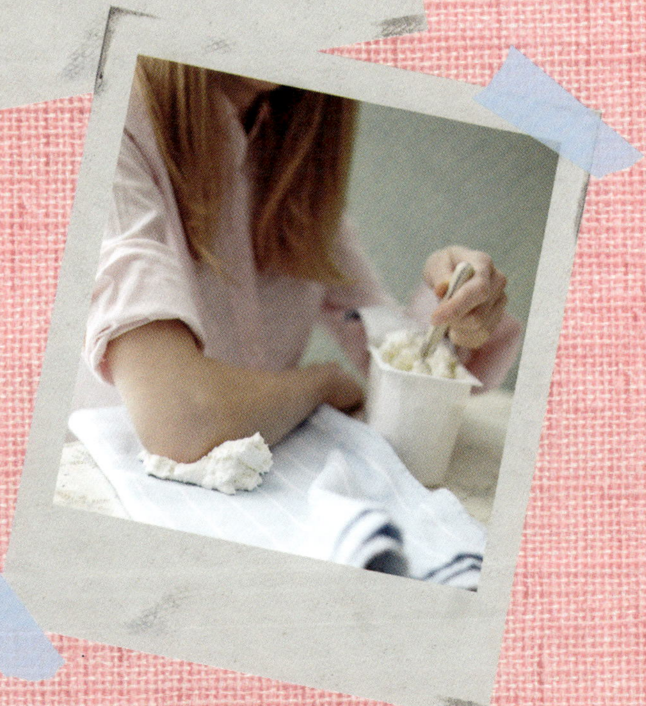

Langes Arbeiten im Büro, zu wenig Bewegung, ein zu schweres Workout oder eine unüberlegte Bewegung – wenn es im Kreuz schmerzt, fühlen wir uns ruck, zuck wie eine alte Bergziege. Möchtest du das verhindern, solltest du schon beim ersten Zwicken reagieren und auf sanfte Bewegungen, Entspannung und Wärme setzen: Wie wäre es zum Beispiel ab und zu mit einem Spaziergang an der frischen Luft, Gymnastik zur Auflockerung der verspannten Muskeln oder einem schönen, heißen Bad?

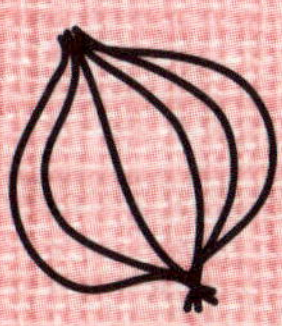

# 67 Massage-Stick

Ein Deo, das gegen Schmerzen hilft? Warum nicht! Aus einem Deo-Roller zum Selbstbefüllen kannst du im Handumdrehen einen kühlenden, schmerzstillenden Massage-Stick machen. Statt mit Deodorant befüllst du ihn einfach mit Menthol-salbe und rollst mit ihm über die schmerzenden Muskeln.

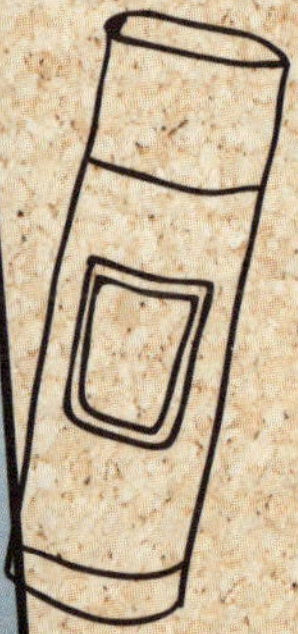

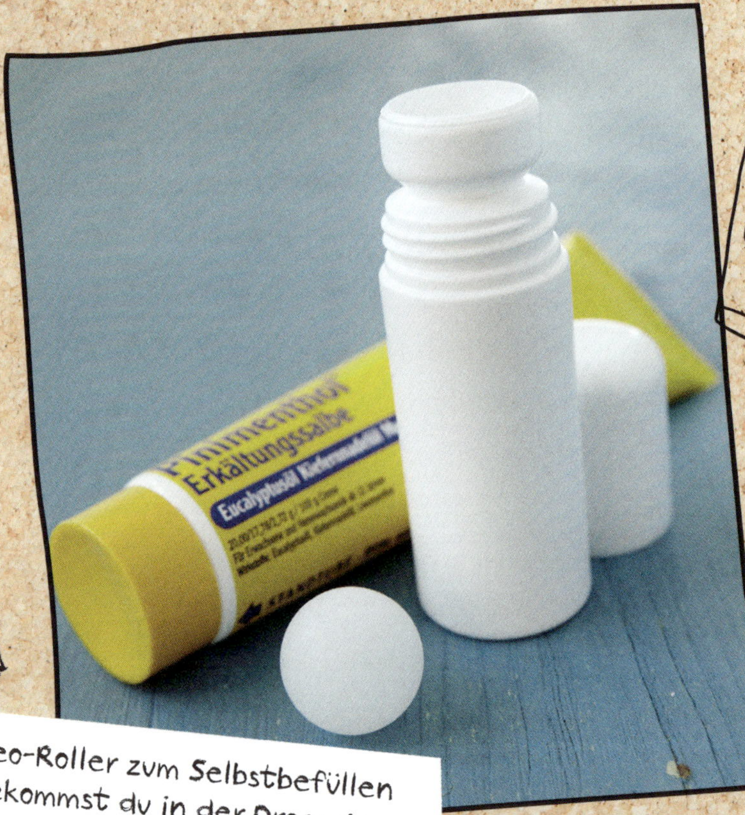


Deo-Roller zum Selbstbefüllen bekommst du in der Drogerie oder im Kosmetik-Geschäft.

Statt Reis kannst du auch Linsen, getrocknete Erbsen oder Getreide nehmen.

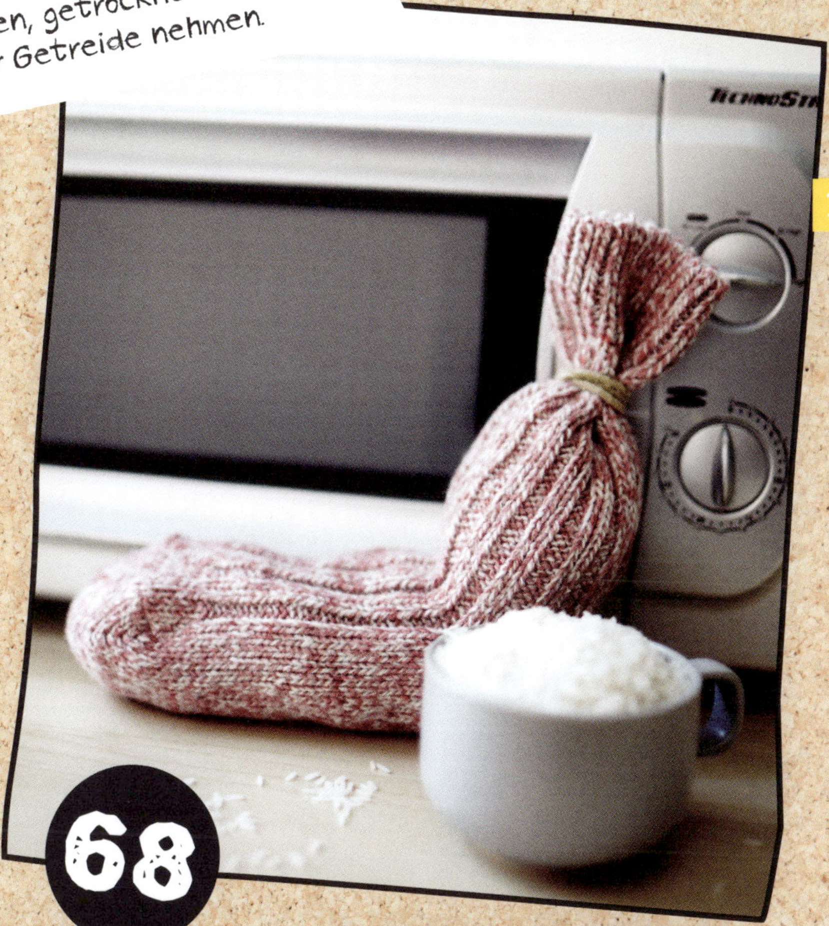


68

# HEISSE SOCKE

Bei Rücken- und Nackenschmerzen hilft Wärme. Für ein Kissen, das sich deiner Körperform flexibel anpasst, füllst du einfach eine Socke mit ungekochtem Reis. Verknoten, 5 Minuten in der Mikrowelle erhitzen und danach auf die schmerzende Stelle legen.

# 69 WIRSING-WUNDER

Wirsingblätter – die Wunderwaffe bei Gelenkschmerzen!

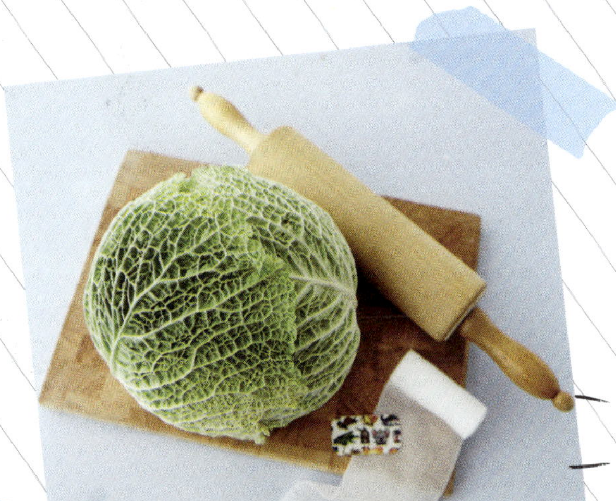

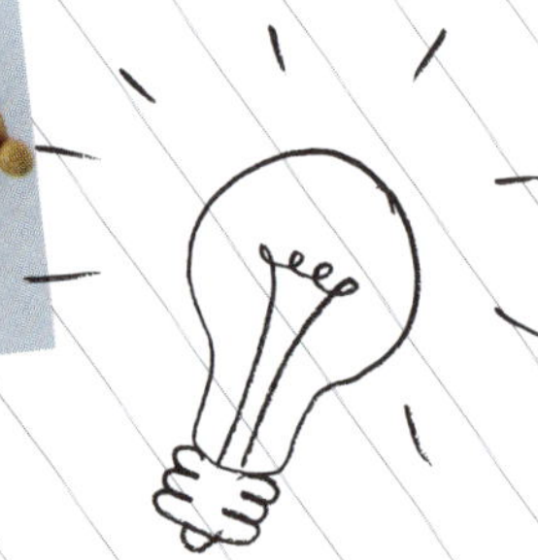

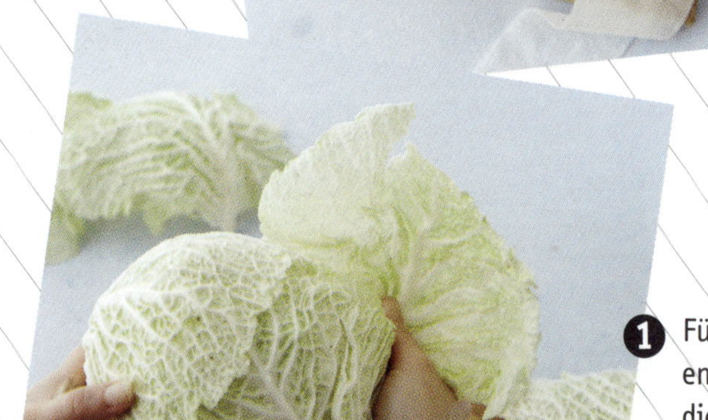

❶ Für einen Wickel entfernst du zunächst die äußeren Blätter.

Lege nun ein paar der inneren Wirsingblätter auf ein Schneidebrett und rolle mit einem Nudelholz darüber, bis der Saft austritt.

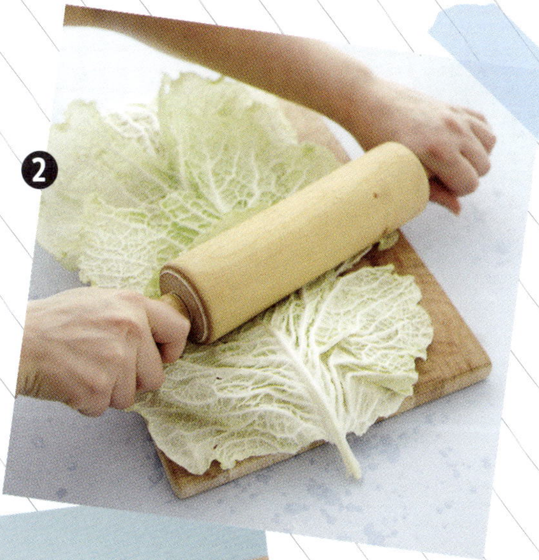

**2**

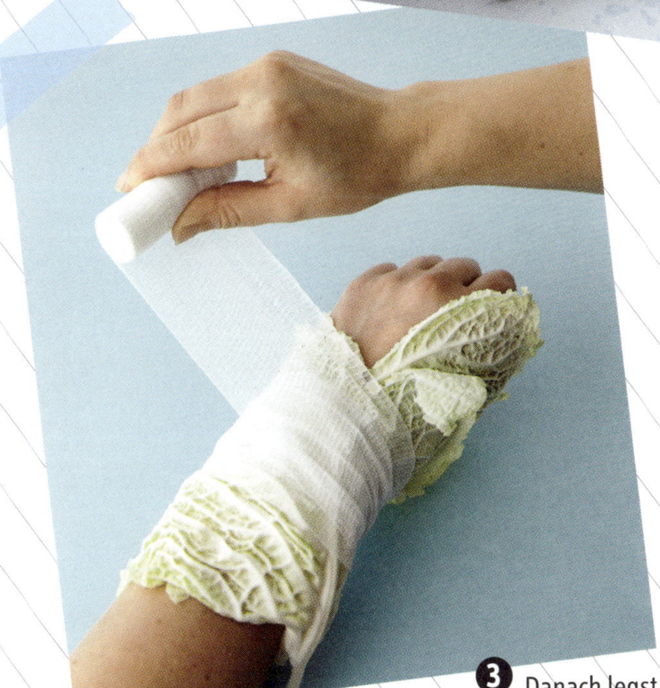

**3** Danach legst du die Blätter auf das schmerzende Gelenk und wickelst einen Verband herum. Diesen mit einem Pflaster fixieren.

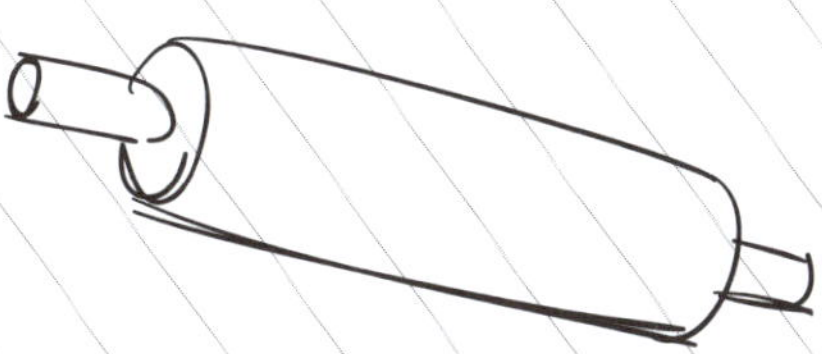

# KÜMMEL-KICK

70





Steife Gelenke werden mit einer Kümmel-Packung wieder geschmeidiger. Für einen Umschlag mahlst du 1 EL Kümmel und verrührst ihn mit ein paar Tropfen Obstessig, sodass ein streichfähiger Brei entsteht. Nun die Paste auf ein Geschirrtuch geben und auf das schmerzende Gelenk legen.

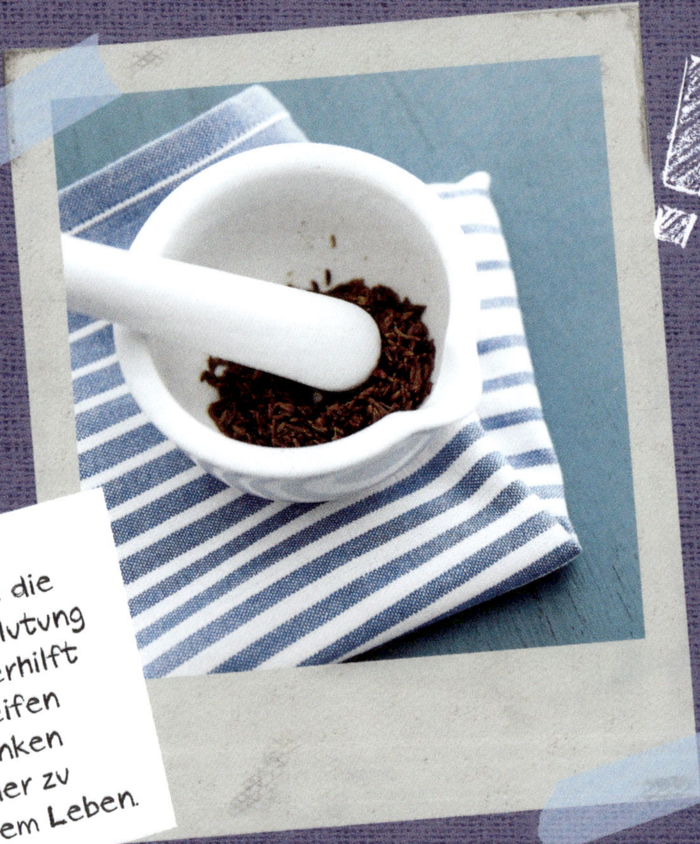

Kümmel fördert die Durchblutung und verhilft so steifen Gelenken wieder zu neuem Leben.

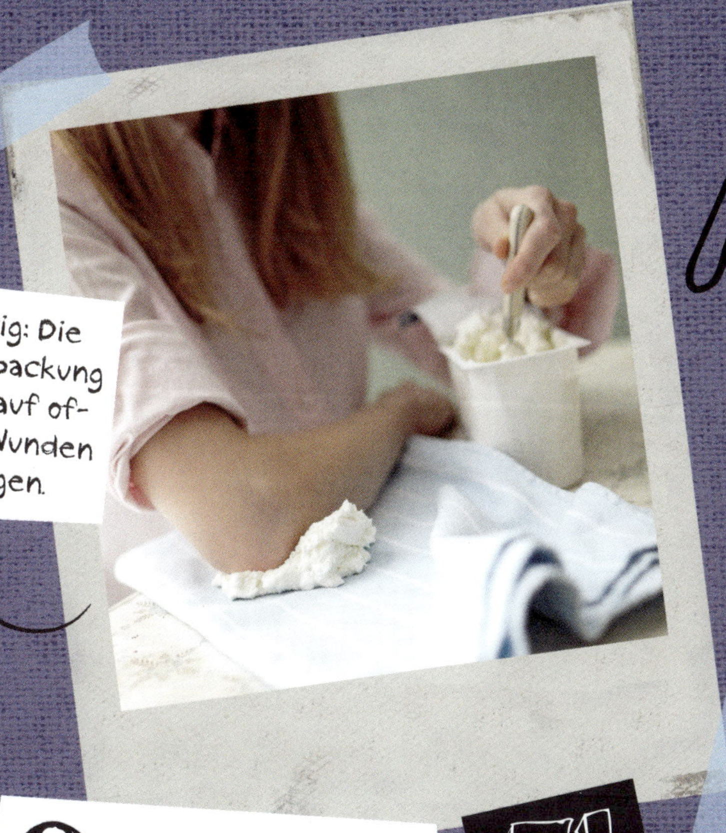

Wichtig: Die Quarkpackung nicht auf offene Wunden auftragen.

# Quark-Pack 71

Schmerzende Gelenke? Wie wäre es dann mit einem Quark-Wickel? Die Milchsäure im Quark wirkt kühlend, abschwellend und entzündungshemmend. Streiche einen Becher gut gekühlten Quark fingerdick auf ein sauberes Geschirrtuch und lege das Ganze auf das schmerzende Gelenk, sodass der Quark direkten Hautkontakt hat. Danach bei Bedarf mit einem zweiten Tuch fixieren. Wird der Quark trocken und bröckelig, unter der Dusche oder mit einem feuchten Lappen abwaschen.

# 72 Anti-Schwellung

Bei Prellungen und geschwollenen Blutergüssen hilft ein schmerzstillender Oregano-Wickel.

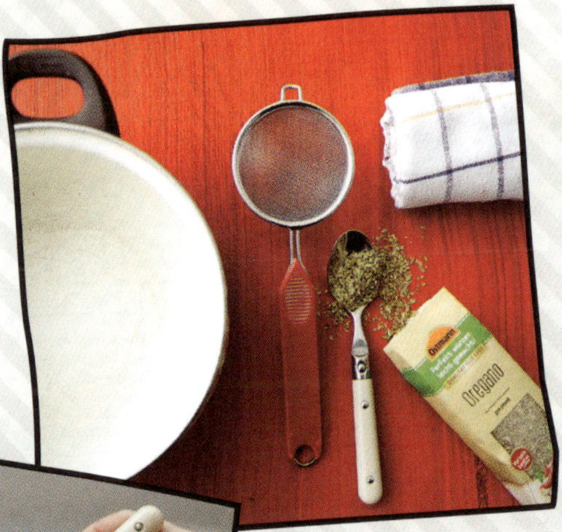


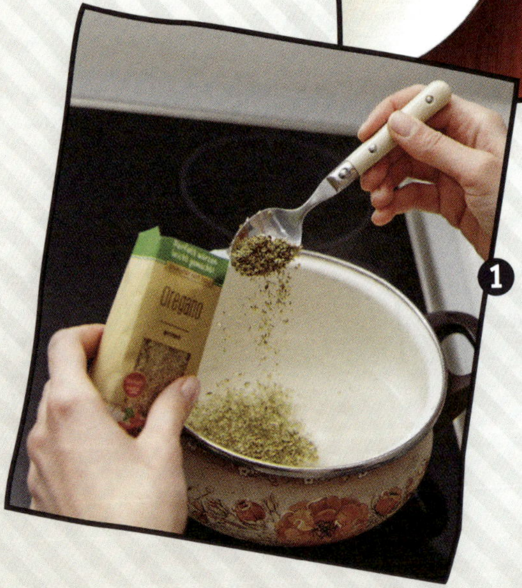


1 Koche zunächst einen gehäuften TL Oregano in einem Topf mit 200 ml Wasser auf.

2

Nach 10 Minuten seihst du die Mischung durch ein Sieb ab und trennst so die Kräuter von der Flüssigkeit. Flüssigkeit aufheben!

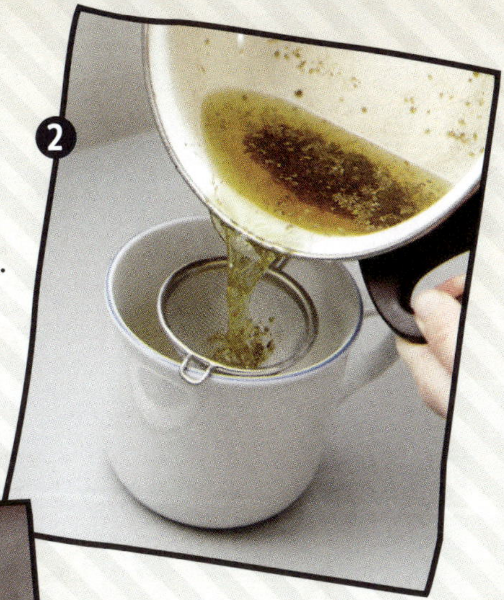



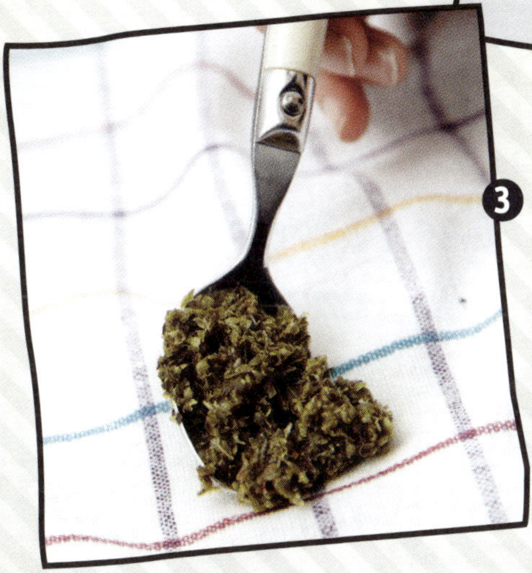

3

Nun streichst du die feuchte Masse auf ein Geschirrtuch, faltest es zu einem Umschlag und legst es für 15 Minuten auf die geschwollene Stelle.

4

Wenn das Tuch austrocknet, tauchst du den Umschlag einfach wieder in das Oregano-Wasser.

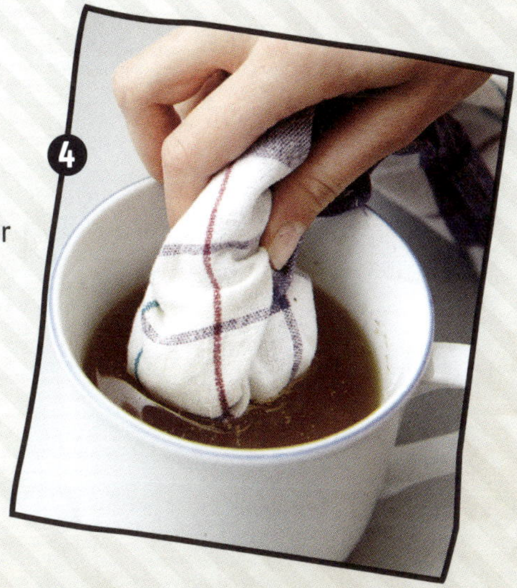

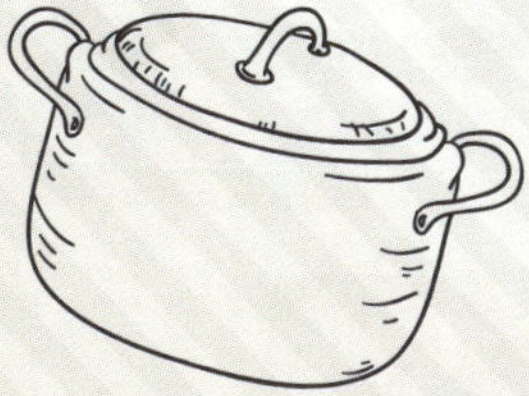

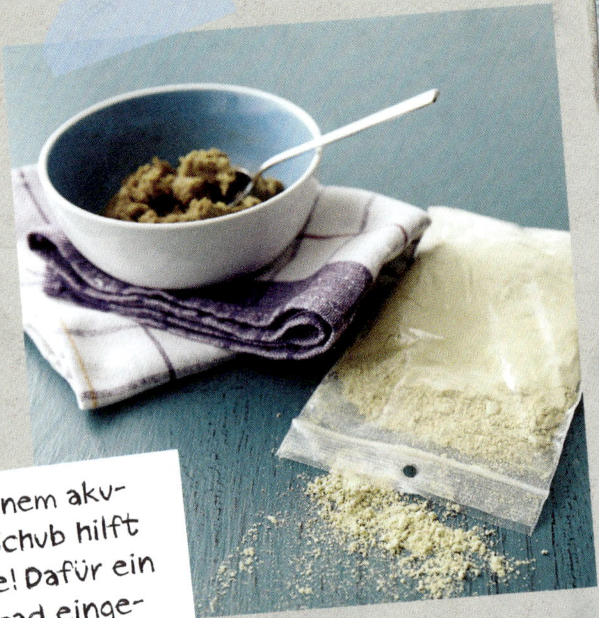

Bei einem akuten Schub hilft Kälte! Dafür ein Kühlpad eingewickelt in ein Geschirrtuch für 15 Minuten auf das Gelenk legen.

# KRÄUTER-AUFLAGE 73

Bei Gelenkschmerzen mit starken Schwellungen hilft eine Auflage aus pulverisiertem Bockshornklee. Verrühre das Pulver mit ausreichend Wasser zu einem zähen Brei. Den Brei auf ein Leinentuch streichen. Lege das Tuch auf das Gelenk, sodass der Brei direkten Hautkontakt hat. Mit einem Tuch fixieren und mindestens 30 Minuten einwirken lassen.

# DIY-EISBEUTEL

## 74

Aus Popcorn kannst du in Windeseile einen coolen Eisbeutel herstellen, der sich ganz flexibel deiner Körperform anpasst und nicht wie ein starres Kühlpad auf der betroffenen Stelle liegt. Einfach fertiges oder frisch aufgeplopptes Popcorn in einen Zipperbeutel geben, ins Eisfach legen und bei Bedarf auflegen.

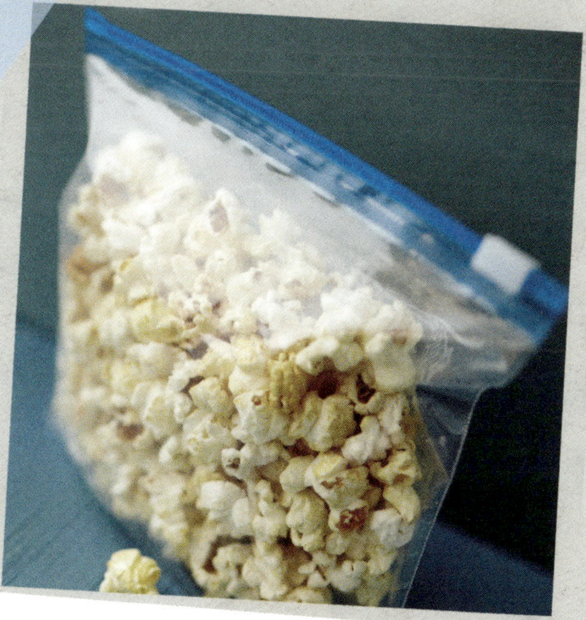

Für einen bunten Eisbeutel kannst du 200 ml Wodka, 200 ml Wasser und ein paar Tropfen Lebensmittelfarbe in einen Zipper-Gefrierbeutel füllen.

# Küchenkräuter-Wellness 75

Kräuterbäder sind Wellness pur – und alles, was du dafür brauchst, sind ein paar Küchenkräuter von deiner Fensterbank. Bei schmerzhaft verspannten Muskeln hilft Rosmarin, denn es fördert die Durchblutung. Basilikum wirkt belebend, Petersilie beruhigend. Und so geht's: Den Fuß einer Strumpfhose abschneiden, mit einer Handvoll frischen oder getrockneten Kräutern befüllen, an den Wasserhahn deiner Badewanne binden (siehe Seite 42) und heißes Wasser durchlaufen lassen. Alternativ direkt ins Badewasser streuen.

Möchtest du auch deiner Haut etwas Gutes tun, gibst du 1 l Buttermilch ins Badewasser.

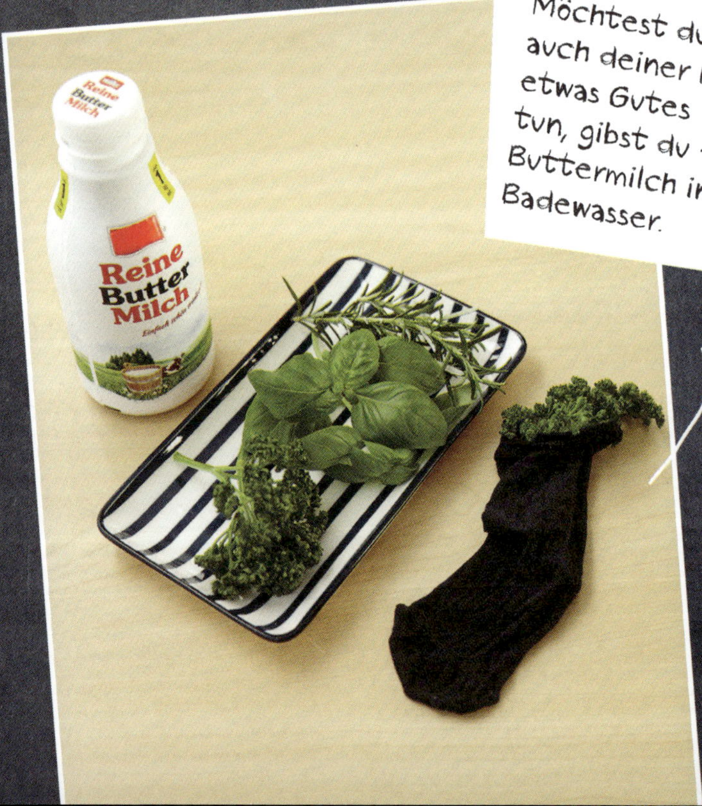

# GEFÄß-TRAINING 76

Mit Kneippgüssen kannst du Krampfadern schon morgens beim Duschen den Kampf ansagen. Zunächst ganz normal mit warmem Wasser duschen, dann den Strahl kaltstellen. Beginne bei deinem rechten Fuß und wandere mit dem Duschkopf an der Außenseite deines Beines entlang zur Leiste hoch. Dann an der Innenseite wieder zurück zum Fuß gehen. Die Prozedur am anderen Bein wiederholen.

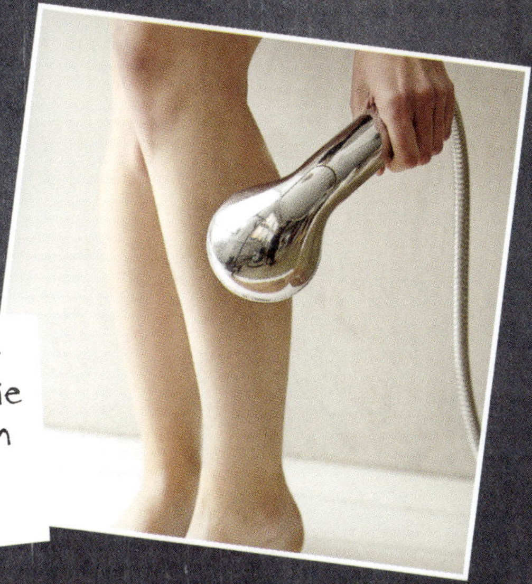

Der Warm-Kalt-Wechsel regt die Durchblutung an und trainiert die Venen.

# Anti-Schmerz-Wickel 77





Bei schmerzhaften Zerrungen und Prellungen hilft eine Paste aus Heilerde und kaltem Wasser. Dazu gibst du 5 EL Heilerde in eine Schale und fügst ca. 2 EL Wasser hinzu. Streiche die Paste auf die zu behandelnde Stelle und wickle zuerst ein feuchtes Geschirrtuch und danach ein trockenes Tuch herum. Fühlt sich der Wickel warm an, kannst du ihn abnehmen und die Erde abwaschen.

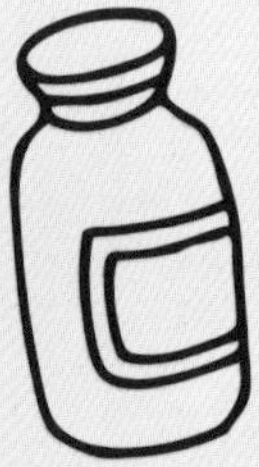

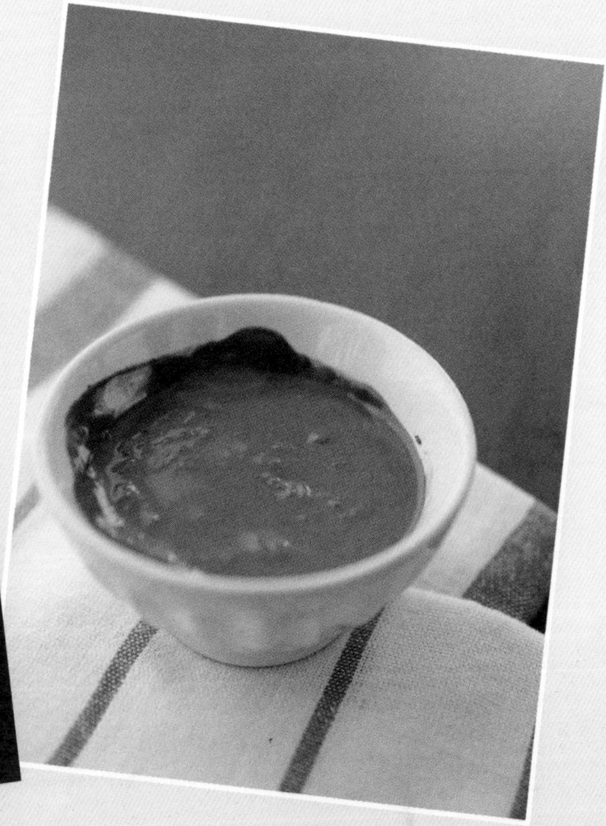

Heilerde hilft auch bei Reizmagen, siehe Seite 143.

# 78 ADIOS BLUTERGUSS

Wenn du dich gestoßen hast, bewirkt ein Mix aus 200 ml Apfelessig und 200 ml Wasser ein wahres Wunder. Tunke ein Tuch in die Flüssigkeit, lege es auf die schmerzende Stelle und massiere sie sanft. So förderst du die Durchblutung, und die Flüssigkeit, die sich an der Stelle angesammelt hat, kann besser abfließen.

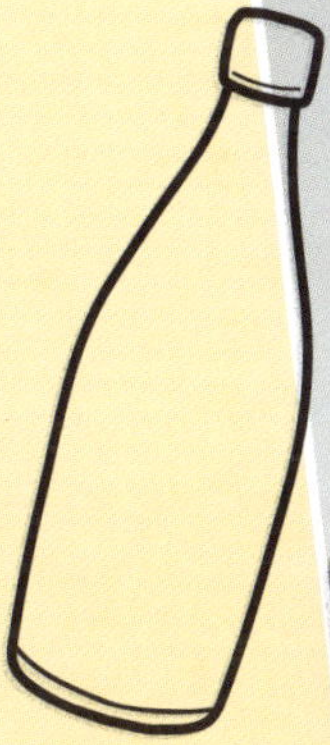

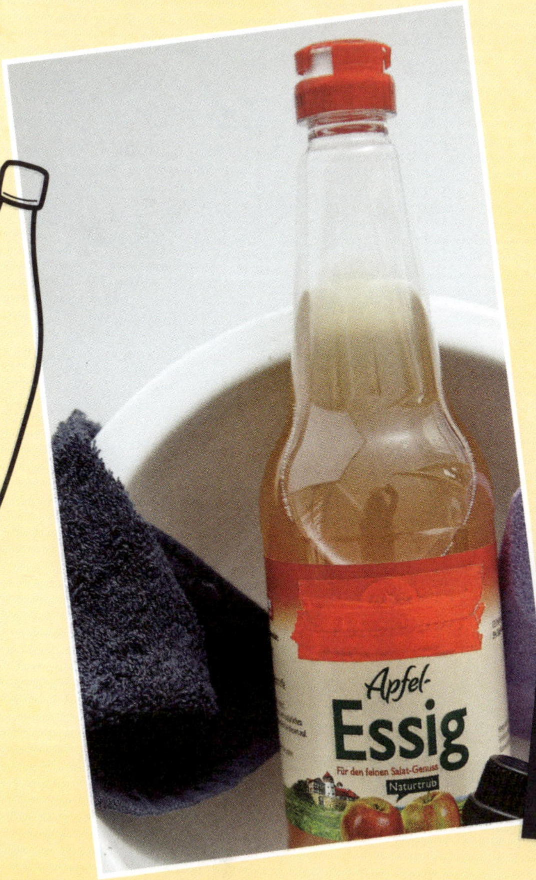


Erste Hilfe bei einem Bluterguss: Kälte. Ob Eisspray oder Kühlpad, hier gilt: Je schneller du reagierst, desto besser! Wie du selbst ein Kühlpad herstellen kannst, erfährst du auf Seite 109.

# 79 Minz-Badesalz

Ein Bad in Pfefferminzöl hilft nicht nur bei Rückenschmerzen, es wirkt auch belebend und herrlich erfrischend.

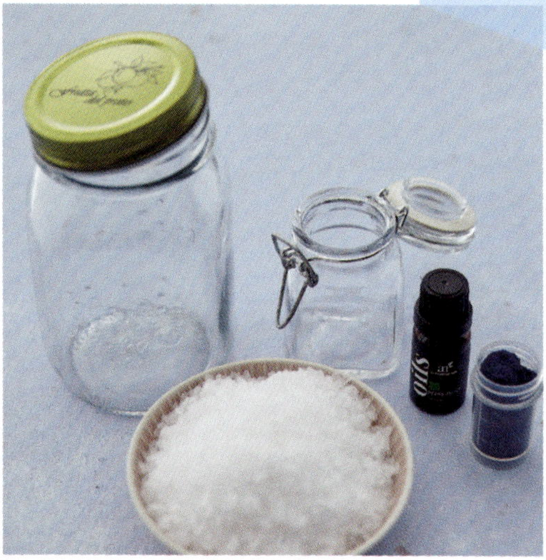

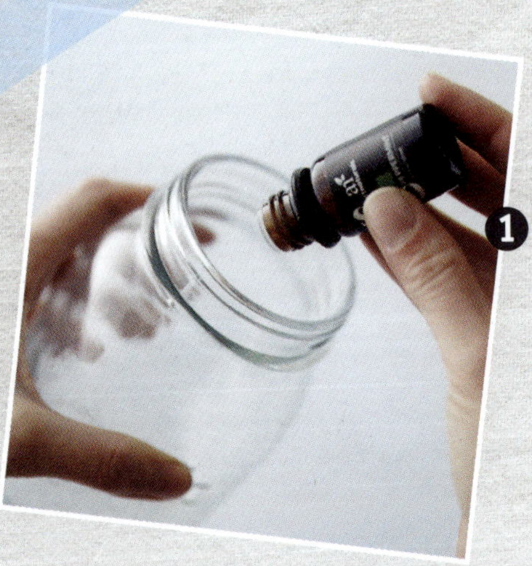

1. Gib 8 Tropfen natürliches, ätherisches Minzöl in ein leeres Glas und schwenke es hin und her.

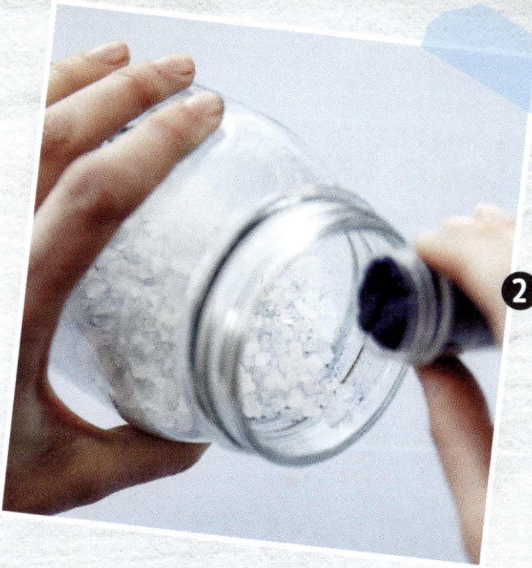

2 Nun 250 g Meersalz und etwas Lebensmittelfarbe in Puderform hinzufügen. Deckel drauf und alles gut durchschütteln.

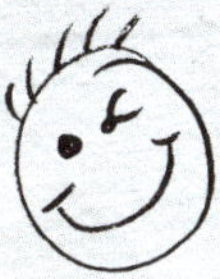

Salz in kleine Gläser abfüllen. Für ein Vollbad genügen 2–3 EL.

3

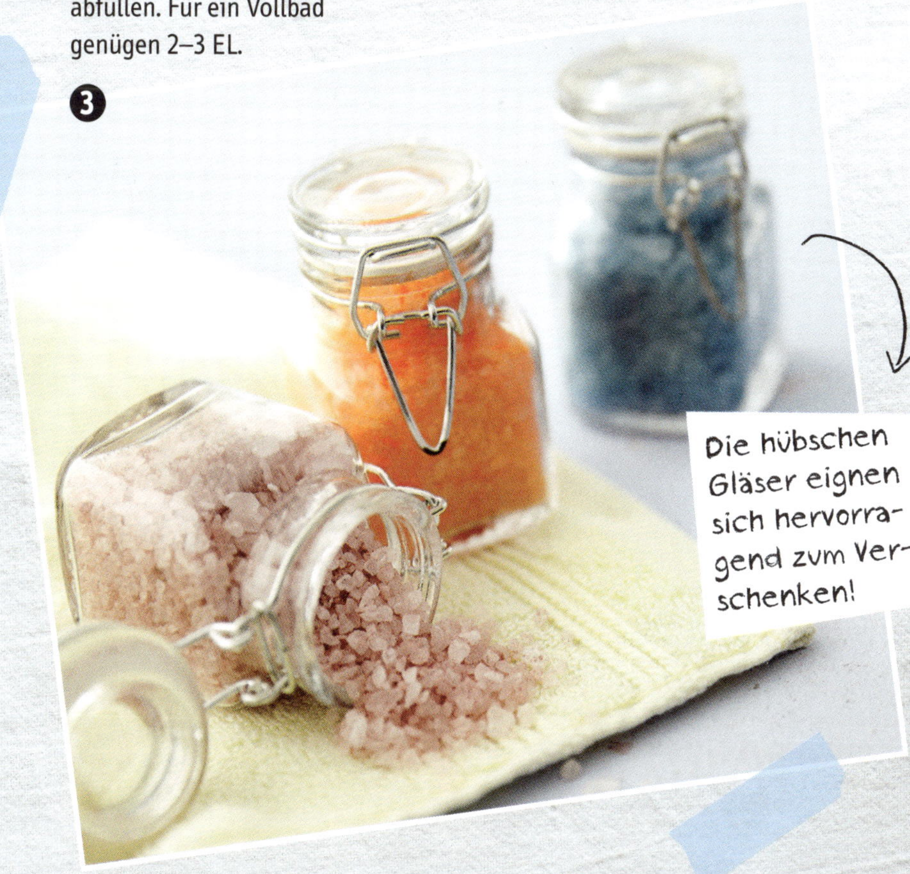

Die hübschen Gläser eignen sich hervorragend zum Verschenken!

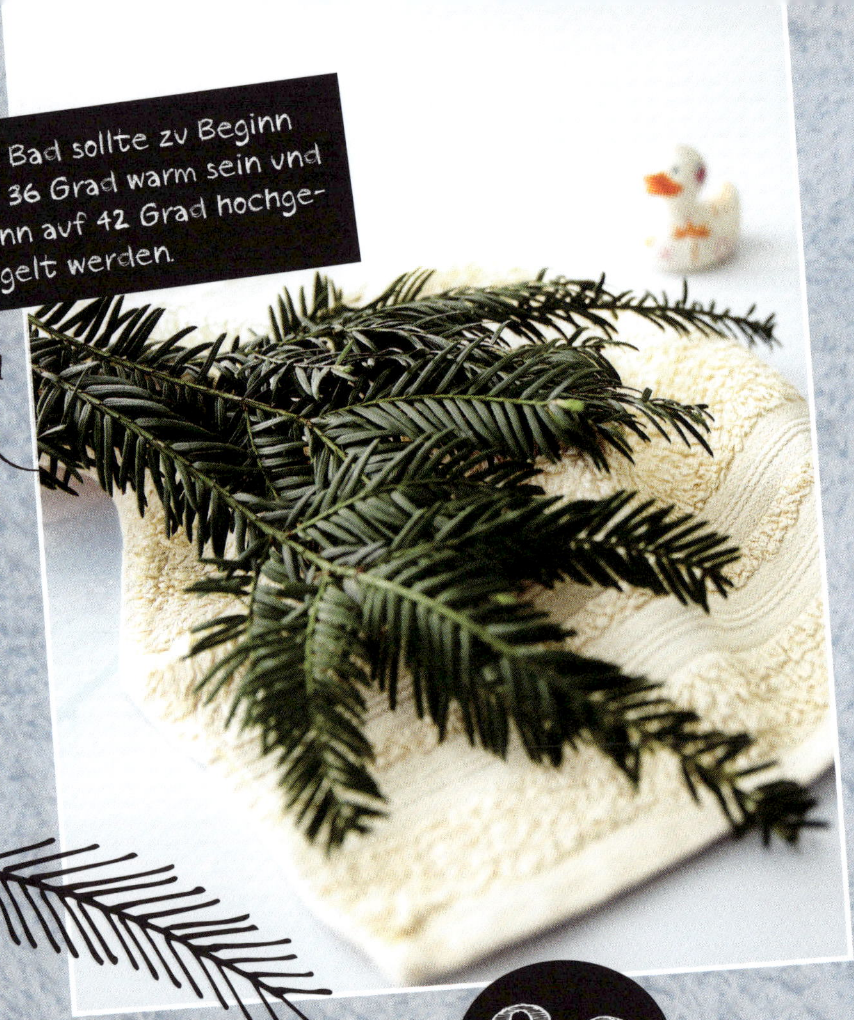

Das Bad sollte zu Beginn ca. 36 Grad warm sein und dann auf 42 Grad hochgeregelt werden.

# 80 Fichten-Bad

Rheuma-Patienten entspannen am besten in einem Fichtennadel-Bad. Für den Sud 3 Handvoll Fichtennadeln in 3 l Wasser aufkochen, 15 Minuten ziehen lassen und durch ein Sieb abseihen. Den Sud zum Badewasser geben. Insgesamt 20 Minuten baden, danach ins Bett gehen.

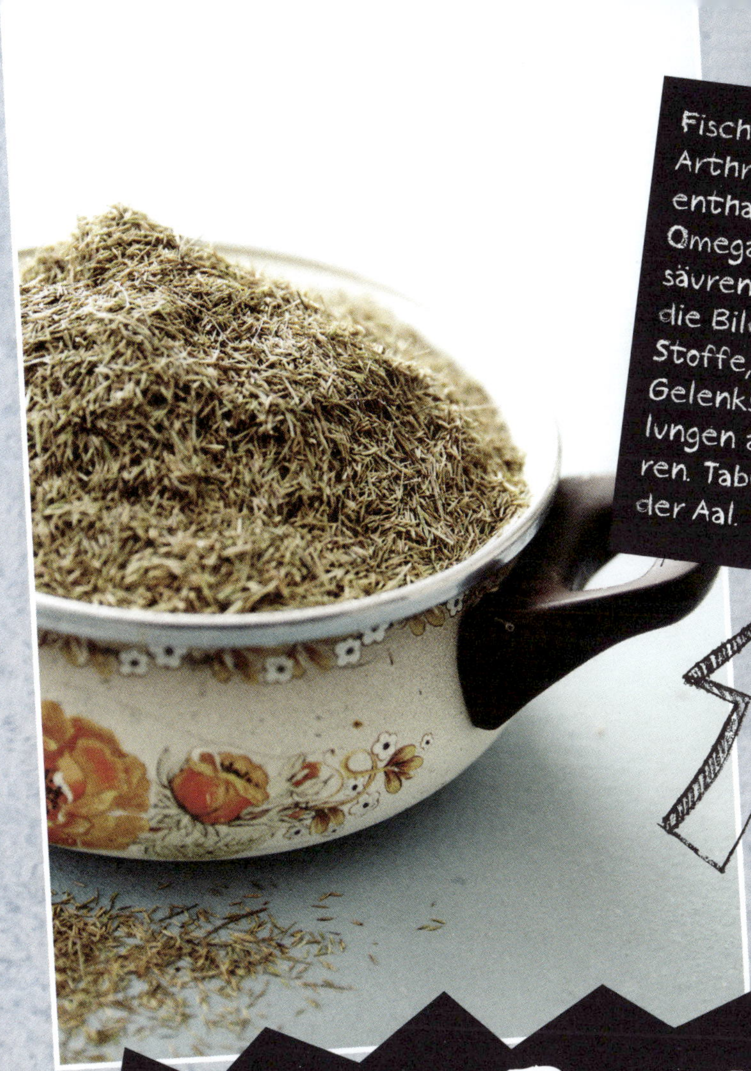

Fisch bei Arthritis: Die enthaltenen Omega-3-Fettsäuren hemmen die Bildung der Stoffe, die die Gelenkschwellungen aktivieren. Tabu ist nur der Aal.

# Flower Power 81

Wenn deine Gelenke aufgrund einer Arthritis entzündet sind und wehtun, hilft ein Heublumen-Aufguss. 500 g Blumen in 4 l Wasser aufkochen, 10 Minuten ziehen lassen, durch ein Sieb gießen und den Sud ins Badewasser geben. Danach für 15 Minuten im Wasser relaxen.

# 82 DIY-BADE-PRALINEN

Diese himmlisch duftenden Badepralinen entspannen die Muskulatur und verwöhnen deine Haut mit einer reichhaltigen Pflege. Und über den herrlichen Duft freut sich deine Seele.

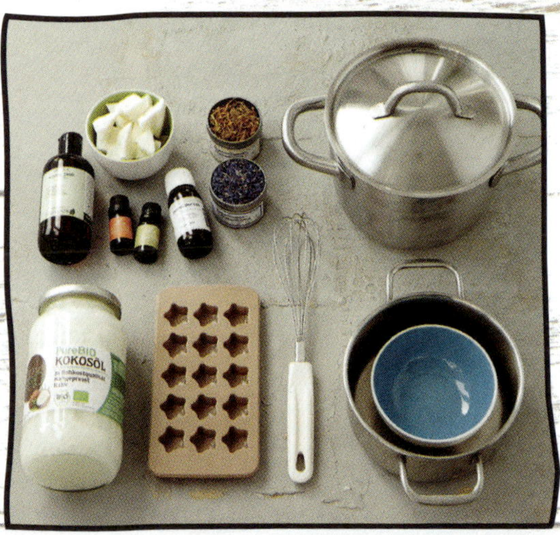


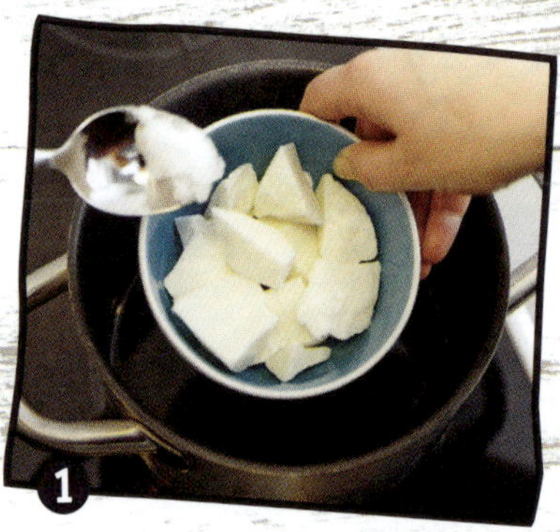

1

100 g Kakaobutter und 25 g Kokosöl unter geringer Hitze im Wasserbad schmelzen lassen. Danach 10 ml Macadamiaöl hinzufügen.

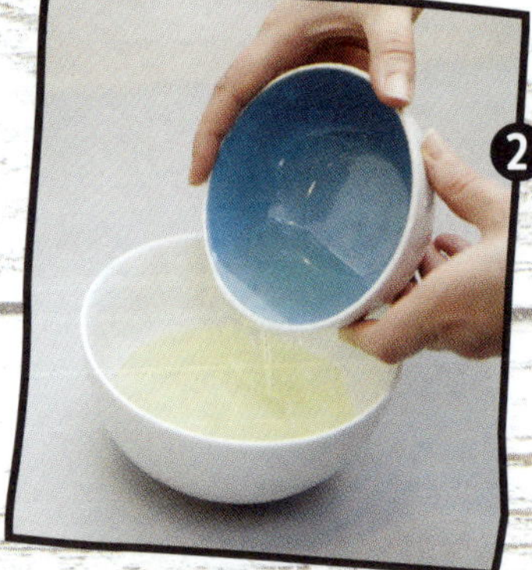

2 Auf einer zweiten Herdplatte 12 ml Lysolecithin erwärmen. Beide Flüssigkeiten auf dieselbe Temperatur bringen und dann verrühren. Auf Handwärme abkühlen lassen und ein paar Tropfen ätherische Öle unterrühren, zum Beispiel Rose oder Mandarine.

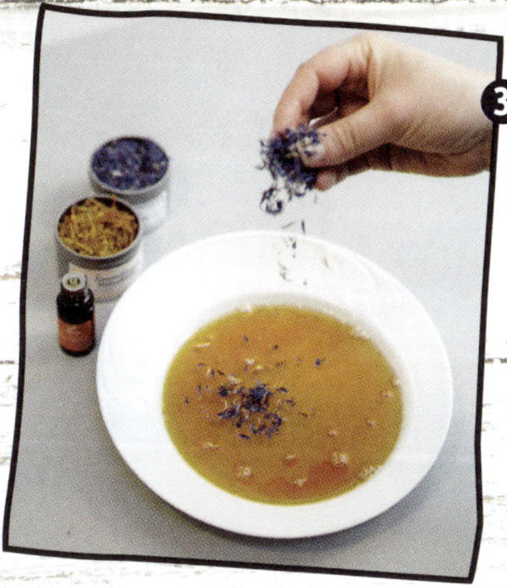

3 Um den Pralinen eine ganz besondere Note zu verleihen, kannst du auch Kräuter, Blütenblätter oder Lebensmittelfarbe untermischen.



Nun gibst du die Mischung in Silikonförmchen und lässt sie ein paar Stunden im Gefrierfach aushärten. 4

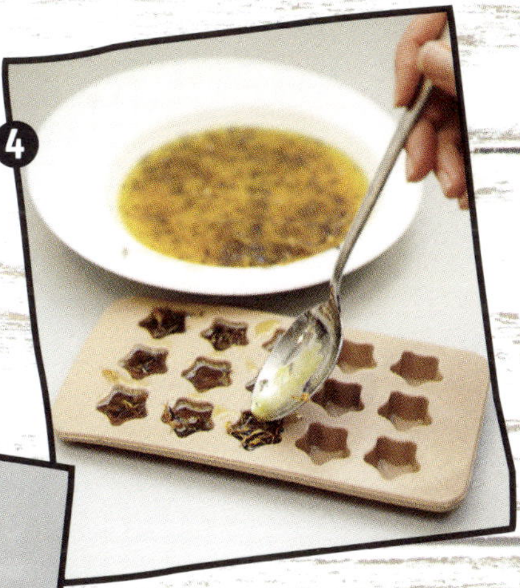

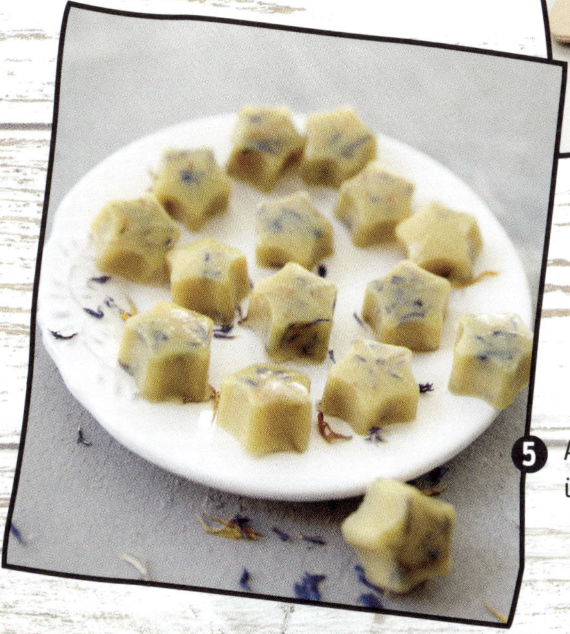

5 Aus der Form lösen und über Nacht ruhen lassen.

# Notizen

# Notizen

## Aha!

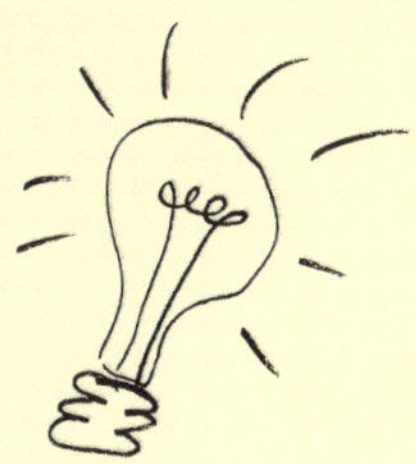

Schmerzen unsere Gelenke, kann das viele Ursachen haben. In der Regel unterscheidet man dabei zwischen Verschleiß und Entzündung. Kühlung kann dabei schon viel bewirken. Was du darüber hinaus machen kannst, verraten dir die Hacks 80 und 81. Unsere Knochen lieben zudem Kalzium, ein wichtiger Nährstoff für die Knochenbildung. Es steckt vor allem in tierischen Produkten wie Milch, Naturjoghurt und Hartkäse, aber auch in Gemüse wie Rucola, Spinat und Grünkohl. Auch wichtig für die Knochen: genügend Wasser! Dabei helfen dir die Hacks 101 und 222.

# Magen & Verdauung

83

Bei einem flauen Magen frischen Ingwer kauen oder in heißem Wasser aufkochen.

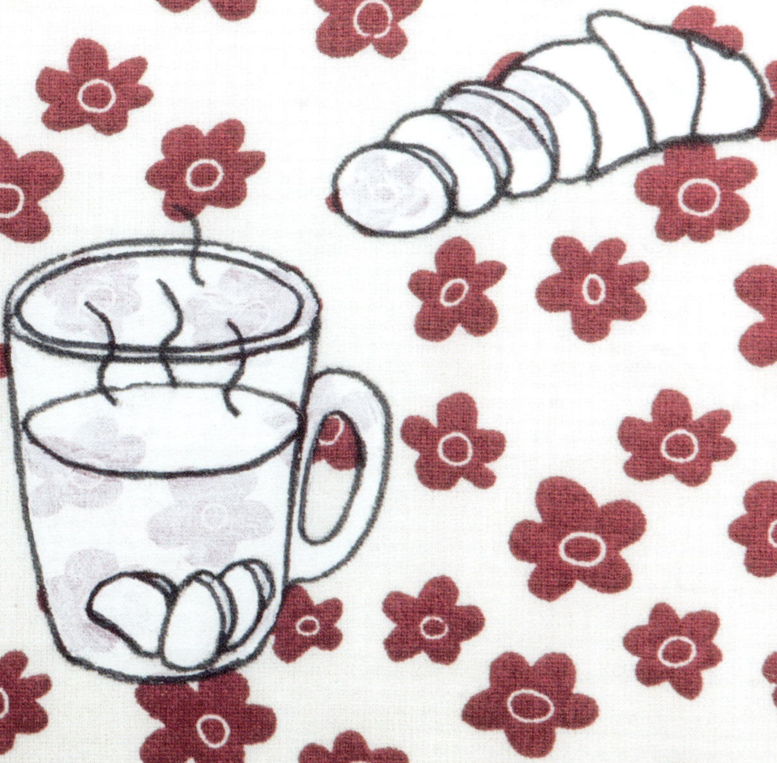

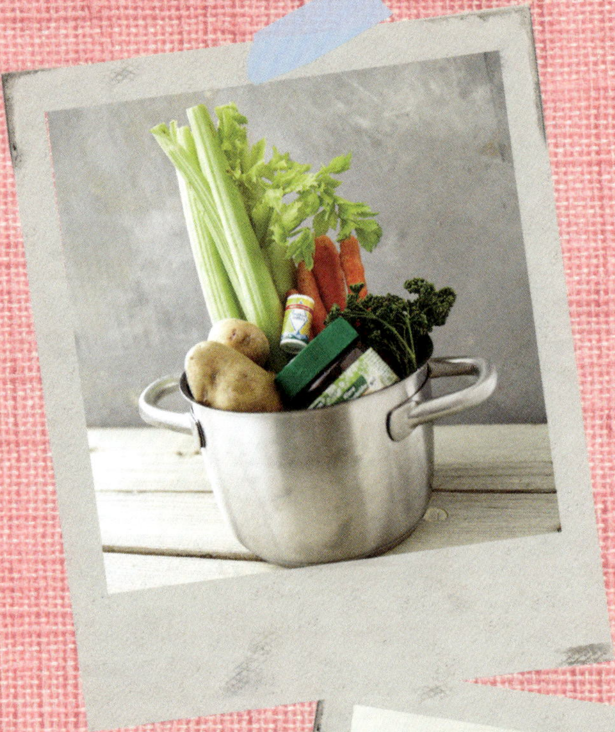

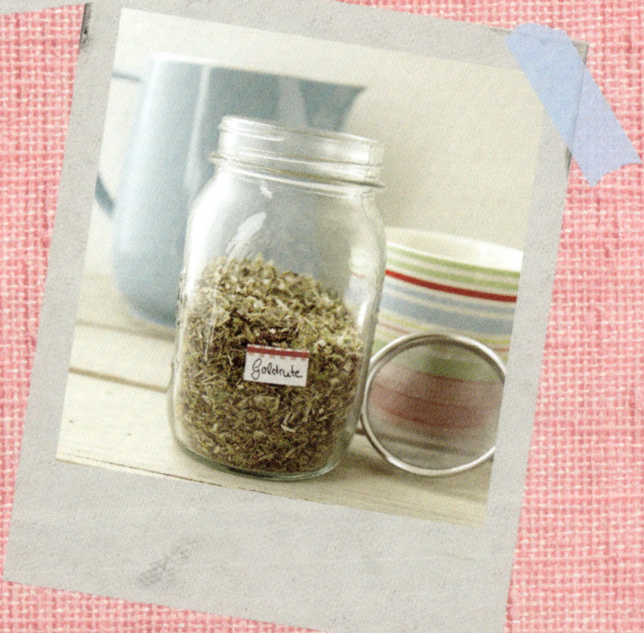
Goldrute

Bauchschmerzen, Übelkeit und Verdauungsprobleme können viele Gründe haben, zum Beispiel eine Nahrungsmittelvergiftung, eine Unverträglichkeit oder ein Reizmagen-Syndrom. Oft liegen uns aber auch Sorgen und Probleme „schwer im Magen", denn seelischer Ballast kann große Auswirkungen auf unseren Körper haben. Am Anfang können die nun folgenden Hausmittel-Hacks Linderung verschaffen. Treten die Beschwerden allerdings häufiger oder in besonderer Schwere auf, solltest du lieber zum Arzt gehen.

# 84 EINE DOSIS WÄRME

Bei leichten Bauchschmerzen hilft Wärme. Besonders wohltuend ist ein heißer Wickel. Dazu tränkst du ein Geschirrtuch in heißes Wasser und wickelst es um deinen Bauch. Darauf legst du ein trockenes Baumwolltuch. Zum Schluss ein wärmendes Wolltuch drumherum legen und 30 Minuten warten.

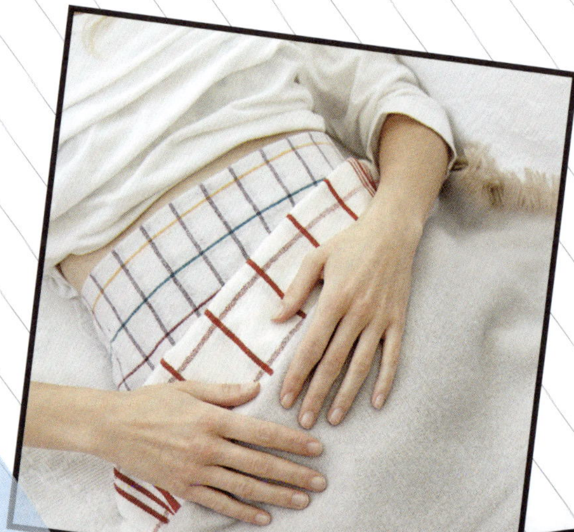

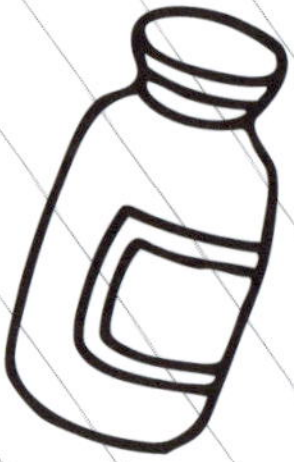

Werden die Beschwerden plötzlich stärker, kolikartig oder treten immer wieder auf, solltest du umgehend zum Arzt gehen, denn dahinter könnten ersthafte Erkrankungen stecken, wie eine Blinddarmentzündung.

# Frauenkraut

85



Für Frauen ist ein Kraut gewachsen, und zwar eines, das bei Menstruations- und Wechseljahresbeschwerden hilft: Frauenmantel. Für einen Tee übergießt du 1 EL frisches oder getrocknetes Kraut mit 250 ml kochendem Wasser. 8 Minuten ziehen lassen, abseihen und genießen.

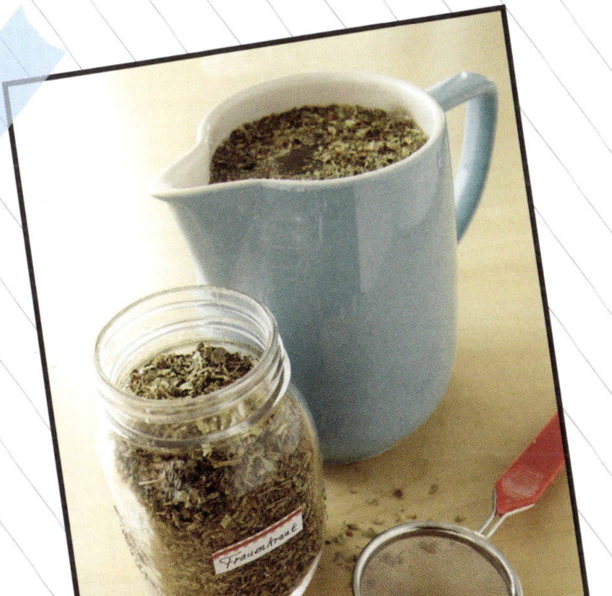


Gegen die Krämpfe hilft auch Bewegung, zum Beispiel ein Spaziergang an der frischen Luft.

# Kernige Angelegenheit 86

Aus Hack 84 weißt du bereits, wie wichtig Wärme bei Bauchschmerzen ist. Lege deswegen bei schmerzhaften Unterleibskrämpfen ein warmes Kirschkernkissen auf deinen Bauch oder ins Kreuz. So entspannst du nach und nach von innen her. Das Kissen kannst du ganz einfach selbst herstellen.

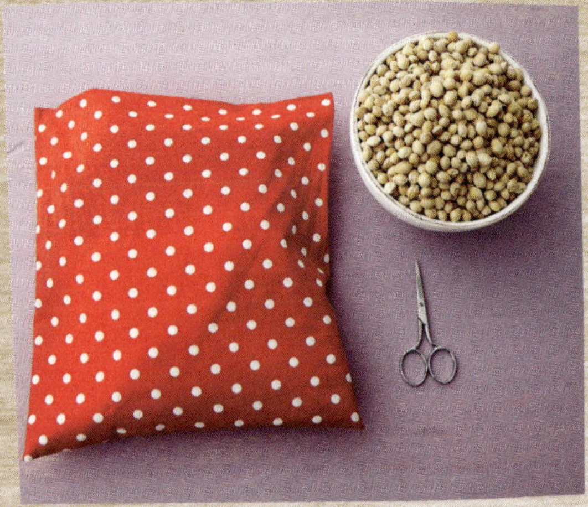

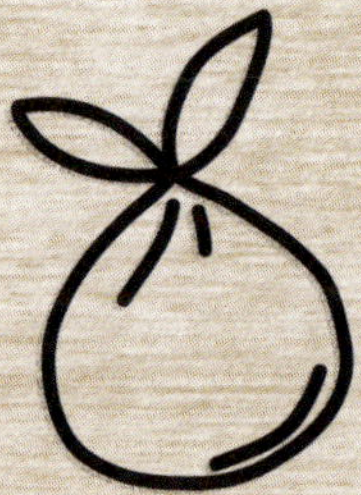

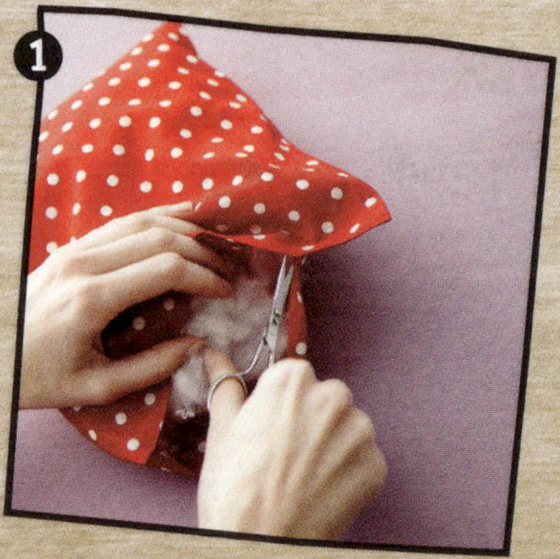

1 Einen alten Kissenbezug an der Naht bzw. am Reißverschluss öffnen und das Innenleben entfernen. Natürlich kannst du auch selbst ein Kissen nähen.

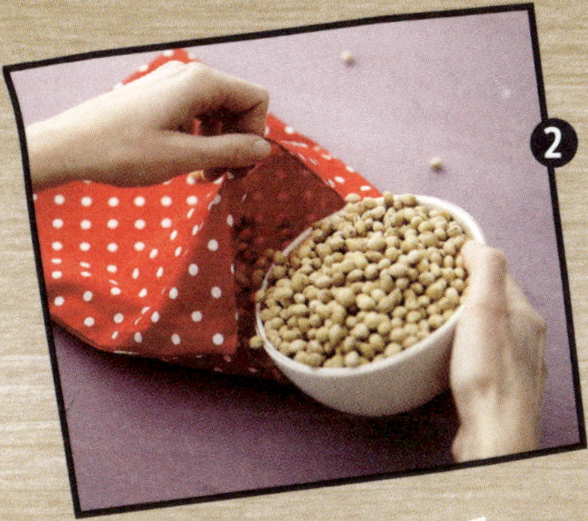

2 Mit Kirschkernen (aus der Apotheke, dem Reformhaus oder dem Internet) füllen.





Der Stoff des Kissens sollte aus Baumwolle, Nessel oder Leinen bestehen. Andere Textilien könnten beim Erwärmen anfangen zu schmoren.

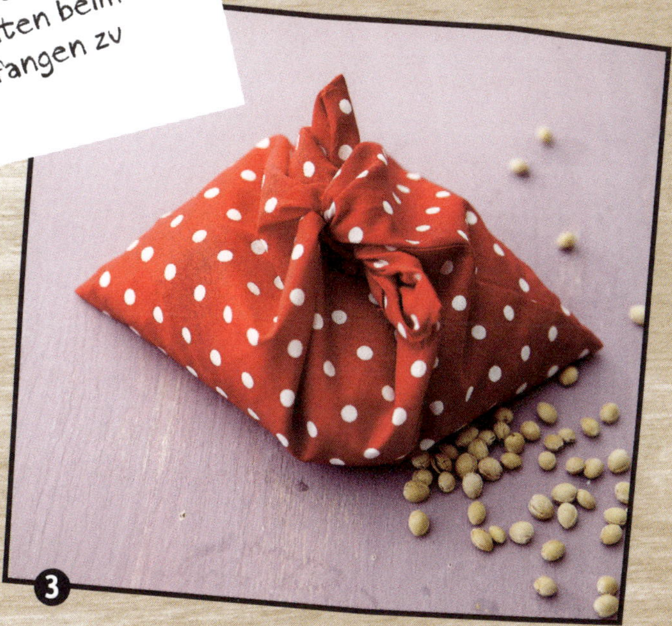

3 Kissen schließen, zunähen oder fest zuknoten. Danach im Backofen oder in der Mikrowelle erwärmen, auflegen und entspannen.

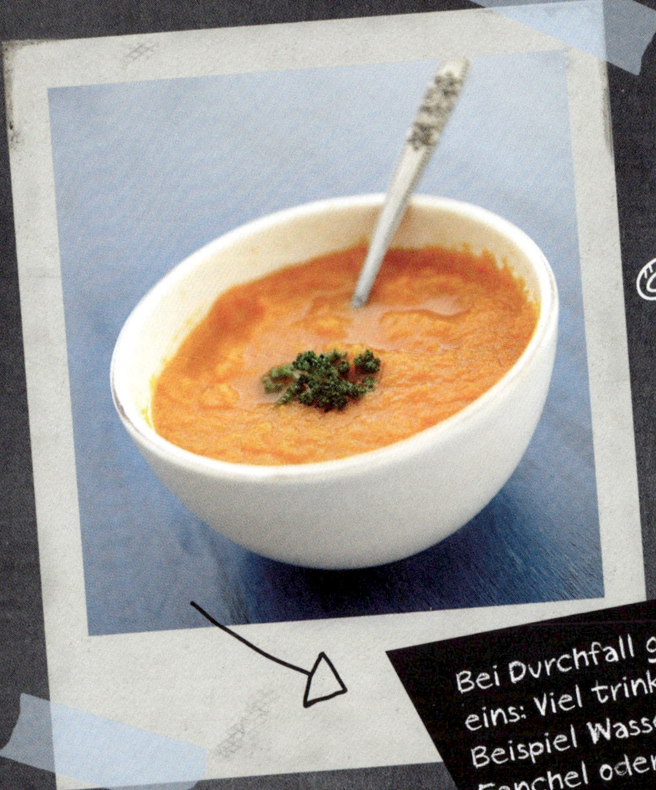

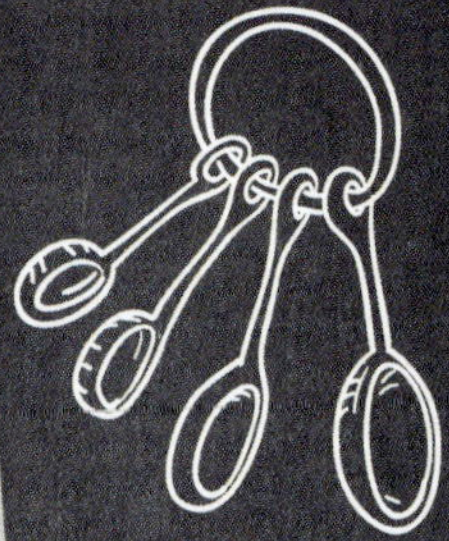

Bei Durchfall gilt vor allem eins: Viel trinken – zum Beispiel Wasser, Salbei-, Fenchel oder Kamillentee.

# 87 Magische Möhrchen

Bei Durchfall hilft diese Zaubersuppe: 500 g Karotten schälen und für eine Stunde in 1 l Wasser kochen. Abgießen, pürieren und mit 1 l Wasser aufkochen. Nach Geschmack salzen. Nun kannst du die Suppe mehrfach täglich in kleinen Mengen löffeln. Auch einen geriebenen Apfel kannst du gut bei Durchfall zu dir nehmen.

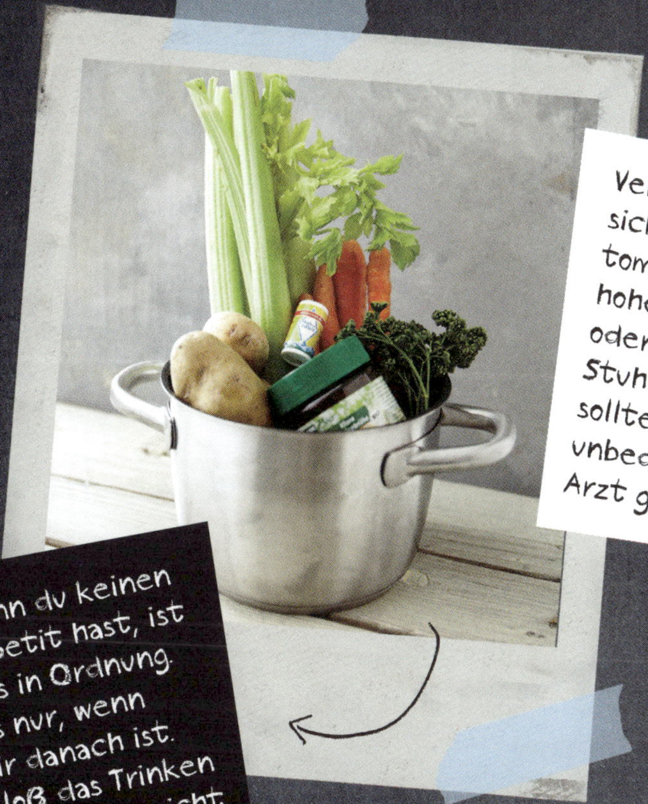

Verschlechtern sich die Symptome, kommen hohes Fieber oder Blut im Stuhl hinzu, solltest du unbedingt zum Arzt gehen.

Wenn du keinen Appetit hast, ist das in Ordnung. Iss nur, wenn dir danach ist. Bloß das Trinken solltest du nicht vergessen.

88

# Nährstoff-Booster

Wenn dich der Doppelpack aus Durchfall und Erbrechen erwischt hat, solltest du viel Flüssigkeit zu dir nehmen und den Magen schonen. Mit einer Gemüsesuppe erreichst du beides und versorgst deinen Körper gleichzeitig mit vielen gesunden Nährstoffen. Am besten ist ein Mix aus Gemüsebrühe, Sellerie, Kartoffeln und Möhren, leicht gewürzt mit Salz und Petersilie.

# SODBRENNEN-STOPP

89

Kartoffelsaft ist ein natürliches Heilmittel erster Klasse und hat sich im Kampf gegen Sodbrennen mehr als bewährt. Wichtig ist, dass nur Bio-Kartoffeln verwendet werden, die vollständig entkeimt, nicht grün oder schimmelig sind.

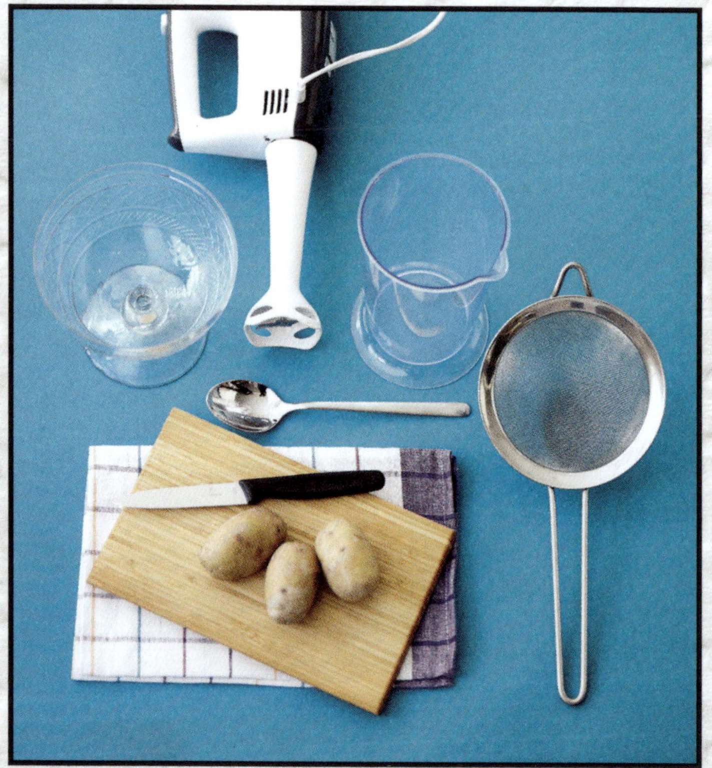

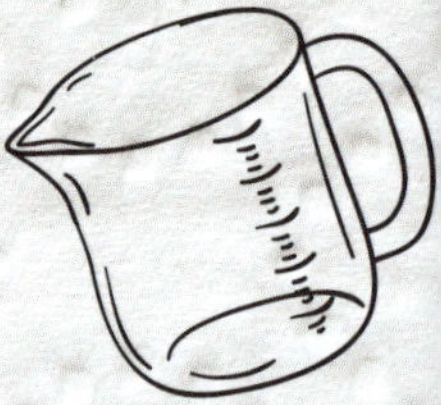

1 Kartoffeln gründlich säubern, nicht schälen. Klein schneiden und in einen hohen Topf geben. Anschließend pürieren

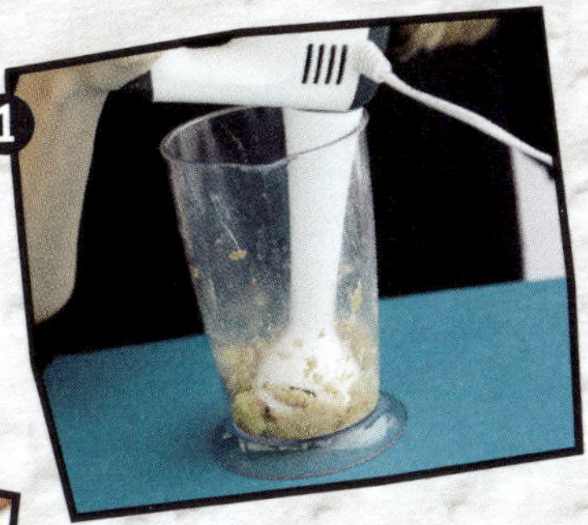

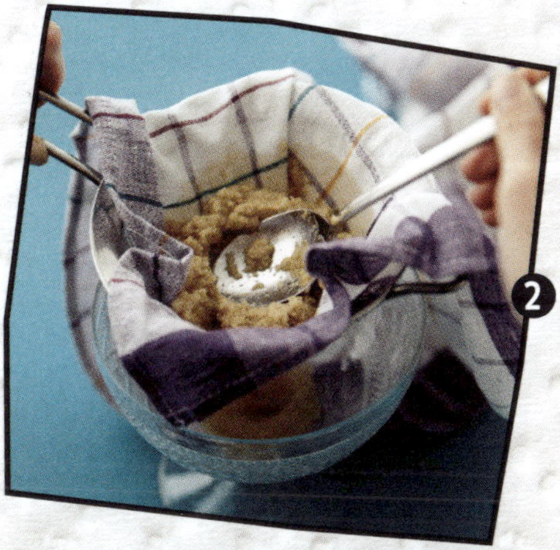

2 Danach ein Sieb auf einen Topf oder eine Schüssel stellen, Geschirrtuch hineinlegen und den Kartoffelbrei ins Tuch geben. Mit einem Esslöffel den Saft durchs Tuch pressen.

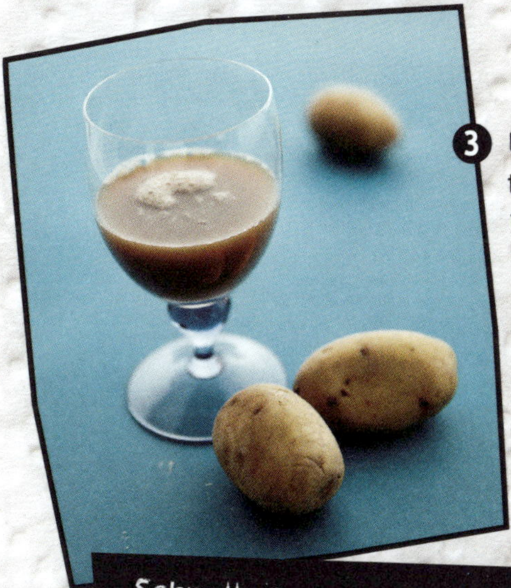

3 Über ein paar Wochen hinweg dreimal täglich 5 ml bzw. vorm Schlafengehen 10 ml Saft einnehmen.

Schnelle Linderung bringen auch 2 EL Haferflocken. Ohne Flüssigkeit essen und gut kauen. Pur schmecken sie zwar nicht, binden aber die Magensäure.

# Von wegen Flohzirkus

90





Flohsamenschalen helfen dabei, eine beanspruchte Darmflora wieder ins Lot zu bringen. Zudem schützen sie vor weiteren Schädigungen. Einfach jeden Morgen 2–3 TL in ein Glas Wasser einrühren und sofort trinken. Danach unbedingt ein weiteres Glas Wasser zu dir nehmen.

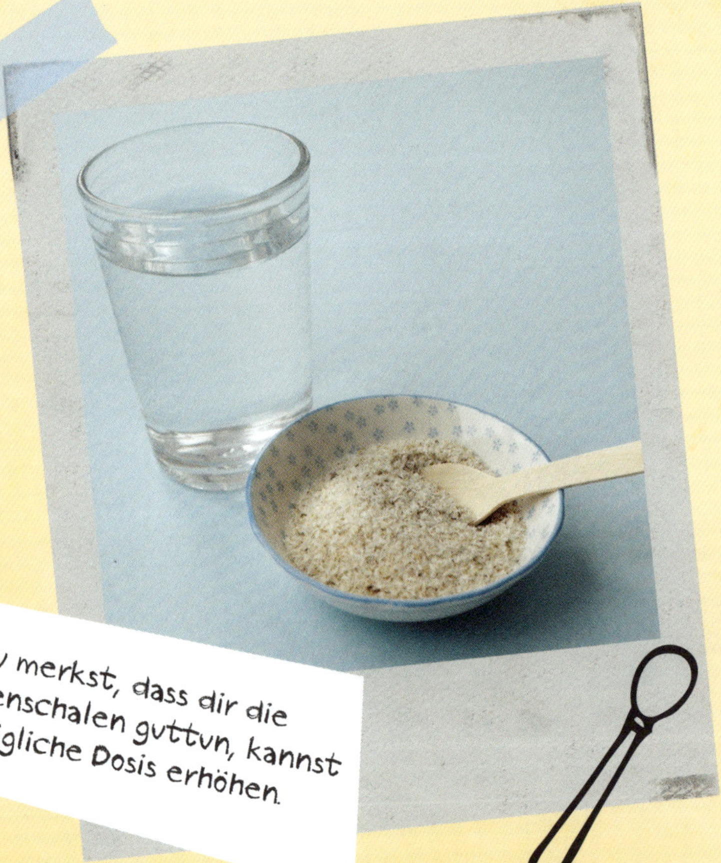

Wenn du merkst, dass dir die Flohsamenschalen guttun, kannst du die tägliche Dosis erhöhen.

# NIERENBALSAM

## 91

Wer anfällig für Nierenprobleme ist, sollte Goldrutentee trinken. Dafür 1 TL des Krauts mit 150 ml heißem Wasser übergießen und 20 Minuten ziehen lassen. Danach abseihen und trinken, am besten täglich 3 Tassen jeweils zwischen den Mahlzeiten.

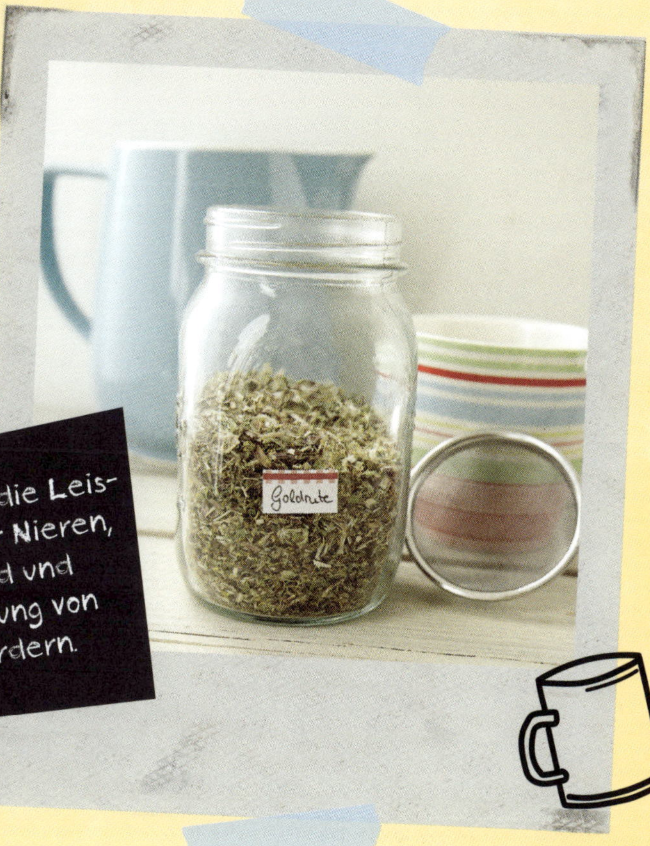


Goldrute steigert die Leistungsfähigkeit der Nieren, wirkt harntreibend und kann die Austreibung von Nierensteinen fördern.

# 92 SCHLUCKAUF-EINMALEINS

Einmal da, kann er ganz schön hartnäckig sein: der Schluckauf. Alles, was dich nun zum Verändern deines Atemrhythmus bringt, hilft. Besonders bewährt haben sich folgende Tricks:

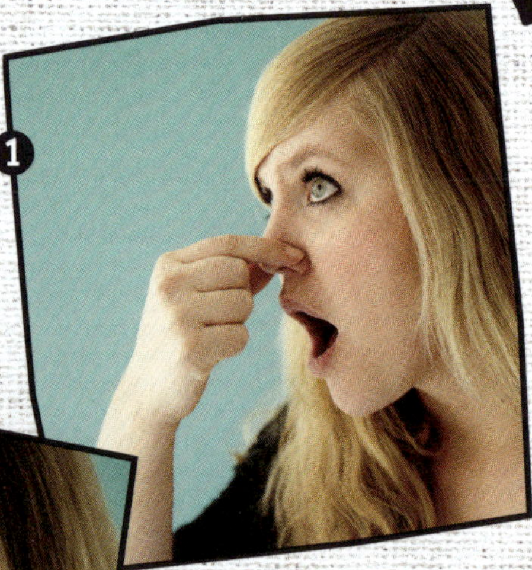

1 Luft so lange wie möglich anhalten.

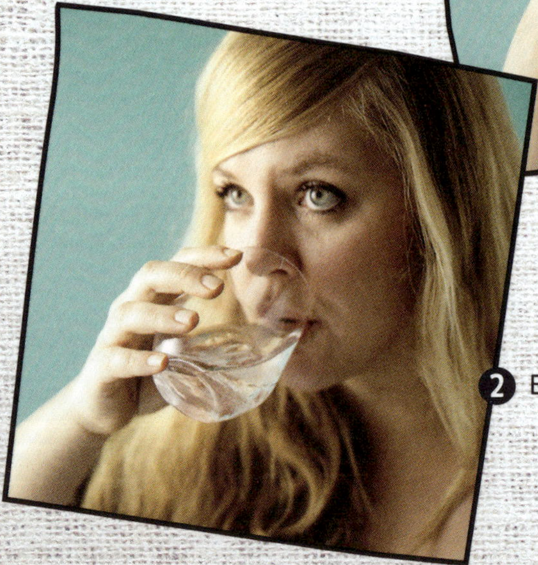

2 Eiswasser trinken.

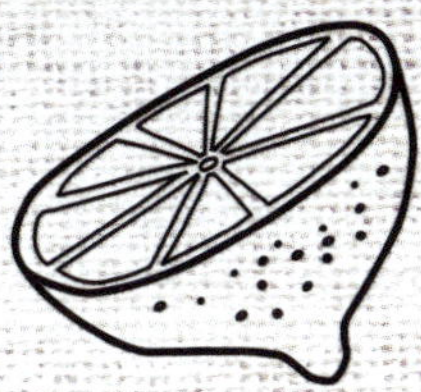

3 Den Saft einer Zitrone in ein Glas kaltes Wasser gießen und trinken.

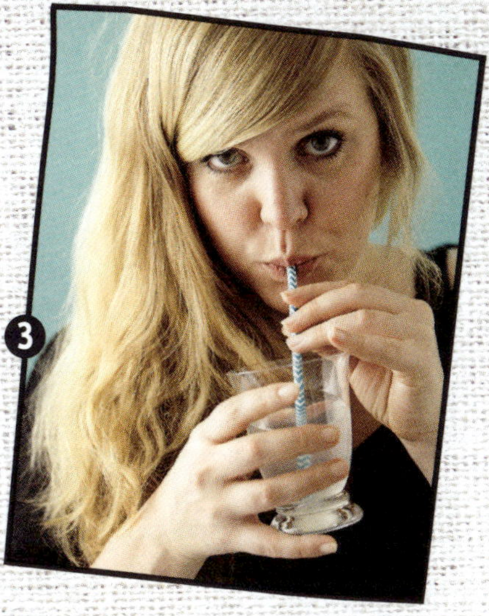

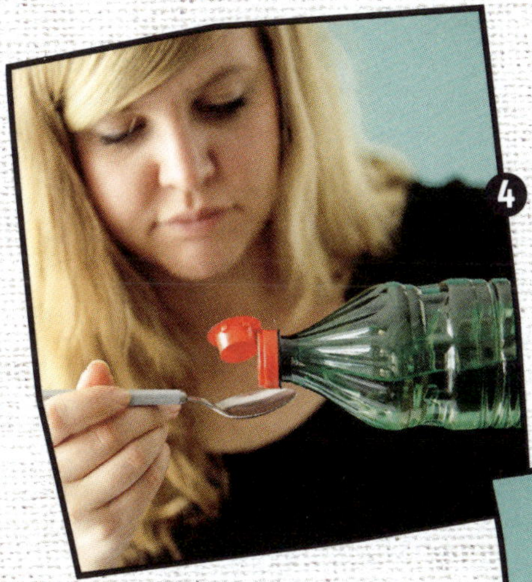

4 1 TL Essig schlucken oder – für zartere Gemüter – mit 200 ml Wasser verdünnen und in kleinen Schlucken trinken.

5 Mit den Fingern einen leichten Druck auf die geschlossenen Augen ausüben.

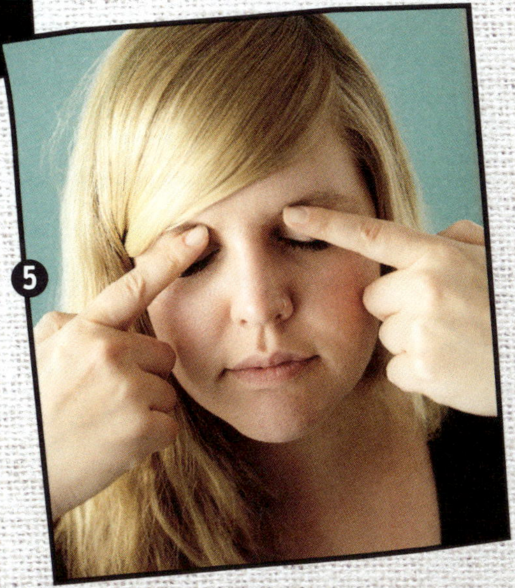

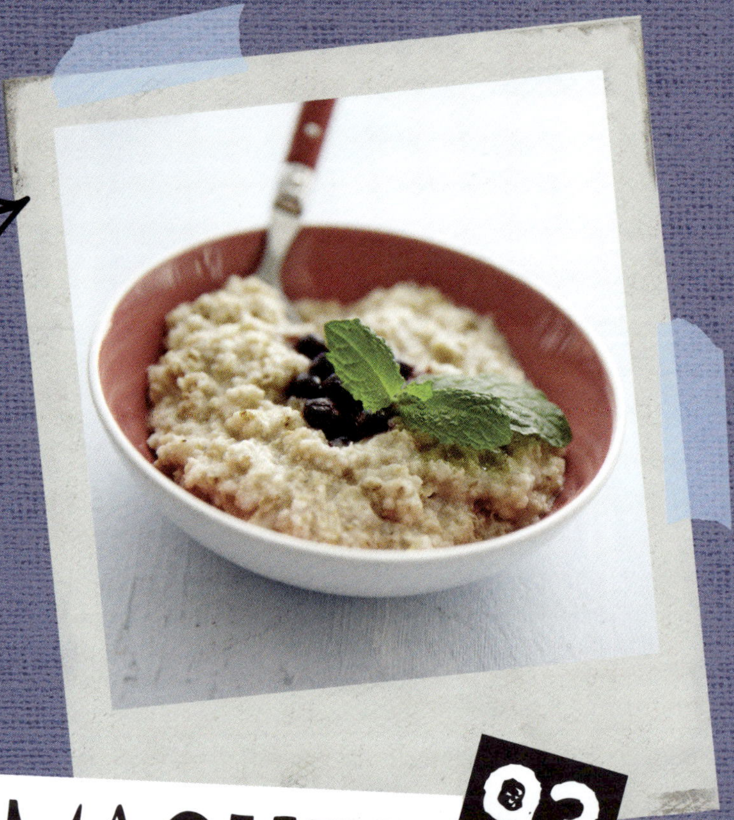

# FITMACHER 93

Wenn Magen und Darm aus dem Gleichgewicht geraten sind, hilft eine Haferbrei-Kur. Ersetze am besten eine Woche lang dein Frühstück durch einen Brei aus 4 EL feinen Haferflocken, einer Prise Salz und 2 Tassen Wasser. Mischung unter Rühren zum Kochen bringen und 10 Minuten ziehen lassen. Nach der Kur kannst du den Brei nach Geschmack süßen und würzen, zum Beispiel mit etwas Zucker und Zimt oder Früchten.

Die im Getreide enthaltenen Ballaststoffe regulieren die Verdauung und schützen den Magen.

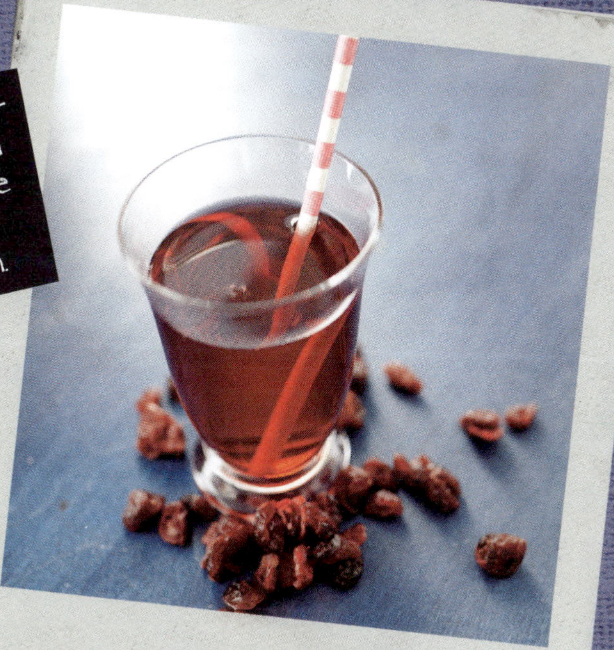

Lege eine Wärmflasche zwischen deine Beine. Die Wärme lindert die Schmerzen.

# BEEREN FÜR DIE BLASE

94

Eine Blasenentzündung ist für viele Frauen nichts Ungewöhnliches, aber äußerst unangenehm. Meist muss sie mit Antibiotika behandelt werden, doch du kannst den Heilungsprozess unterstützen, indem du begleitend dazu Johannisbeer- oder Cranberrysaft trinkst. Die Wirkstoffe in den Beeren verhindern, dass sich die Bakterien im Blasenbereich festsetzen können.

Bei einer Blasenentzündung noch wichtiger als sonst: viel trinken! Denn nur so können alle Keime aus dem Körper gespült werden.

# Nichts als heiße Luft

95

Bei Völlegefühl und einem aufgeblähten Bauch wirkt ein Tee aus verschiedenen Samen wohltuend und beruhigend.

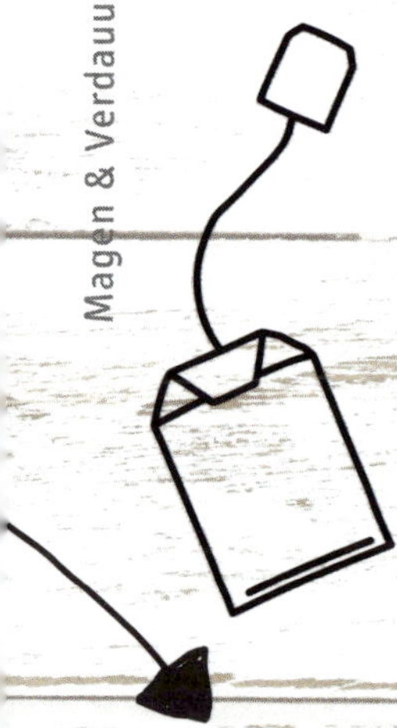

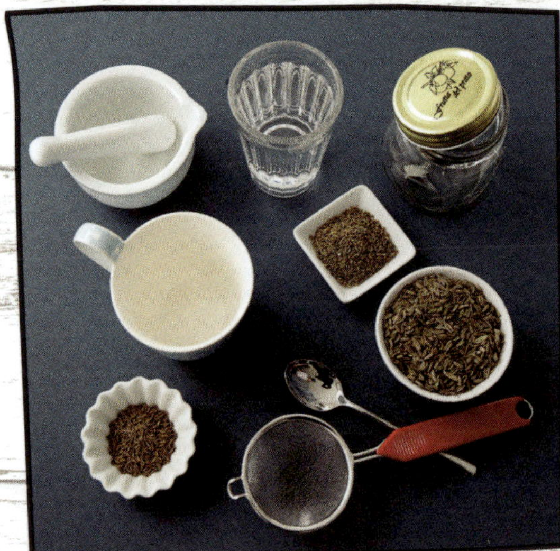

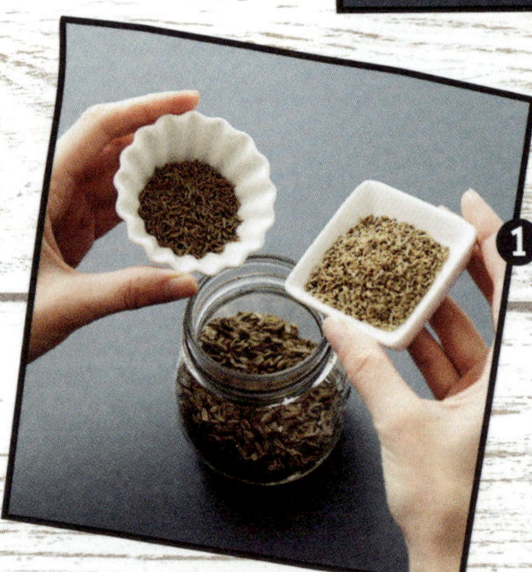

1 50 g Fenchelsamen, 15 g Anissamen und 8 g Kümmelsamen mixen und in einem Glas lagern.

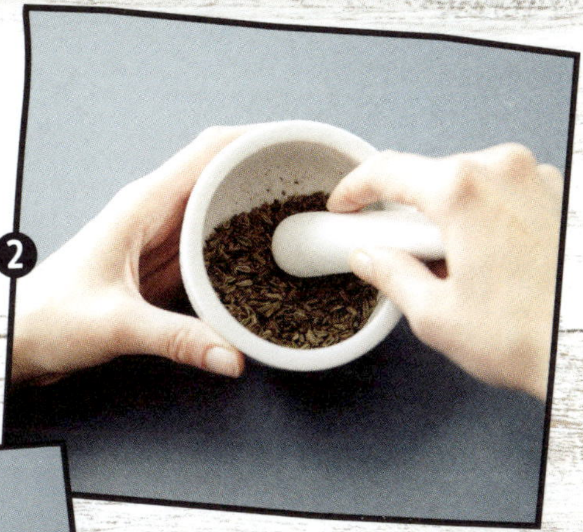

2 Bei Bedarf 4 TL entnehmen und im Mörser grob zerstoßen.

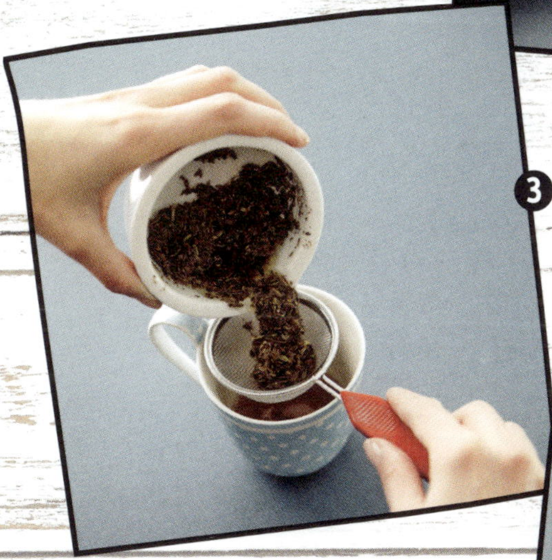

3 Mit heißem Wasser überbrühen. 8 Minuten ziehen lassen und durch ein Sieb abseihen.

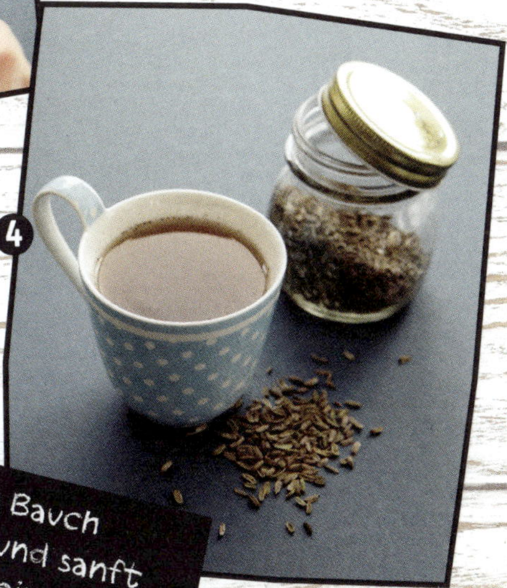

4 Viermal täglich in kleinen Schlucken trinken

Zusätzlich kannst du deinen Bauch massieren, und zwar langsam und sanft mit kreisenden Bewegungen, einmal mit, einmal gegen den Uhrzeigersinn.

# 96 Verdauungs-smoothie

Getrocknete Pflaumen erhöhen das Stuhlvolumen und regen den Darm natürlich an. Für einen Smoothie weichst du ein paar über Nacht in Wasser ein. Am nächsten Tag pürierst du den Mix und trinkst den Pflaumen-Smoothie zum Frühstück.

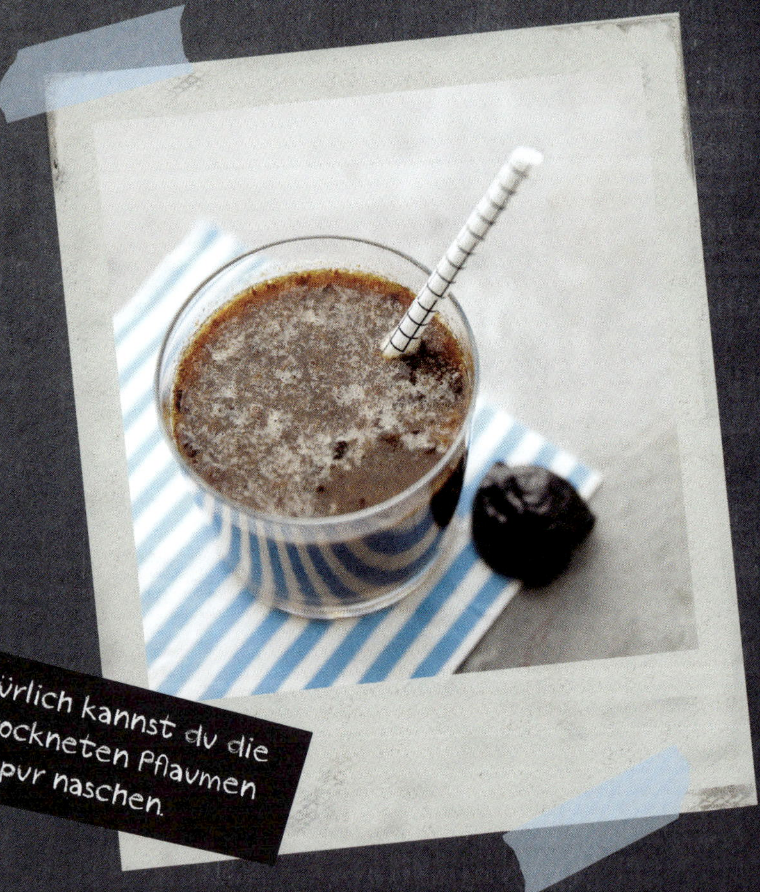

Natürlich kannst du die getrockneten Pflaumen auch pur naschen.

# REIZMAGEN 97

Als Soforthilfe bei Reizmagen eignet sich Heilerde. Einfach 1 TL in 250 ml Wasser einrühren und trinken.

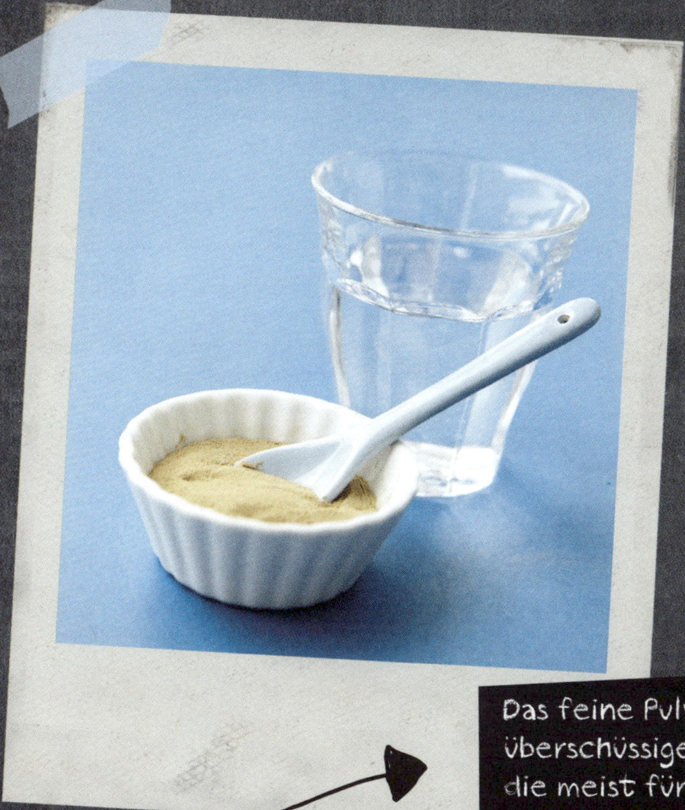

Das feine Pulver bindet überschüssige Magensäure, die meist für die Reizung verantwortlich ist.

# Notizen

## Aha!

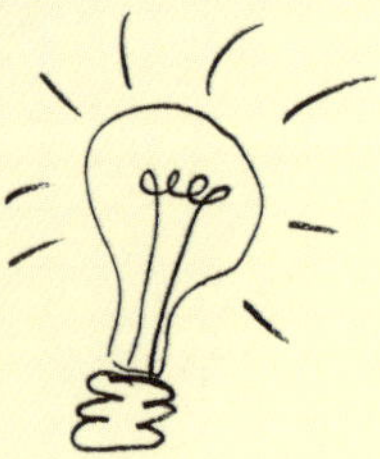

Ein Schnäpschen ist gut für die Verdauung? Von wegen. Der Alkohol betäubt und schwächt das Völlegefühl nur ab – schneller verdaut wird dadurch nicht. In größeren Mengen behindert Schnaps sogar die Verdauung. Besser ist da ein heißer Kräutertee, zum Beispiel aus Pfefferminze oder Kamille, oder ein Spaziergang. Zudem sind ballaststoffreiche Lebensmittel gut für die Verdauung, denn sie regen die Darmtätigkeit an. Sie stecken in Vollkornprodukten, Kartoffeln, Gemüse, Hülsenfrüchten und Obst. Was deinem Darm sonst noch guttut, verraten dir die Hacks 90, 93 und 96.

# Notizen

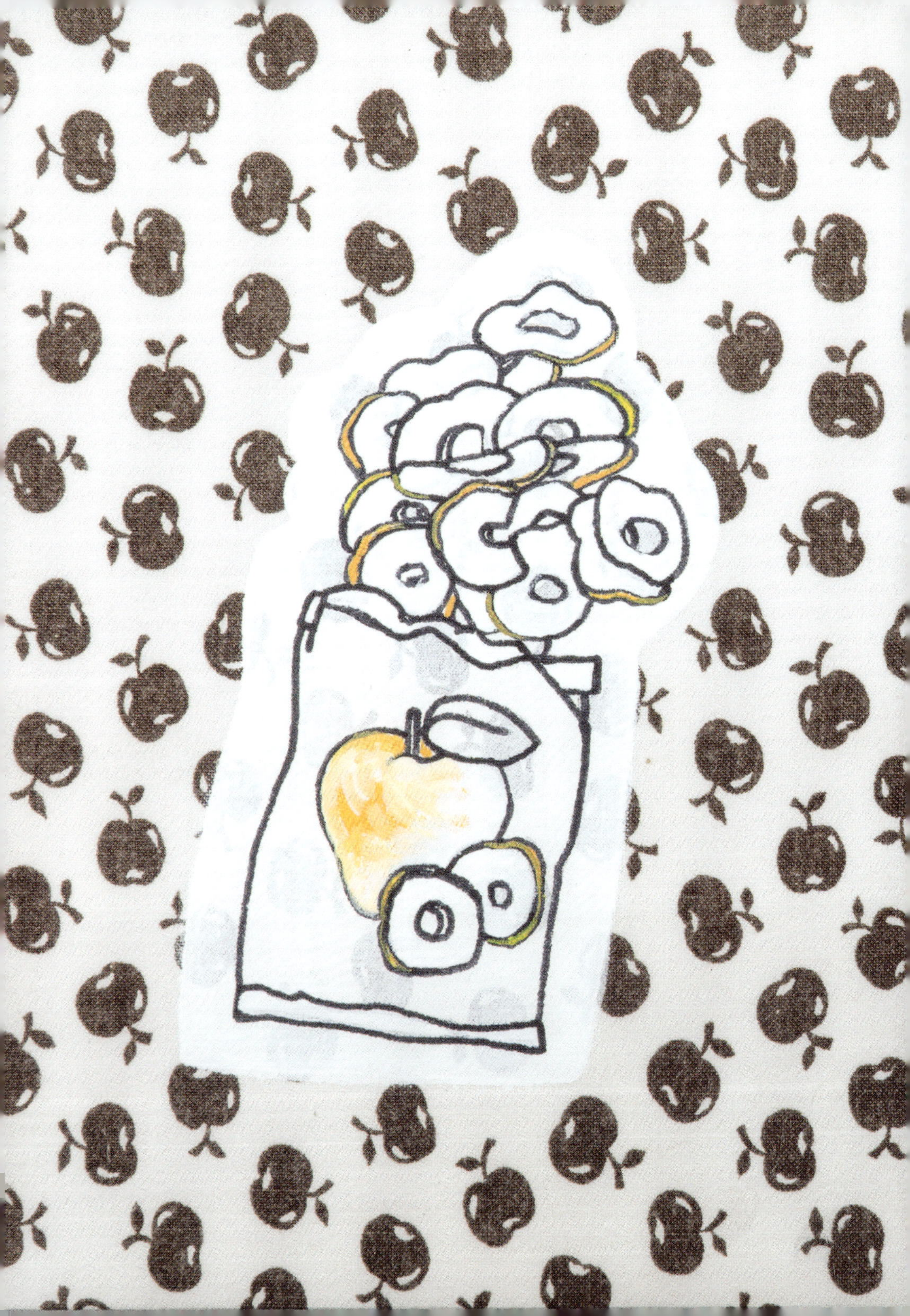

# Streß, Kreislauf & Schlaf

Schon 75g getrocknete Apfelscheiben täglich schaffen es, deinen LDL-Cholesterinwert um bis zu 23% zu senken.

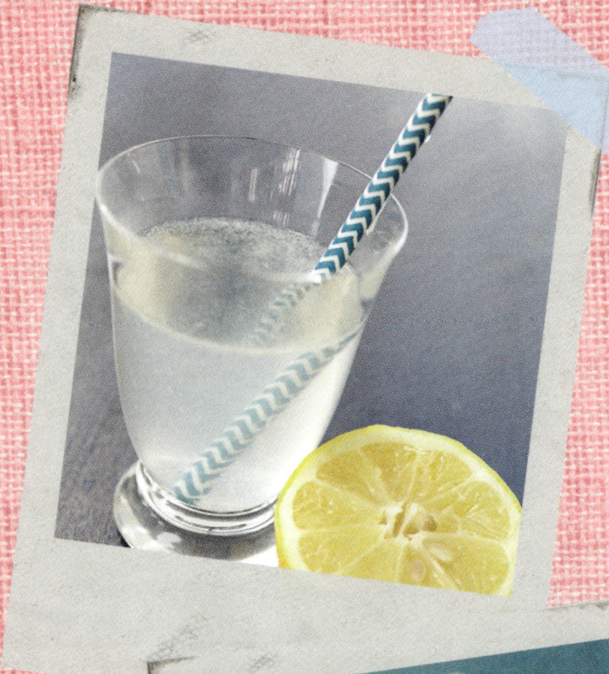

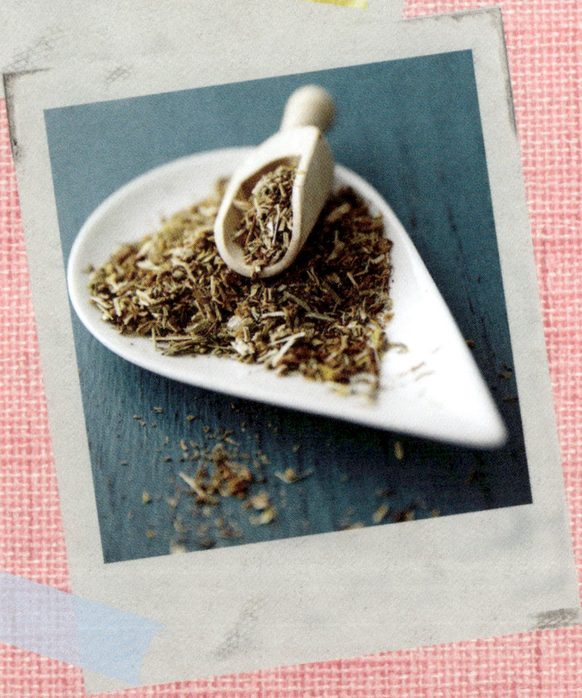

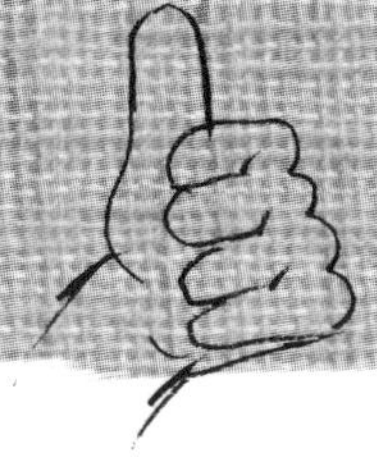

Schwindel-Attacken, Müdigkeit, zu hoher oder zu niedriger Blutdruck – diese Kreislauf-Probleme kennen viele. Doch zum Glück gibt es jede Menge Lifehacks, mit denen du wieder fit und munter in den Tag starten kannst. Und auch für viele andere Wehwehchen findest du hier eine Lösung – seien es Kopfschmerzen, schlechte Laune, Schlafprobleme oder einfach nur ein Schnaps-Kater.

# Kreislauf-Kick 99



Gegen Kreislaufprobleme wie Schwarzwerden vor den Augen oder Schwindel hilft Salz, zum Beispiel eine heiße Tasse Brühe oder eine Salzbrezel. Am besten startest du schon mit einem gesalzenen Butterbrot oder einer Laugenbrezel in den Tag.

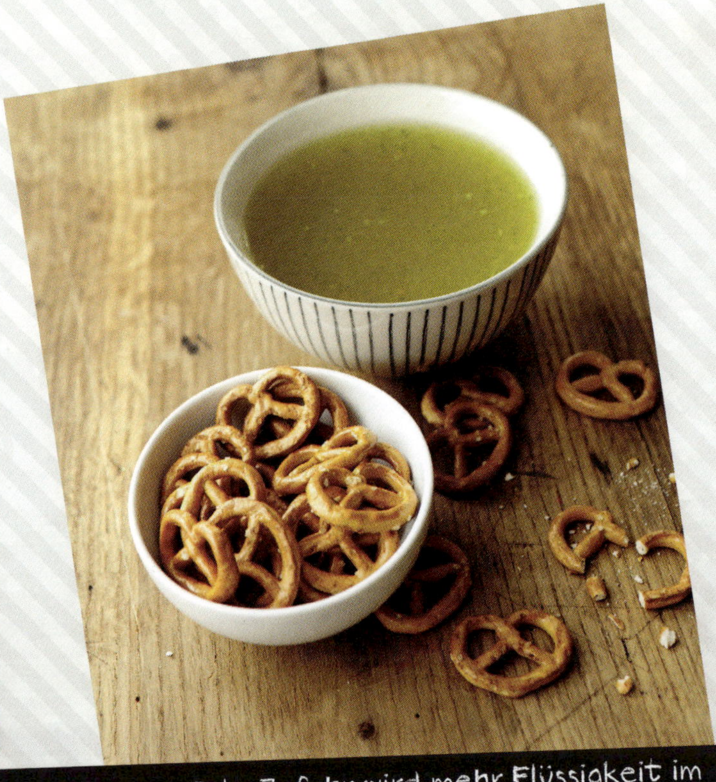

Durch die erhöhte Salz-Zufuhr wird mehr Flüssigkeit im Körper gebunden, wodurch der Blutdruck steigt.

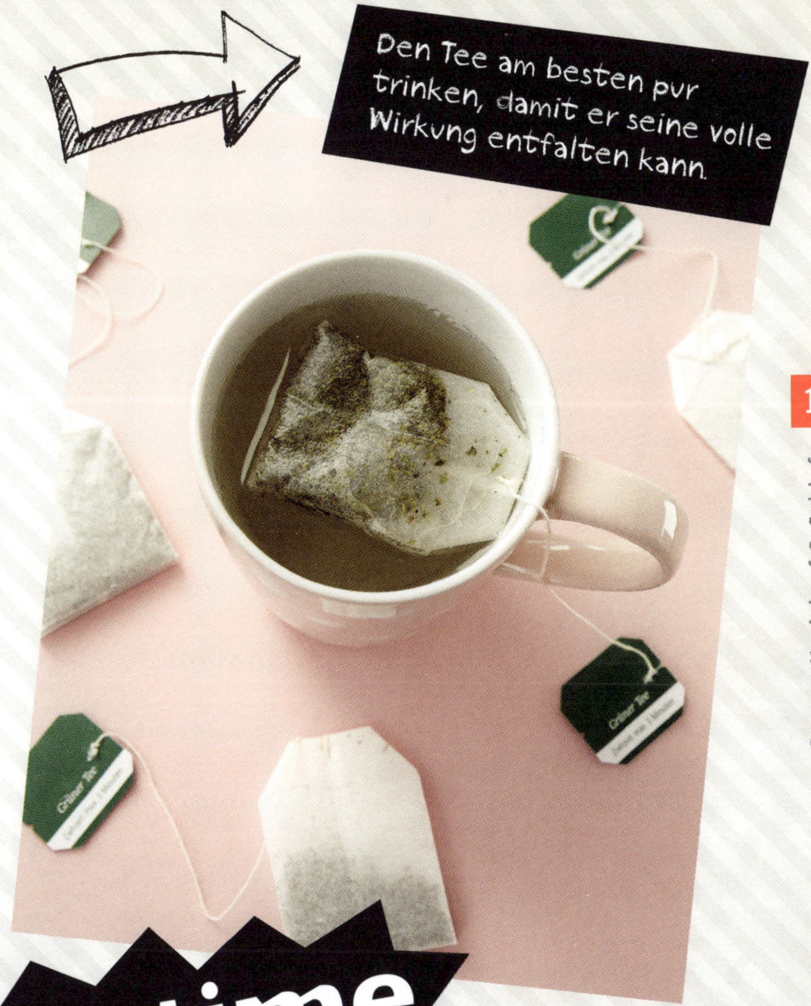
Den Tee am besten pur trinken, damit er seine volle Wirkung entfalten kann.

# Teatime 100

Wer an hohem Blutdruck leidet, der sollte sich dreimal täglich ein Tässchen Grüntee gönnen, denn damit wird der Blutdruck ganz natürlich gesenkt. Nimmst du bereits blutdrucksenkende Medikamente, solltest du allerdings vorher mit deinem Arzt über eine geeignete Therapie sprechen.

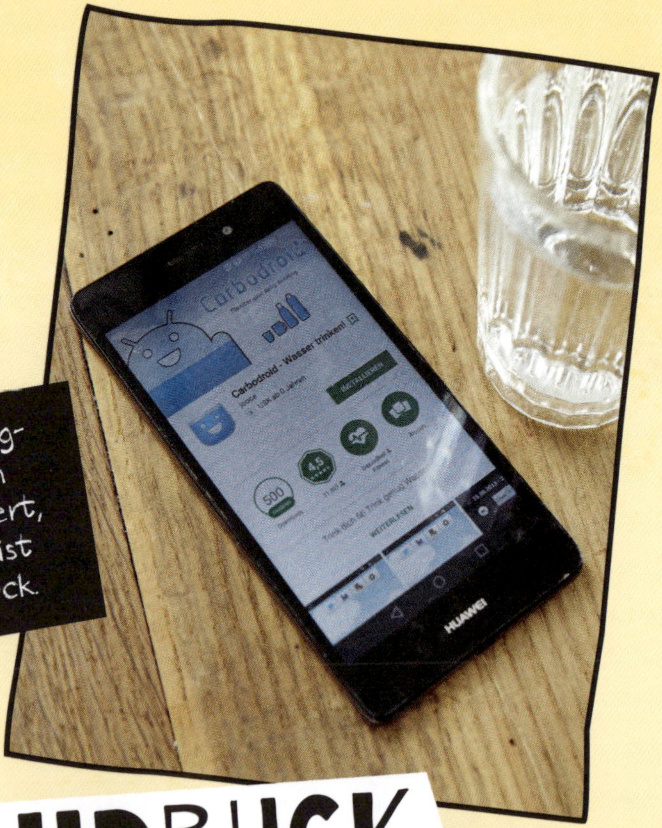


Je mehr Flüssigkeit in deinen Adern zirkuliert, desto höher ist dein Blutdruck.

# BLUDRUCK-BOOSTER PER APP 101

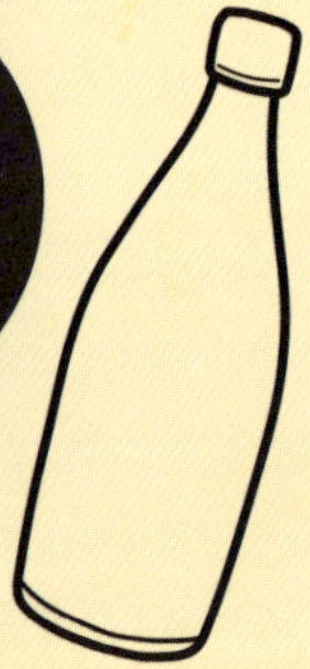

Wenn du an niedrigem Blutdruck leidest, solltest du unbedingt genügend trinken. Mit einer Trink-App kannst du deinen Wasser-Konsum spielerisch überwachen. Einfach auf dem Smartphone installieren – und Prost!

# Schlaganfall-Risiko wegknabbern

# 102





Schon mit einer Portion kaliumreichen Essens pro Tag kannst du dein Schlaganfallrisiko um die Hälfte senken. Am besten eignet sich dazu eine Handvoll Nüsse, zum Beispiel Studentenfutter.

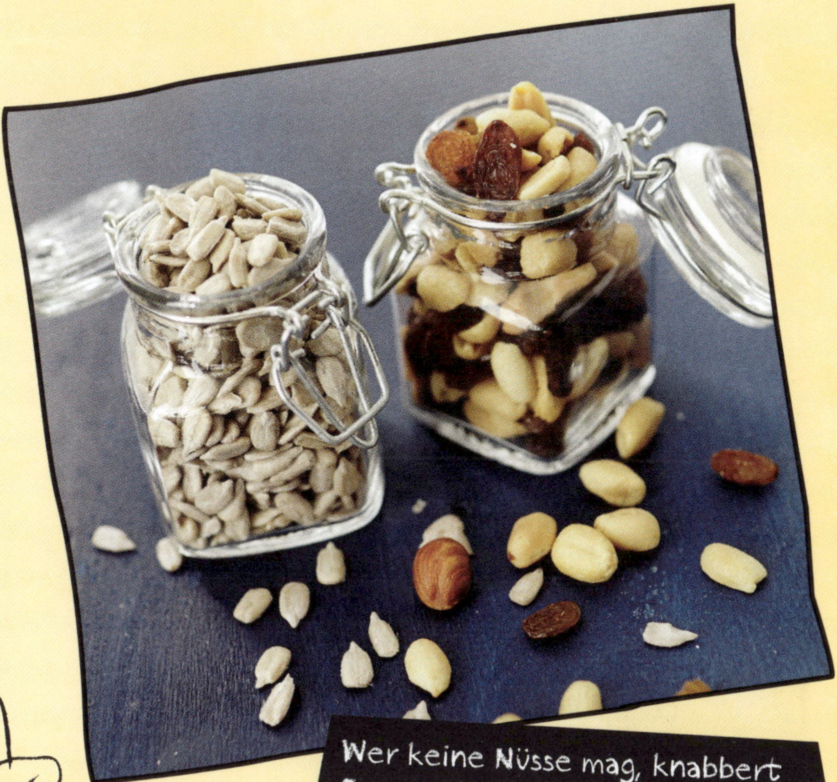

Wer keine Nüsse mag, knabbert Sonnenblumenkerne.

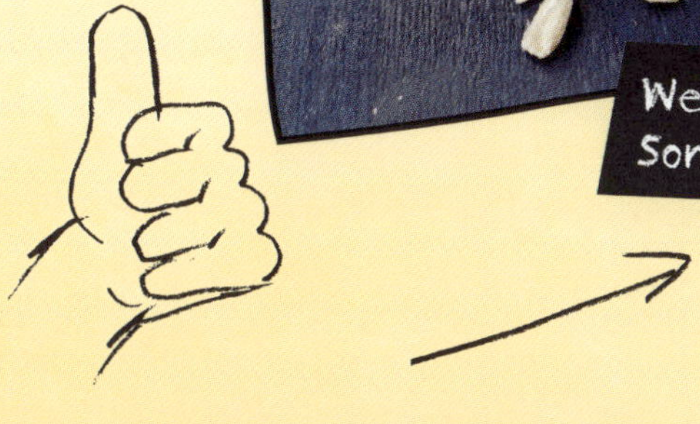

# Cool bleiben 103!



Wenn dir die Hitze im Sommer zu schaffen macht, kannst du zur Abkühlung immer mal wieder kaltes Wasser über die Innenseiten deiner Handgelenke laufen lassen. Das stärkt den Kreislauf.

Ebenso wohltuend ist ein kaltes Fußbad.

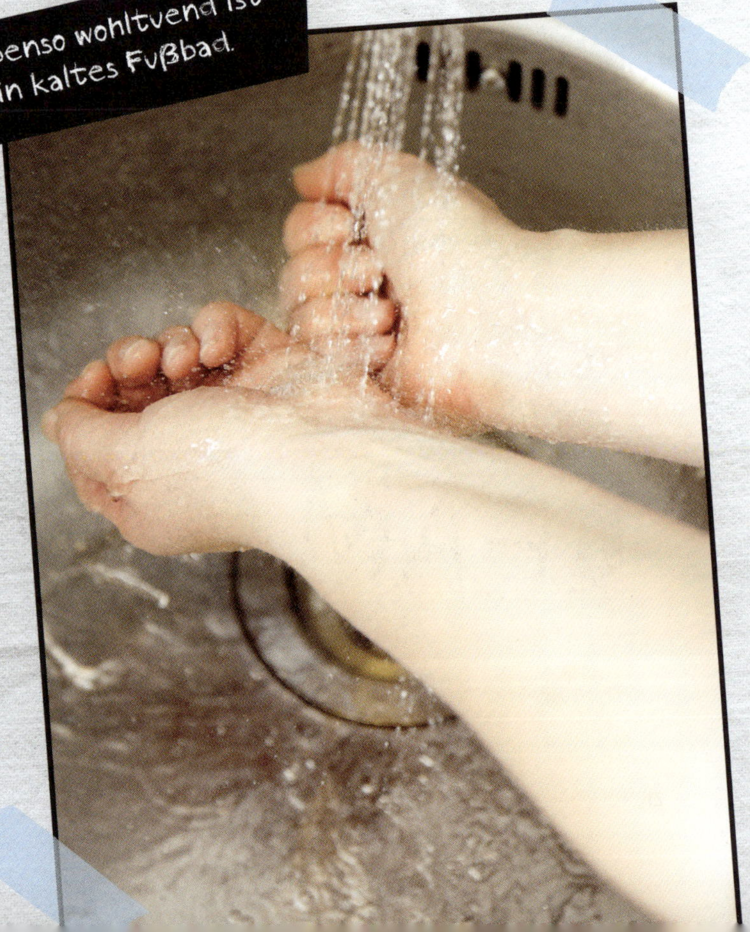

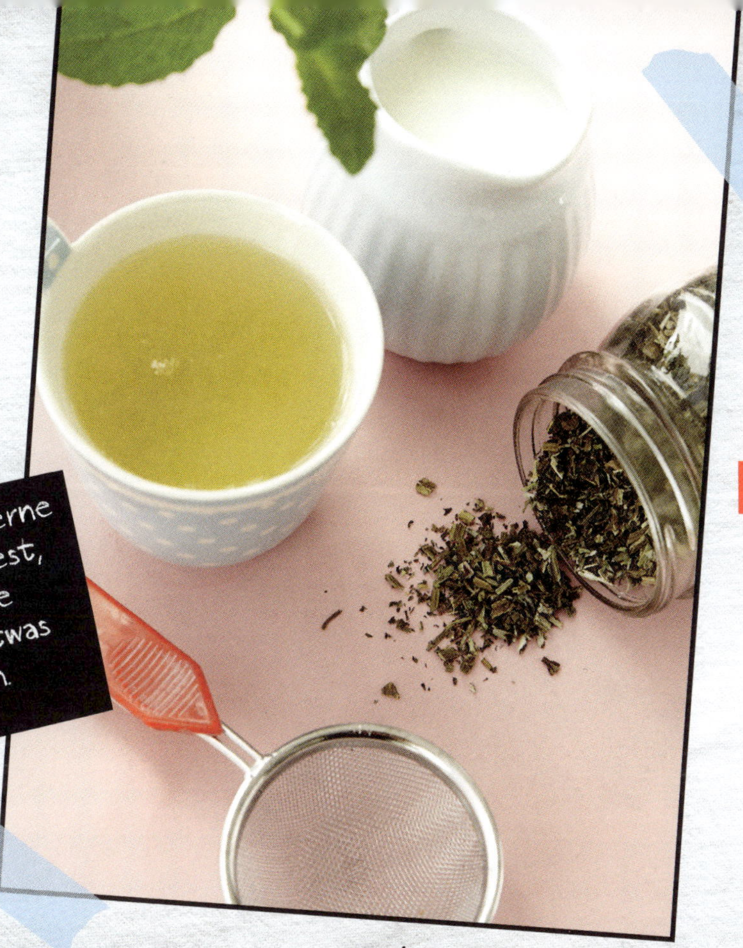

Wenn du es gerne süßer möchtest, kannst du die Milch mit etwas Honig süßen.

# DREAM-TEAM 104

Gegen Kreislaufbeschwerden hilft die Power-Kombi aus Minze und Milch. Für einen leckeren, heißen Drink lässt du 1 TL getrocknete Minzblätter rund 5 Minuten in einer Tasse aufgekochter Milch ziehen, danach abseihen und trinken.

# DIY-MASSAGE 105

Mit einer Bürstenmassage bringst du deinen ganzen Organismus in Schwung. Am besten dreimal wöchentlich morgens mit einer weichen Bürste kreisförmig über die trockene Haut streichen. Dabei an den Knöcheln beginnen und weiter in Richtung Herz bürsten. Danach duschen und eincremen.

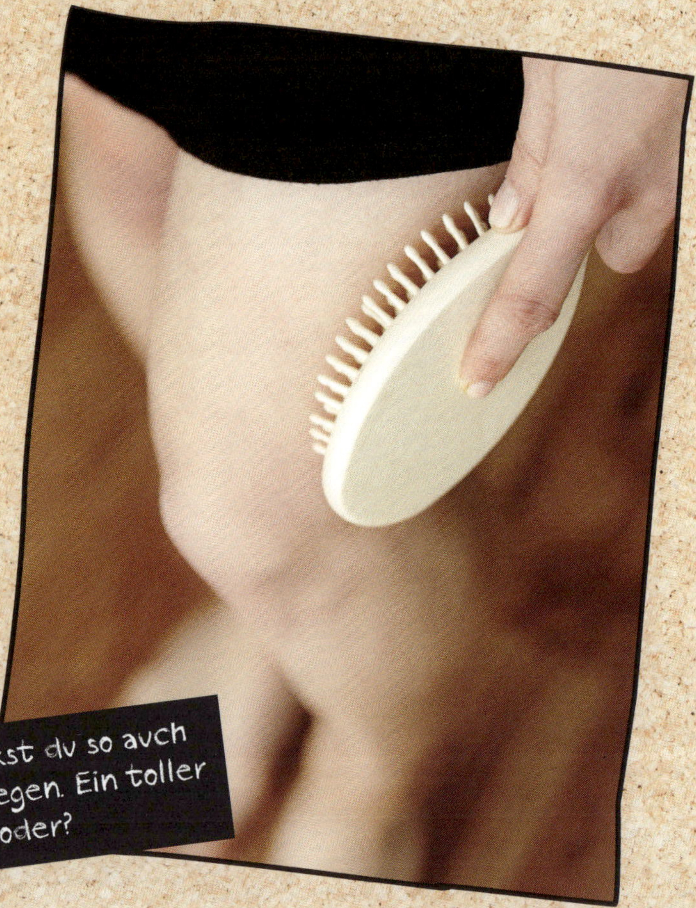

Langfristig wirkst du so auch Cellulitis entgegen. Ein toller Nebeneffekt, oder?

# ENERGY-DRINK 106

Für einen guten Start in den Tag: Trinke jeden Morgen als erstes ein großes Glas warmes Wasser mit dem Saft von ½ Zitrone. So startest du mit jeder Menge Power in den neuen Tag, denn die über Nacht geleerten Flüssigkeitstanks werden aufgefüllt und der Körper mit Kalzium, Kalium, Vitamin C und Co. versorgt – besser geht's nicht.





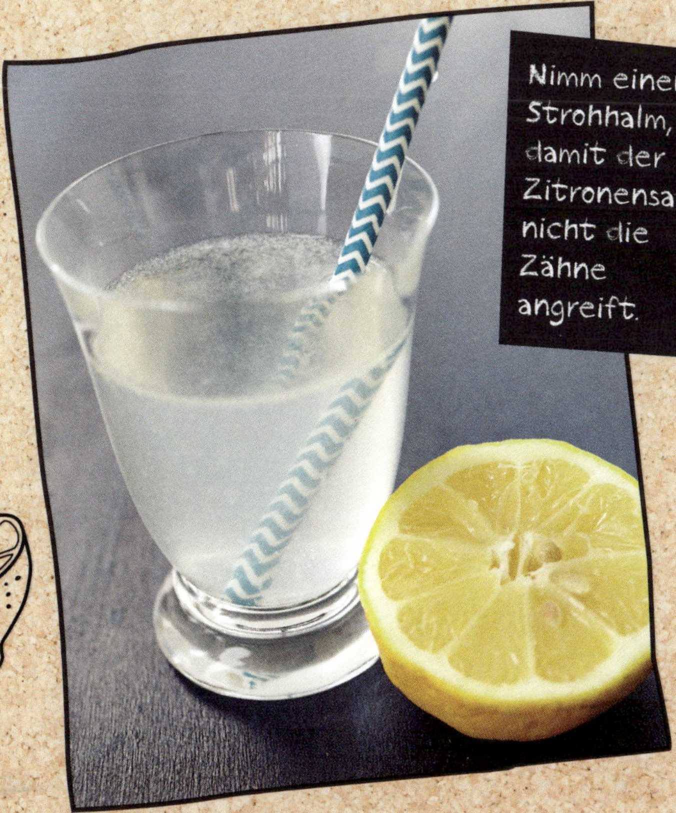

Nimm einen Strohhalm, damit der Zitronensaft nicht die Zähne angreift.

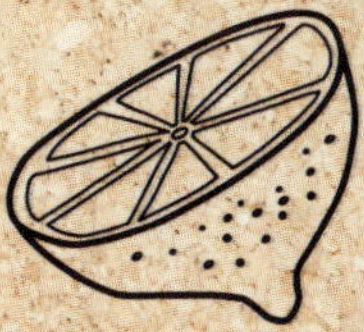

# HAGEBUTTEN GEGEN MORGEN-MÜDIGKEIT

107

Hagebuttentee ist ein erstklassiger Vitamin-C-Spender und wirkt belebend auf Körper und Geist. Schon eine Tasse am Morgen bringt dein Gehirn in Top-Form!

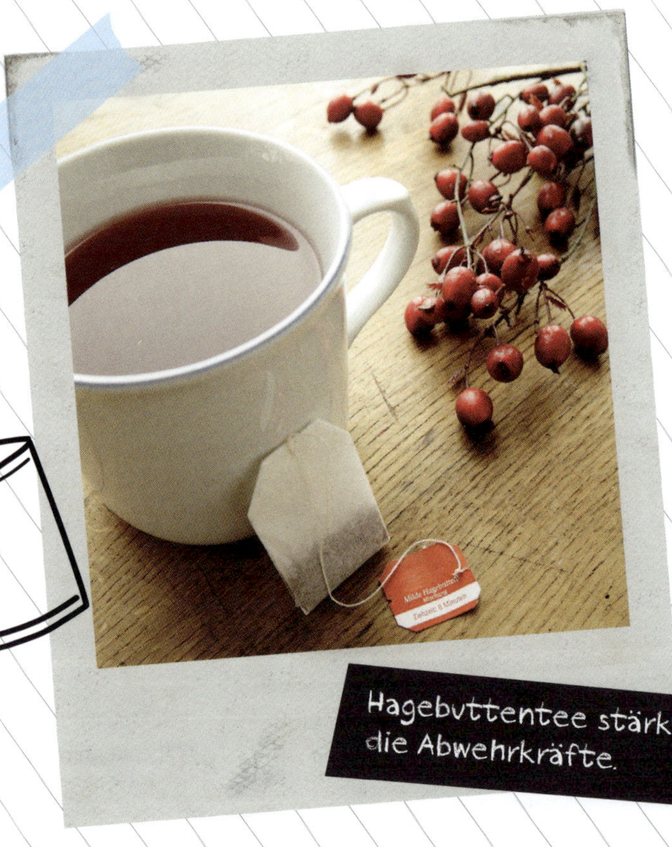

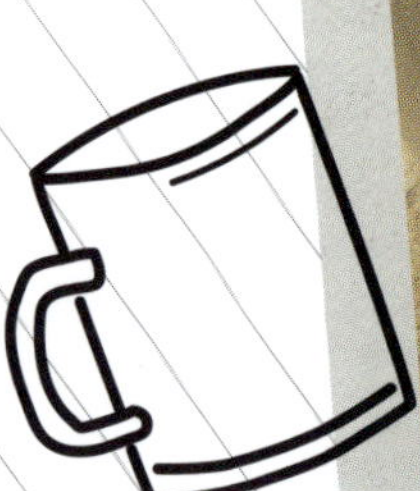

Hagebuttentee stärkt auch die Abwehrkräfte.

Möchtest du die Tropfen nicht auf das Gesicht auftragen, kannst du sie auch ins Badewasser geben. Ein tolles Minzbadesalz findest du auf Seite 114.

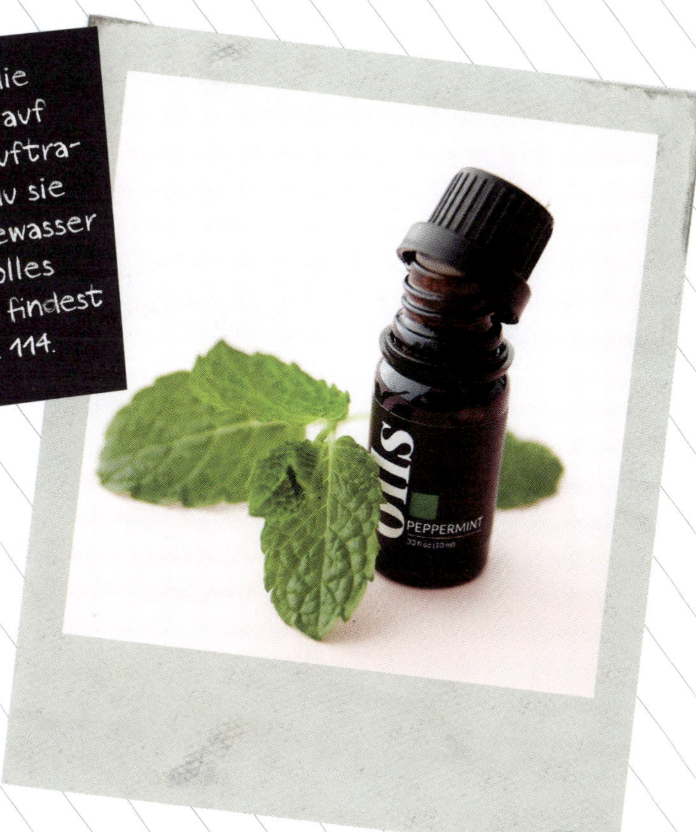


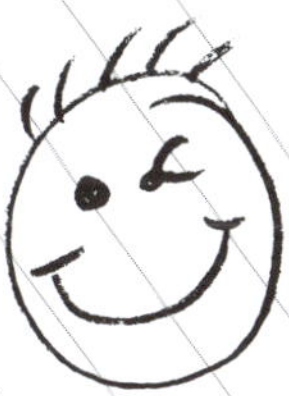

# Kopfschmerz-Killer 108

Pfefferminzöl macht Kopfschmerzen den Gar aus und wirkt mit seinem Duft entspannend. Einfach je einen Tropfen auf Stirn und Schläfen auftragen. Funktioniert auch mit Tiger Balm. Wichtig: Nicht bei Säuglingen und Kindern anwenden und nicht mit den Fingern an die Augen kommen.

# Anti-Kopfweh-Massage 109





Lavendel hilft, Spannungskopfschmerzen und Migräne im Zaum zu halten. Mische einfach 1–2 Tropfen Lavendelöl mit 1 EL Olivenöl und massiere den Mix ein paar Minuten lang mit kreisenden Bewegungen in Stirn und Schläfen ein.

Lavendel riecht nicht nur gut, sondern wirkt schmerzlindernd und entspannend.

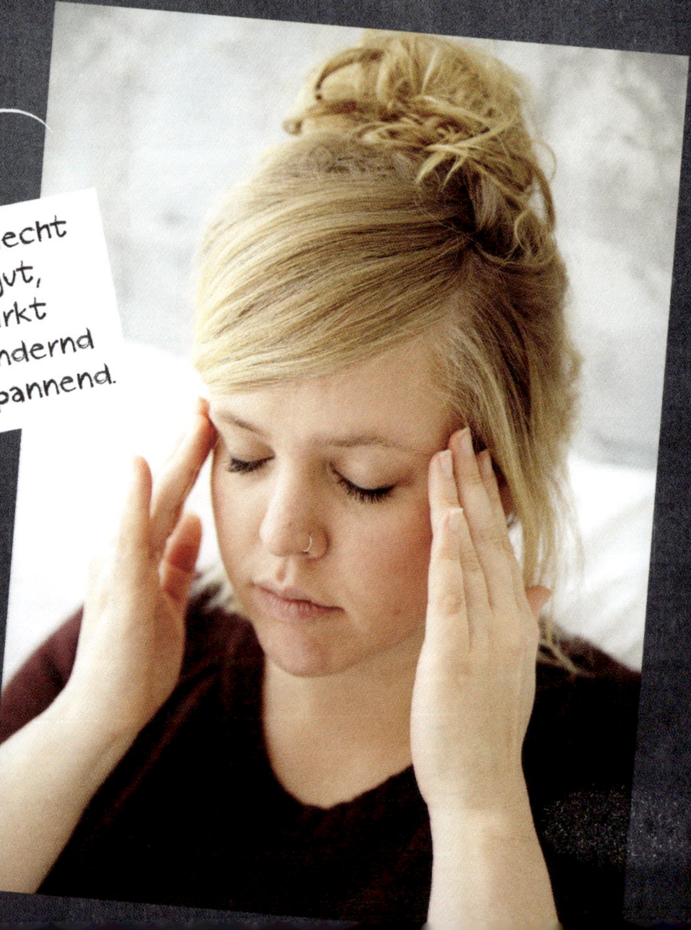

# MIGRÄNE-STOPP

110

Wenn eine Migräne-Attacke im Anmarsch ist, können kalte Arm- und Fuß-Bäder helfen. Dazu einfach kaltes Wasser ins Waschbecken oder in eine Wanne lassen und Arme und Füße darin für ein paar Minuten kühlen.

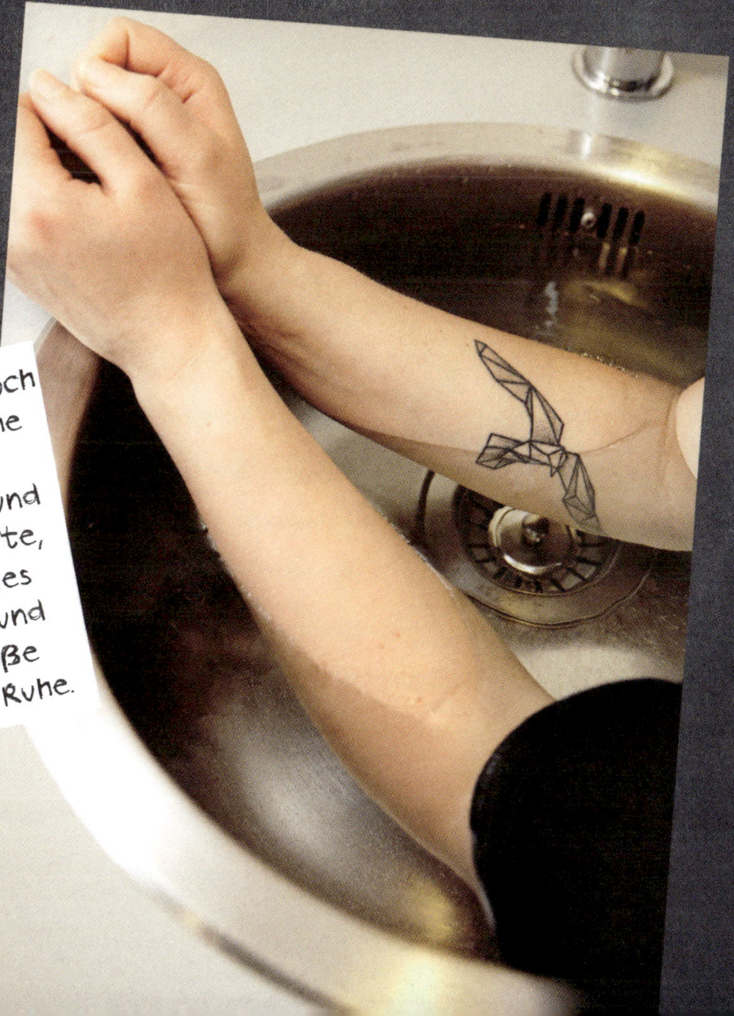

Was auch noch hilft: frische Gemüse-, Trauben- und Fruchtsäfte, ein dunkles Zimmer und eine große Portion Ruhe.

Toller Nebeneffekt:
Die Gemüsebrühe beruhigt gleichzeitig die Magenschleimhaut.

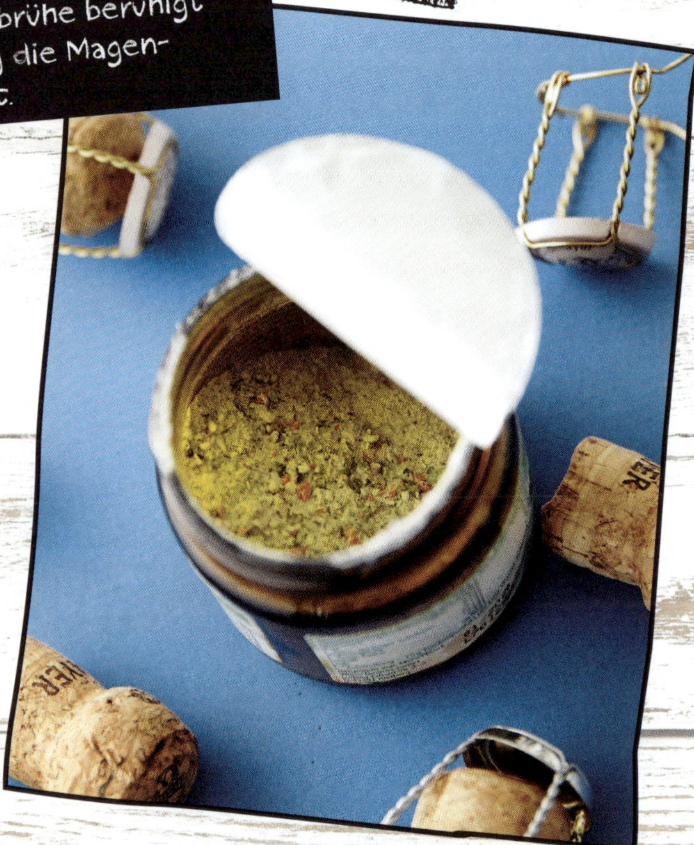

# 111 KATER-TRANK

Wenn die Nacht lang war und du ein bisschen zu tief ins Glas geschaut hast, bringt dich alles, was salzig ist, wieder auf die Beine, wie zum Beispiel eine kräftige Gemüsebrühe.

Die im Honig enthaltene Fruktose fördert den Alkoholabbau im Körper.

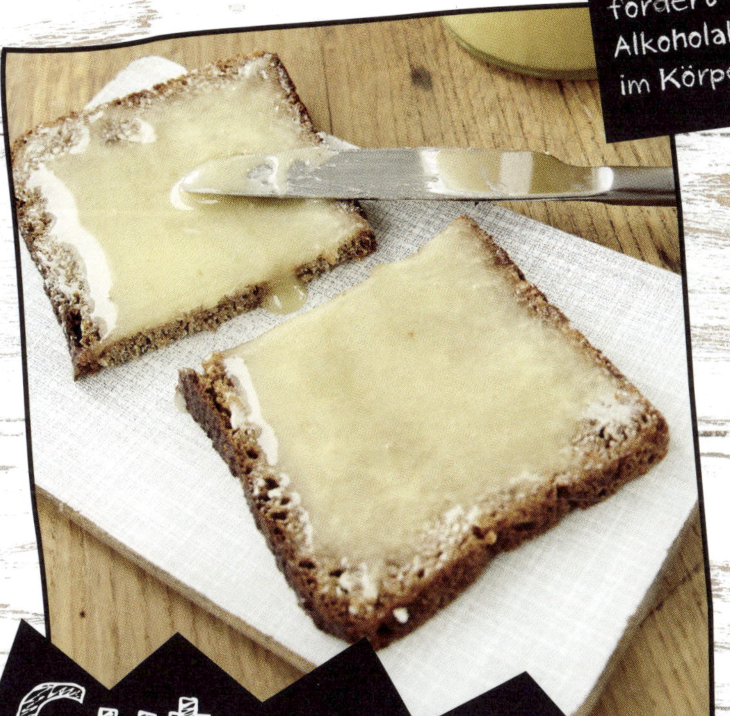

# 112 Gute-Nacht-Snack

Wenn es um die Kater-Vorbeugung geht, schwören viele auf die magische Wirkung eines Honig-Brotes vorm Schlafengehen. Noch besser wäre natürlich weniger Alkohol – oder zumindest ein paar Gläser Wasser zwischendurch.

# DIY-Solebad 113

Wer eine Badewanne zu Hause hat, kann sich zur Entspannung und Stärkung des Immunsystems ein Solebad einlassen. Der Körper kann Giftstoffe an das Wasser abgeben und gleichzeitig Mineralstoffe aus dem Solebad aufnehmen. Dazu einfach etwas Wasser in die Wanne einlassen, 1 kg Meersalz hineingeben und ca. 30 Minuten warten, bis sich das Salz aufgelöst hat. Wanne mit warmem Wasser auffüllen und 20–30 Minuten darin relaxen.

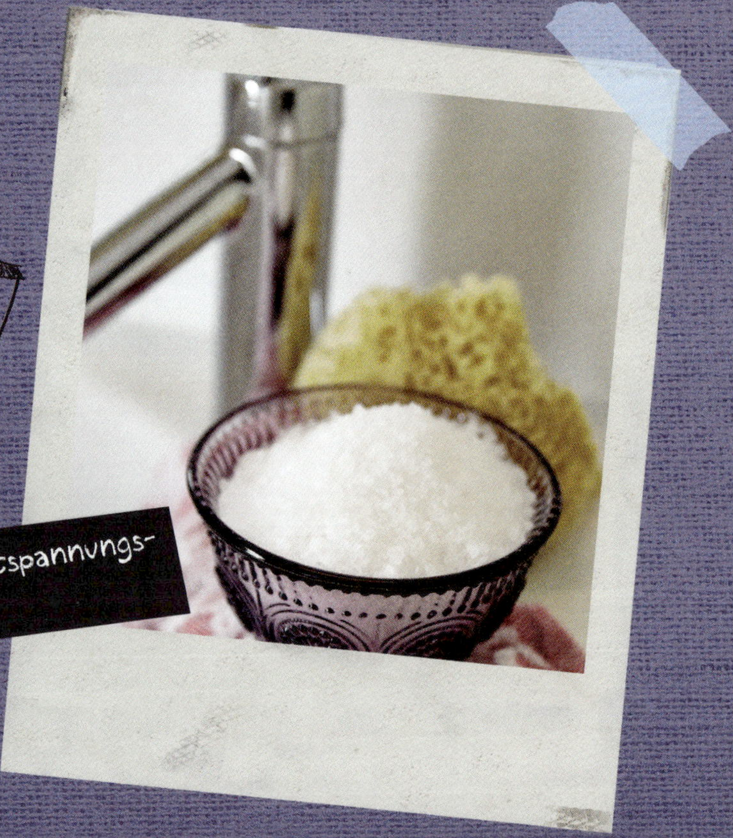

Lege dazu Entspannungsmusik auf.

# Günstiger Fitnessdrink 114

Vergiss die teuren, süßen Drinks im Fitnessstudio. Mit reinem Kokoswasser aus dem Supermarkt oder der Drogerie bekommt dein Körper nach dem Workout alle Nährstoffe, die er braucht, wie zum Beispiel Kalium und Natrium.





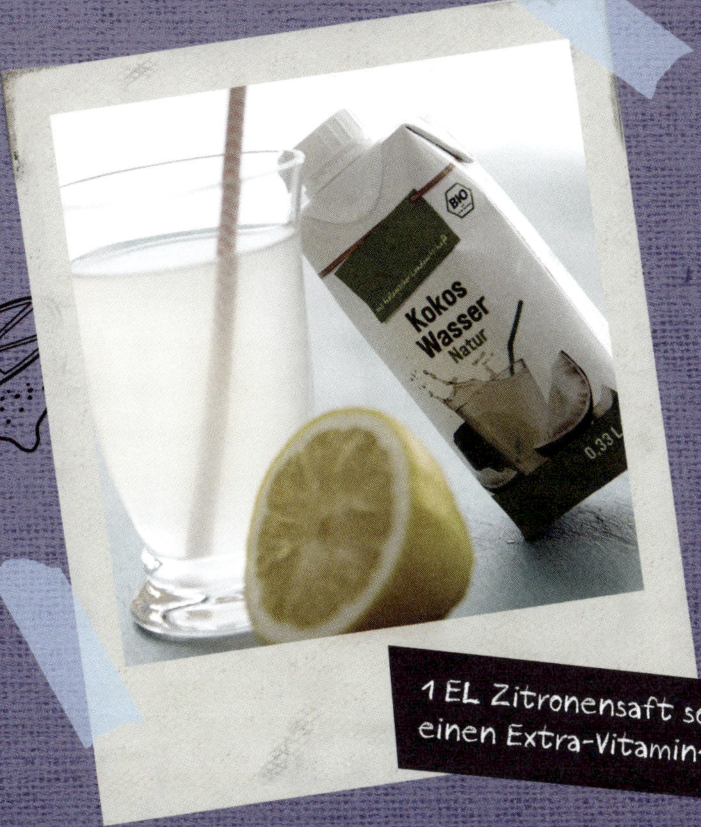


1 EL Zitronensaft sorgt für einen Extra-Vitamin-Kick.

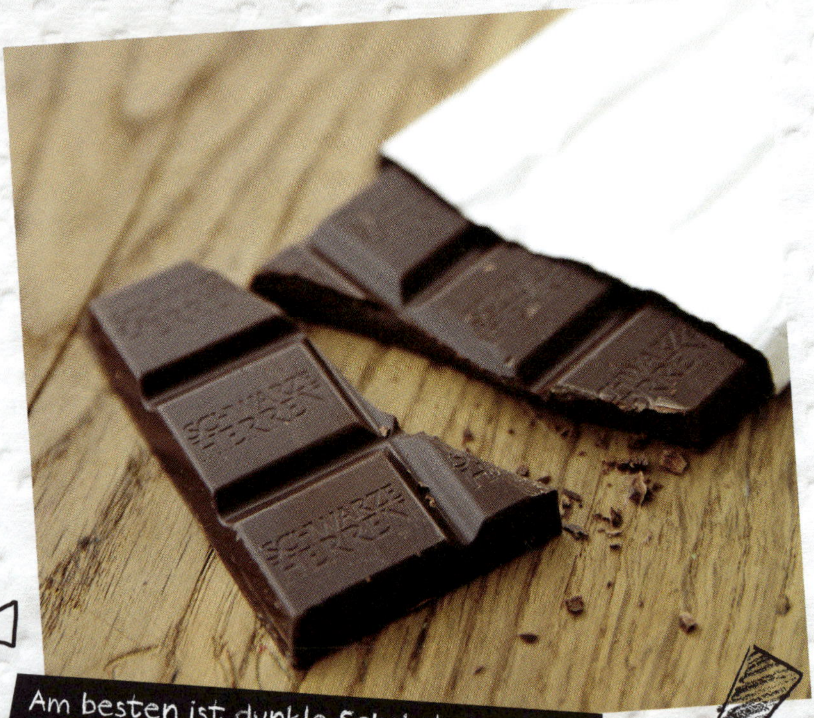

Am besten ist dunkle Schokolade, denn sie enthält Flavonoide, die positiv auf unser Herz wirken.

# Anti-Stress 115

Schokolade macht glücklich! Das wussten die meisten von uns ohnehin schon instinktiv – und lagen damit genau richtig. Es sind aber weniger ihre Inhaltsstoffe, sondern vielmehr unsere Erwartungshaltung und bestimmte Erinnerungen aus unserer Kindheit, die unser Belohnungszentrum im Gehirn aktivieren und uns so glücklich machen – und natürlich das tolle Gefühl, wenn die Schokolade auf unserer Zunge zart schmilzt. An stressigen Tagen also ruhig ein paar Stückchen Bitterschoki naschen.

# SEELEN-AUFHELLER

116

Bei innerer Unruhe und Anspannung hilft Melissentee. Er vertreibt trübe Gedanken und ist Balsam für die Seele. Übergieße einfach 2 TL getrocknete Melissenblätter mit einer Tasse kochendem Wasser und lass das Ganze 10 Minuten lang zugedeckt ziehen. Danach abseihen und genießen.

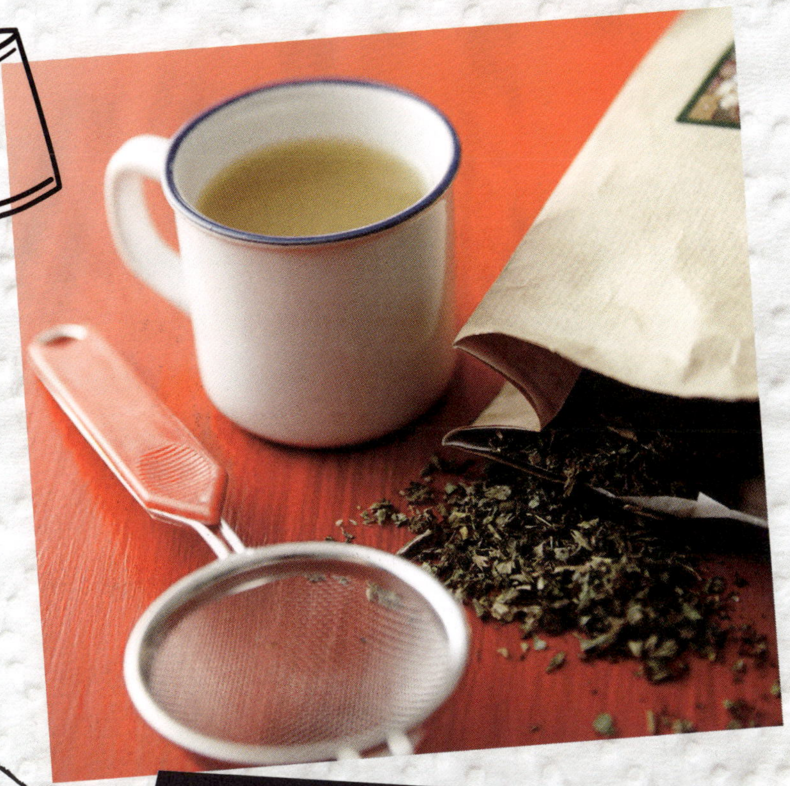

Melisse kannst du prima im Garten oder auf dem Balkon anpflanzen.

# ANTI-BAD-MOOD 117





Ob leichte Depression, Stress oder Stimmungsschwankungen – Johanniskrauttee ist hier die beste Wahl! Einfach 2 TL frische oder getrocknete Johanniskrautblätter mit kochendem Wasser in einer Tasse übergießen, 10 Minuten ziehen lassen und bis zu 4 Tassen täglich trinken.

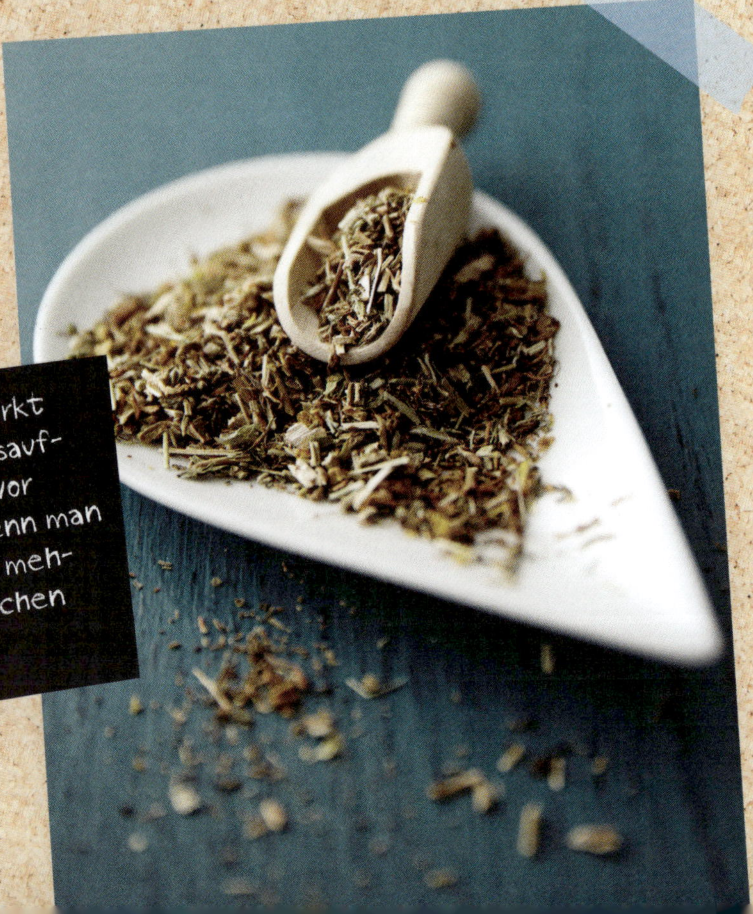

Der Tee wirkt stimmungsaufhellend, vor allem, wenn man ihn über mehrere Wochen trinkt.

# 118 Schnelle Eisenzufuhr

Viele von uns leiden unter Eisenmangel, ohne es zu wissen. Wenn du dich also häufig schlapp fühlst, könnte das die Ursache dafür sein. Mit Rotbuschtee kannst du dem Problem schnell und easy entgegenwirken. Der Tee enthält jede Menge Eisen und findet sich in jedem Supermarkt. Einfach nach Packungsanleitung aufgießen und genießen.





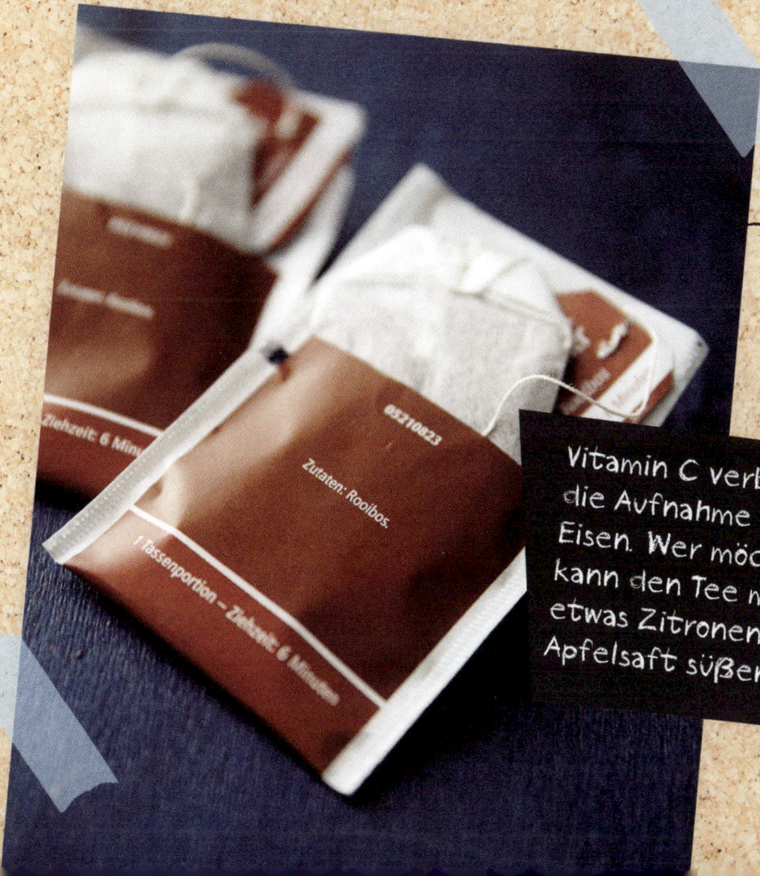


Vitamin C verbessert die Aufnahme von Eisen. Wer möchte, kann den Tee mit etwas Zitronen- oder Apfelsaft süßen.

# 119 Runterkommen

Wenn dich der Alltagsstress einfach nicht zur Ruhe kommen lässt, darfst du dir den Abend mit Honig versüßen. Nasche einfach 1 TL Flüssighonig eine Stunde vor dem Schlafengehen.





Honig hat eine beruhigende Wirkung, denn das darin enthaltene Tryptophan wird im Körper zu Serotonin umgewandelt – unser Wohlfühlhormon.

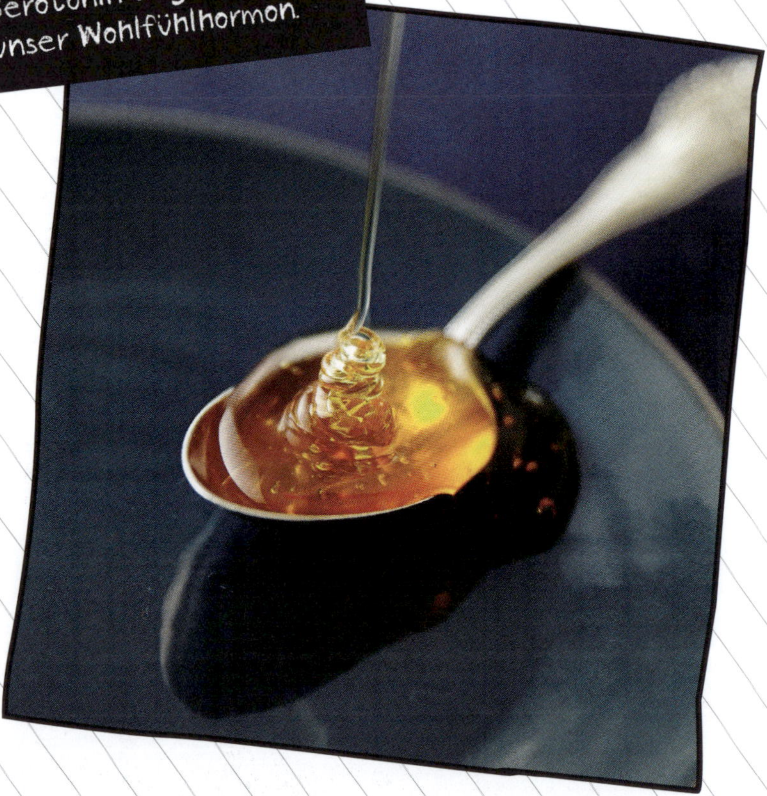

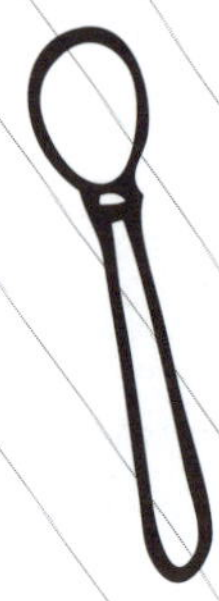

# Easy sleep 120

Beim Einschlafen sinkt unsere Körperkerntemperatur von ca. 37 Grad auf 36,5 Grad. Erwärmen wir unseren Körper abends künstlich, zum Beispiel durch ein schönes, heißes Bad, erhöht sich der Schlafdruck, denn die Temperatur kann danach stärker zurückgehen. Heißt: In dem Moment, wo die Temperatur absinkt, fällt uns das Einschlafen leichter.

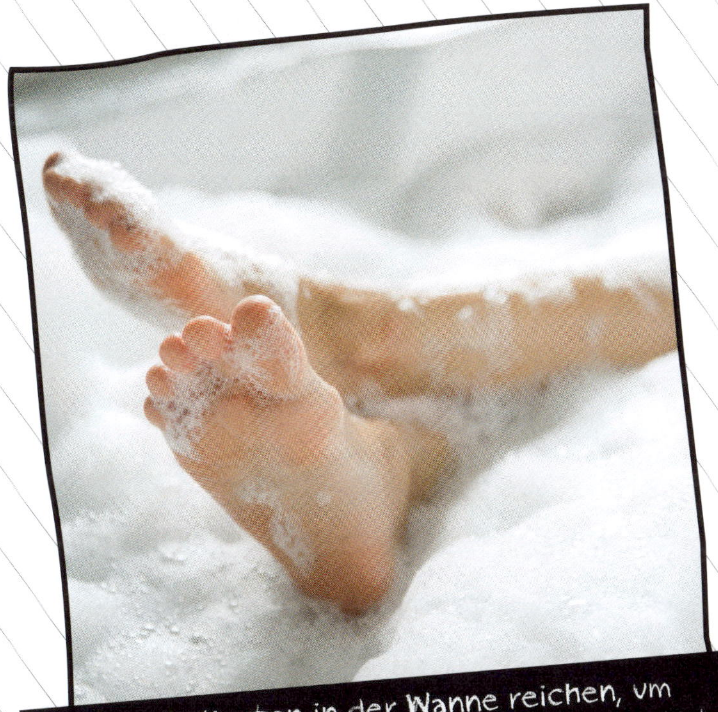

Schon 15 Minuten in der Wanne reichen, um danach selig einzuschlummern. Nur bitte nicht schon in der Wanne einschlafen!

Der angenehme Duft von Lavendel verbessert zudem die Schlafqualität.

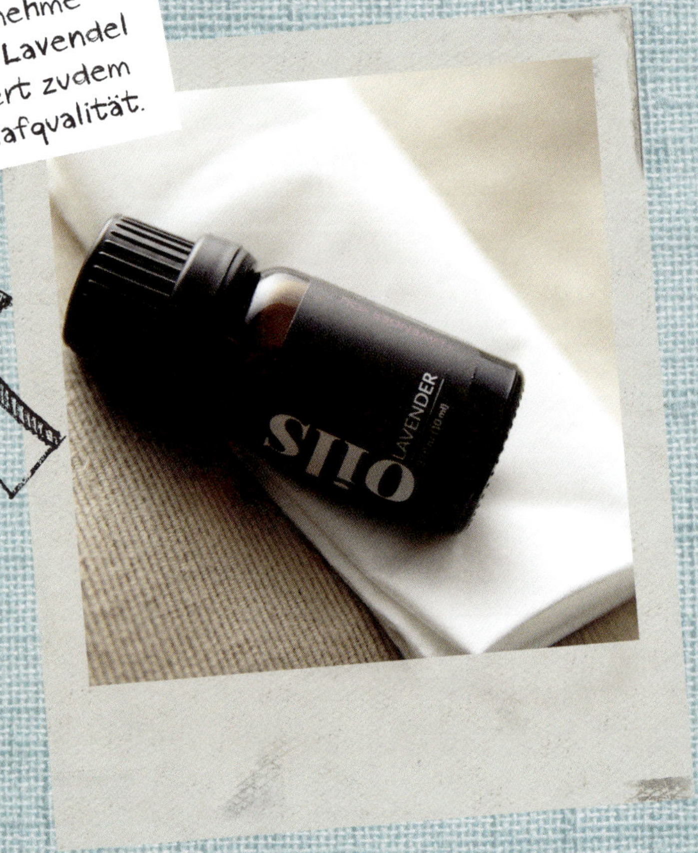


# SWEET DREAMS 121

Mit Lavendel kannst du abends schneller einschlafen. Dazu einfach 2–3 Tropfen Lavendelöl auf ein Taschentuch geben und in die Nähe deines Kopfkissens legen.

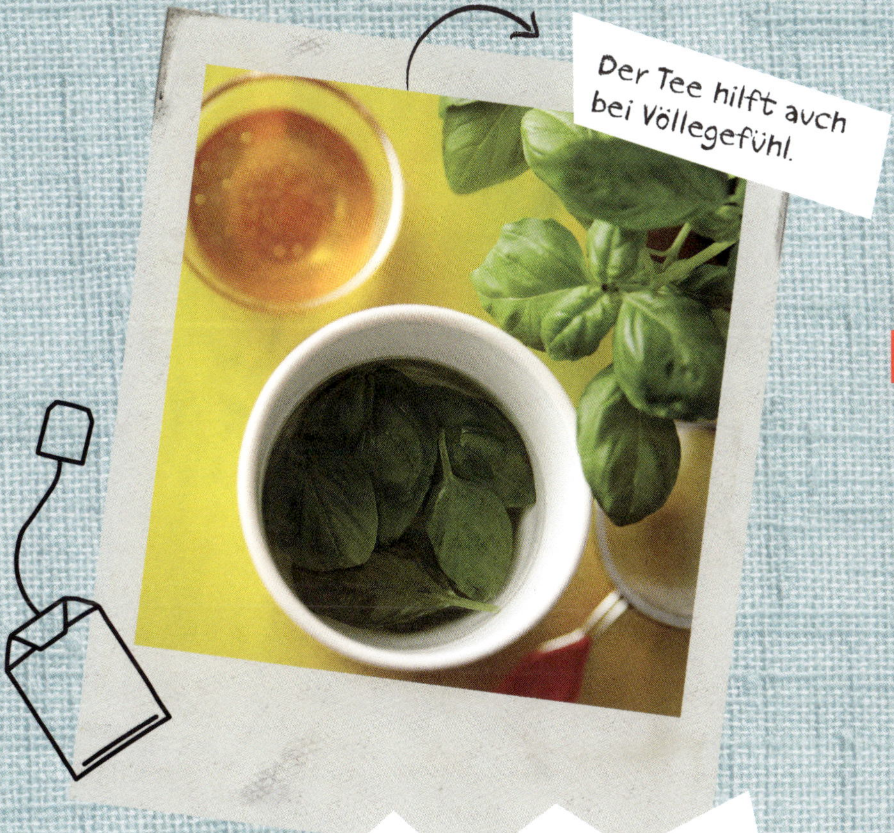


# GUTE-NACHT-TEE 122

Prima Einschlafhilfe: Übergieße 1 EL frisches Basilikum mit 150 ml kochendem Wasser und lass den Tee für 10 Minuten ziehen. Danach mit Honig süßen. Schwangere, Stillende und Kleinkinder sollten den Tee nicht trinken.

# Notizen

## Aha!

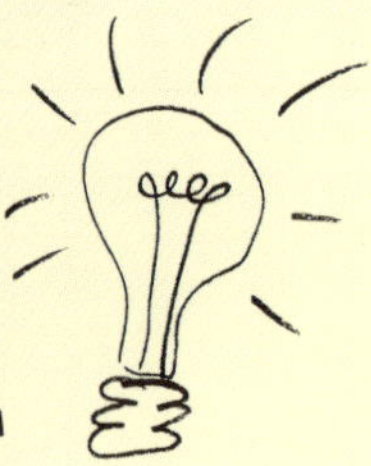

Das Herz steuert unseren Kreislauf. Im Schnitt schlägt es rund 100.000 Mal am Tag. Ein zu hoher Cholesterinspiegel, Bluthochdruck, Bewegungsmangel und Übergewicht, aber auch Stress und zu wenig Schlaf können es stark beanspruchen. Wenn du merkst, dass du abends nach der Arbeit nicht zur Ruhe kommen kannst, sollten deine Alarmglocken klingeln. Hier können die Hacks 119 bis 122 eine erste Maßnahme sein. Und was hilft bei zu niedrigem Blutdruck? Salziges Essen, viel Flüssigkeit und eine ausgiebige Bürstenmassage (siehe Hacks 99, 101, 105).

# Notizen

# Haut & Teint

123 Kein Gesichts-
wasser mehr da?
Dann tut's auch
kalter Pfefferminztee.

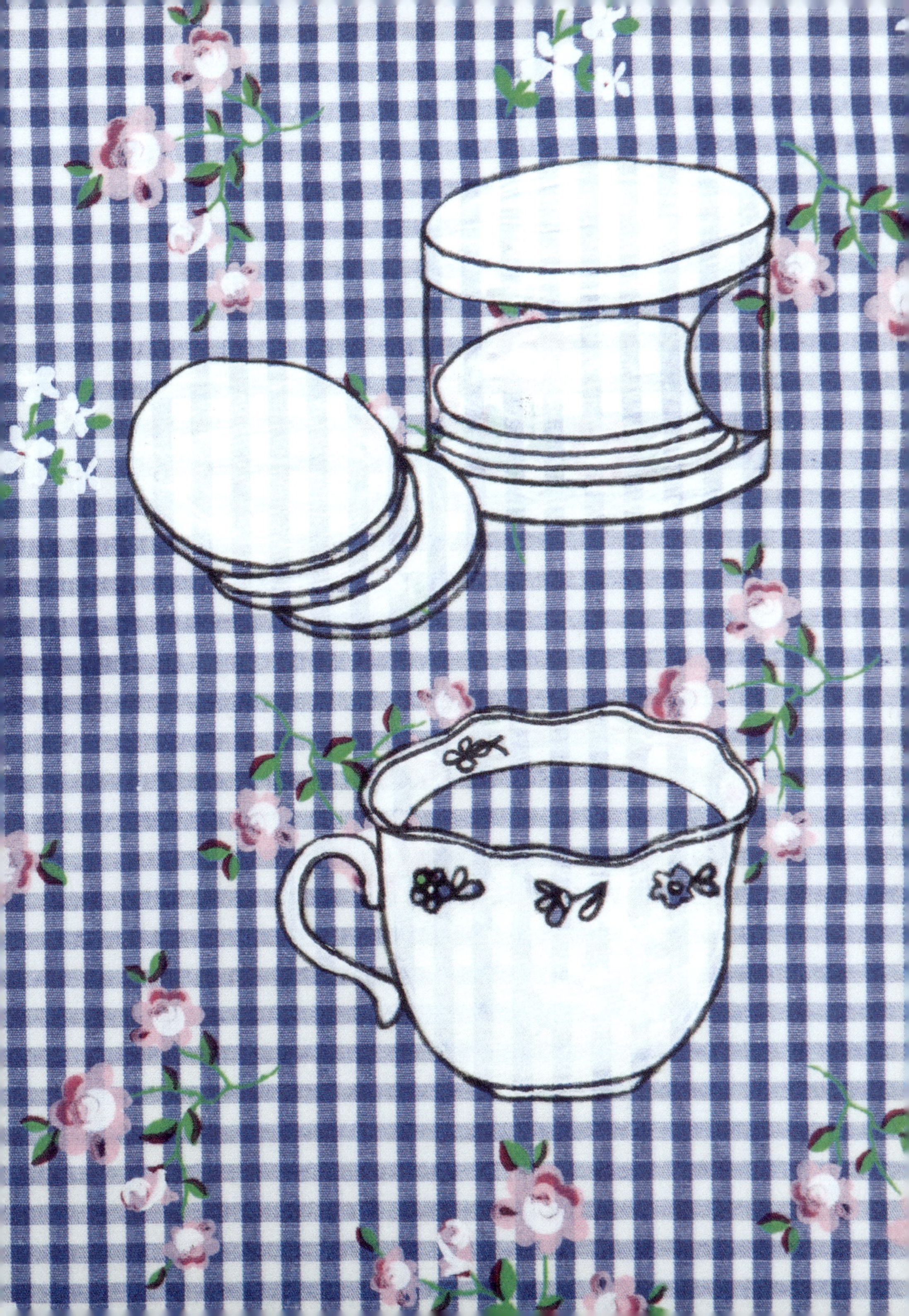

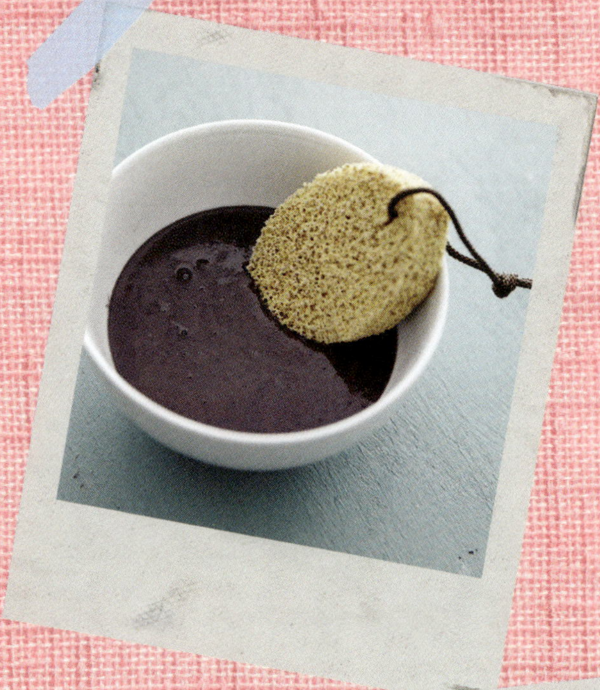

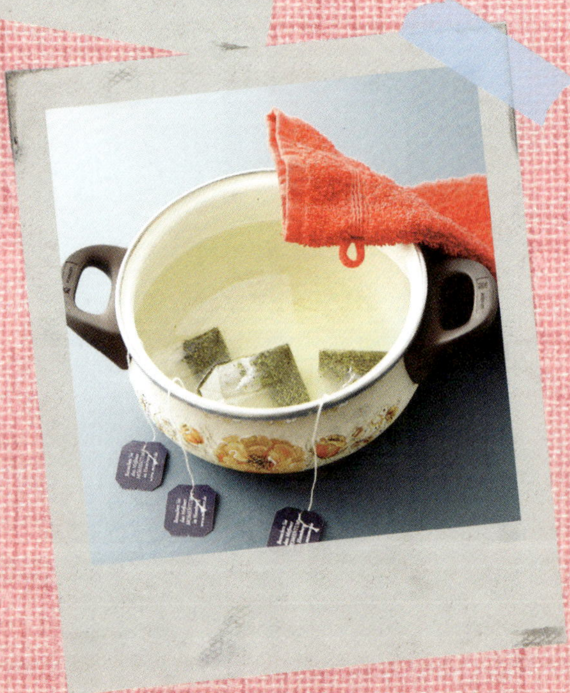

Oh nein, was ist denn das? Mitten im Gesicht thront es, das rote Ungetüm: ein Pickel! Doch keine Panik, denn in diesem Kapitel erfährst du, wie du Hautunreinheiten schnell wieder loswirst. Aber auch ohne Pickel kannst du deiner Haut etwas Gutes tun, damit sie von Kopf bis Fuß weich und geschmeidig wird.

# 124 Beauty-Pralinen

Über dieses Beauty-Treatment freut sich deine Gesichtshaut.

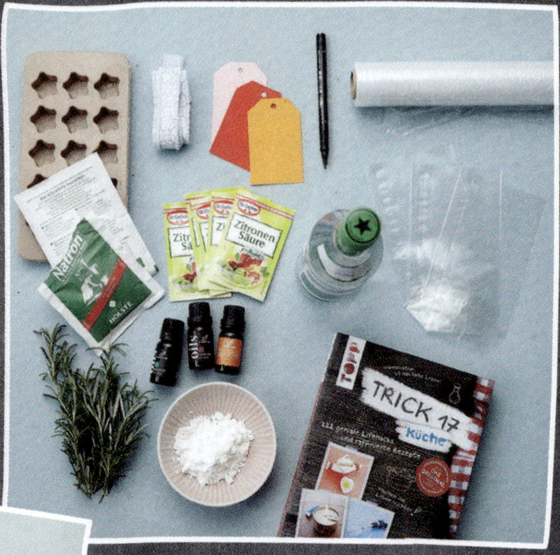


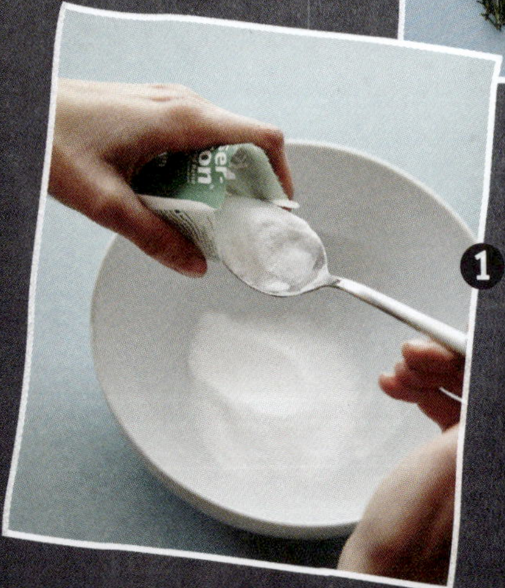

1. Gib 12 EL Natron, 6 EL Zitronensäurepulver und 6 EL Maisstärke in eine Schüssel.

Nun 10 Tropfen ätherisches Orangenöl, 3 Tropfen Rosmarinöl, 1 Tropfen Lavendelöl und 1 EL getrocknete Kräuter nach Wahl unterrühren.

2

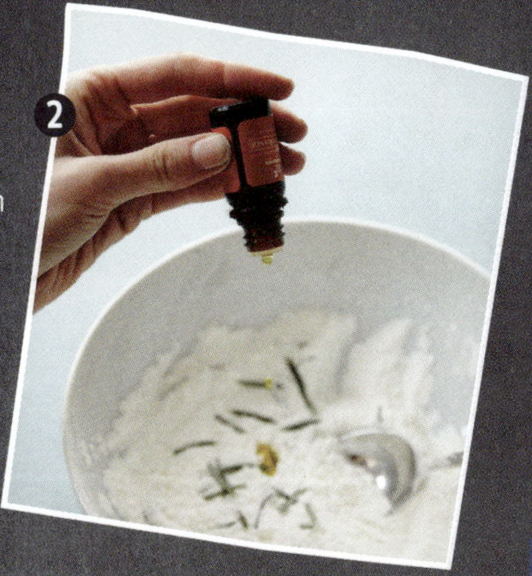

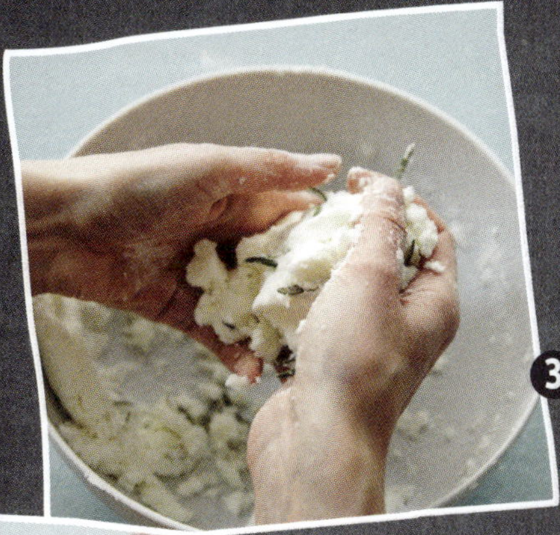

3 Ganz langsam 2 EL Wodka einträufeln und so lange weiterrühren, bis die Masse knetbar ist.

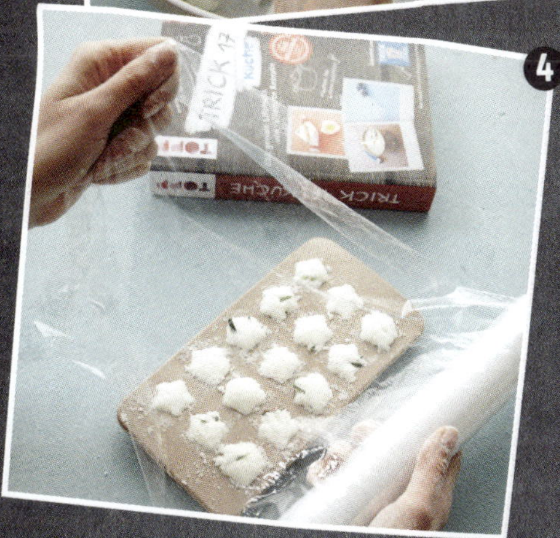


4 Brei in kleine Silikonförmchen geben. Mit Frischhaltefolie und einem schweren Buch abdecken.

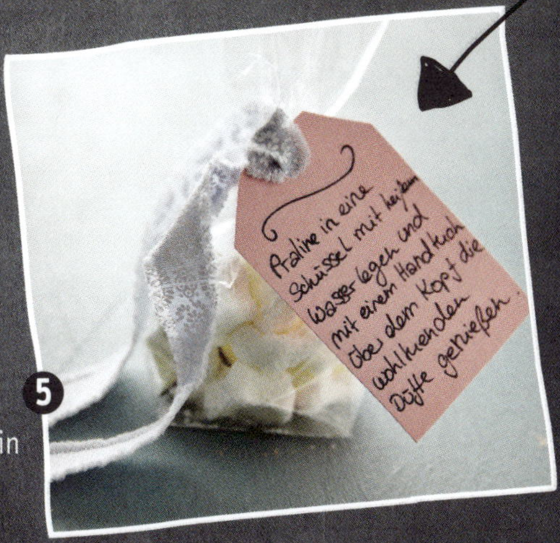


5

Nach dem Aushärten (Dauer ca. 6 Stunden) aus der Form lösen. Zum Verschenken kannst du die Pralinen in Geschenk-Tütchen füllen, mit einer Schleife verschließen und diese Anleitung dazugeben: „Praline in eine Schüssel mit heißem Wasser legen und die wohltuenden Düfte mit Handtuch über dem Kopf 5–10 Minuten lang genießen."

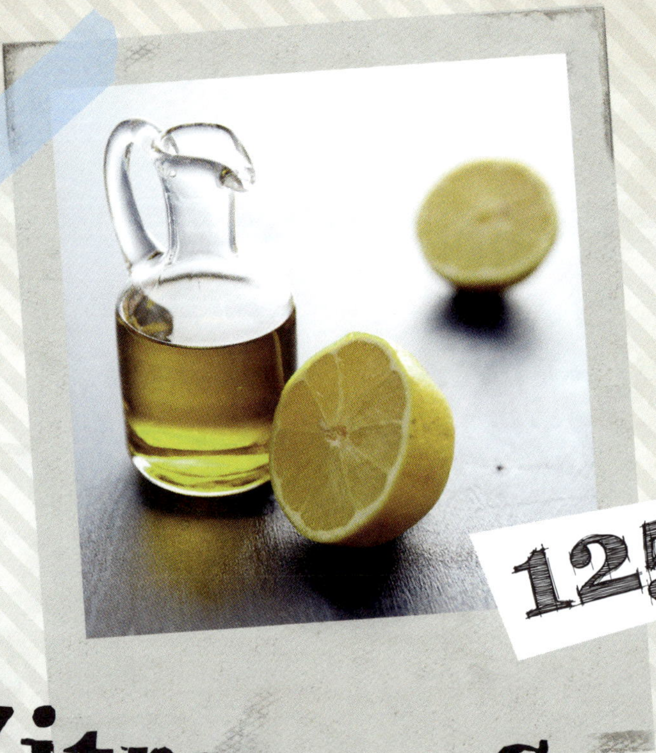

125

# Zitronen-Spa

Trockene Haut an Armen und Beinen verwöhnst du mit frisch gepresstem Zitronensaft. Betroffene Stellen einreiben, kurz einwirken lassen und mit Wasser abwaschen, danach den ganzen Körper mit 8 EL warmem Olivenöl einreiben.

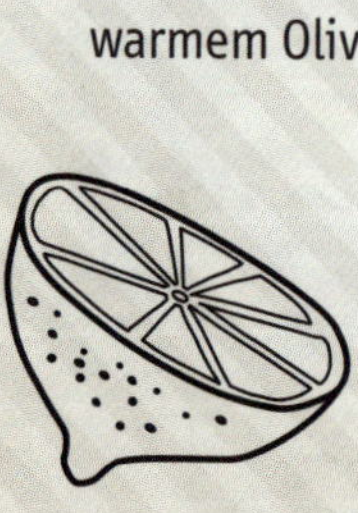

Statt Olivenöl kannst du auch Mandelöl verwenden.

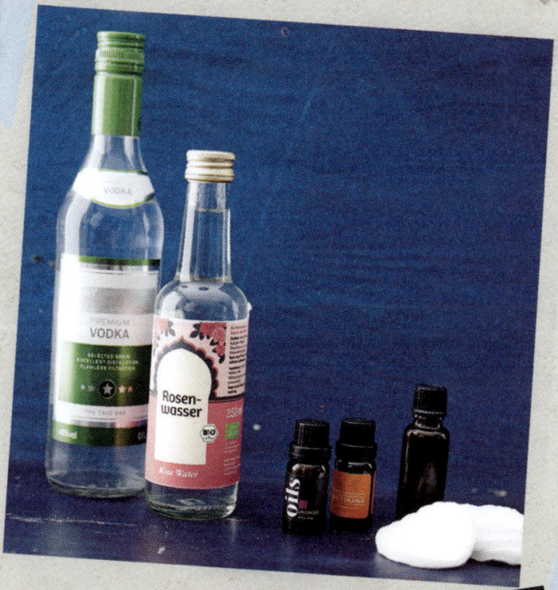


# Hautberuhigung 126

Unreine Haut pflegst du mit einem klärenden, beruhigenden Gesichtswasser aus 40 ml Wodka, 60 ml Rosenwasser, 5 Tropfen ätherischem Orangenöl und 8 Tropfen Lavendelöl. Alles in ein kleines Fläschchen füllen, gut schütteln, auf ein Wattepad geben und das Gesicht damit reinigen. Mund- und Augenpartie aussparen.

Statt Orangen- oder Lavendelöl kannst du auch ein anderes ätherisches Öl dazugeben.

# Bei Pickelalarm

## 127



Wenn du merkst, dass sich ein Pickel anbahnt, gibst du mit einem Wattestäbchen einfach etwas Mundwasser darauf. Dadurch wird die Stelle desinfiziert und der Pickel kommt bestenfalls gar nicht erst zum Vorschein.

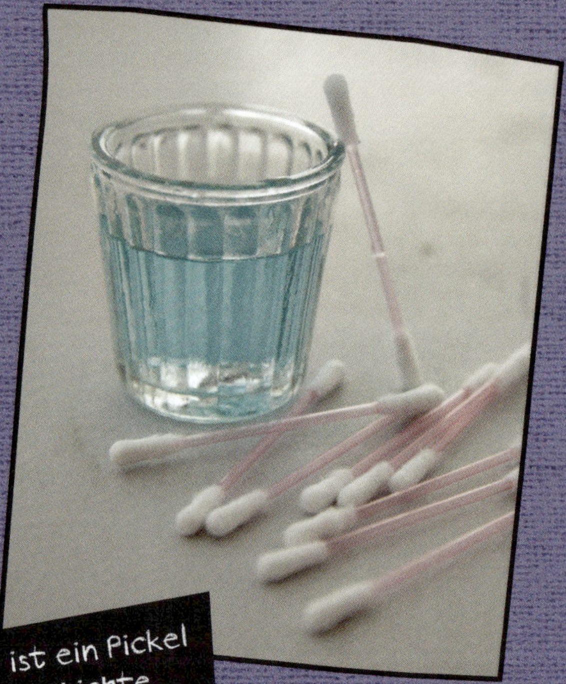

Mit Mundwasser ist ein Pickel schnell wieder Geschichte.

# 128 HELFENDE HEFE

Eine tägliche Maske aus Hefe und Milch kann einen Pickel schneller austrocknen lassen. ½ Hefewürfel zerbröseln, mit 3 EL warmer Milch vermischen und auf die Haut pinseln. Kurz einwirken lassen und nach 5 Minuten wieder abwaschen.



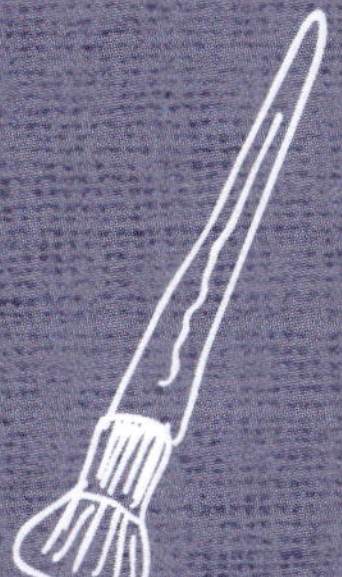

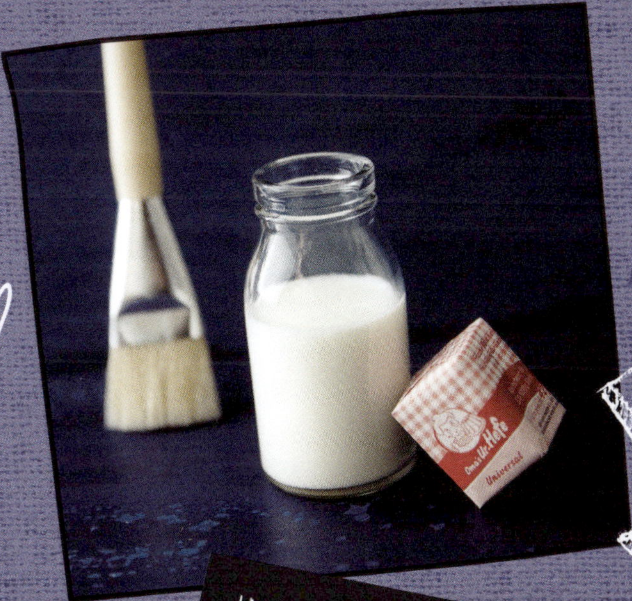


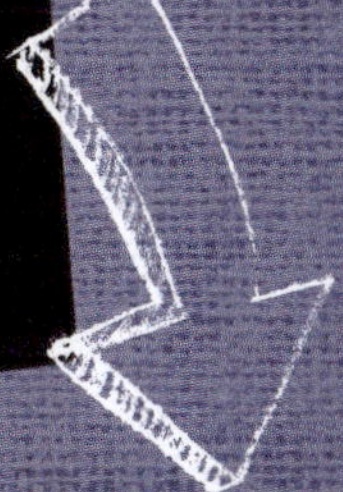

Hefe wirkt antibakteriell und entzündungshemmend und trägt so zum schnellen Abheilen von Pickeln bei.

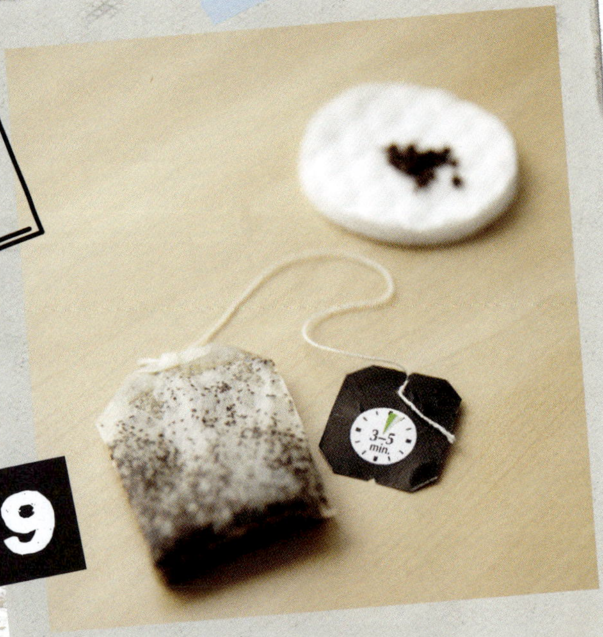


# 129 SCHWARZER TEE, PICKEL ADE!

Schwarzer Tee beugt durch das Abtöten von Bakterien einer erneuten Pickelbildung vor. Dazu 500 ml Wasser aufkochen und für 8 Minuten einen Teebeutel mit schwarzem Tee hineingegeben. Nun den Teebeutel (oder den schwarzen Tee ohne Beutel) 15 Minuten lang auf den Pickel legen.

Bei besonders empfindlicher Haut solltest du anstatt des Teebeutels lieber ein in Schwarztee getränktes Wattepad auf das Gesicht legen.

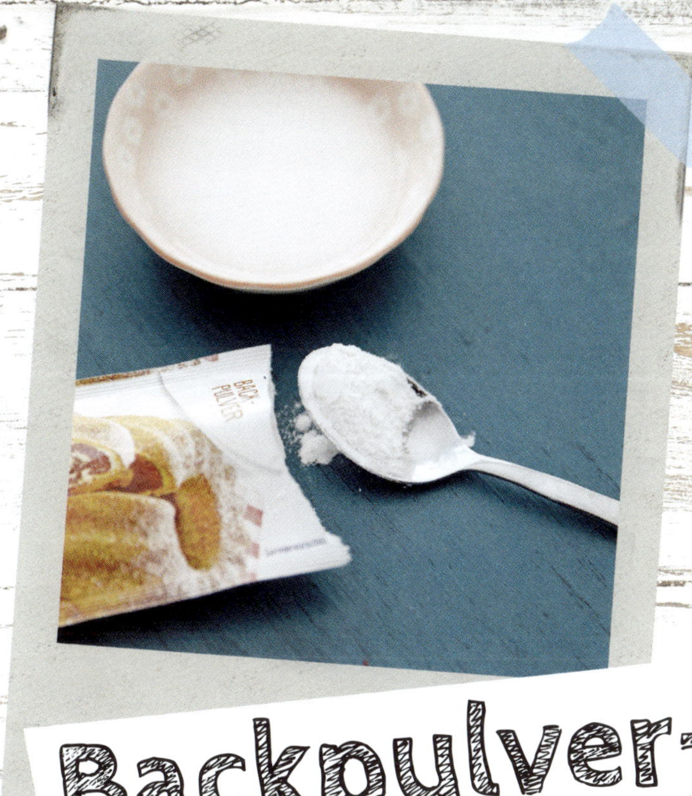


# Backpulver-Power

130

Eine einfache Power-Mischung aus 1 TL Backpulver und etwas Wasser absorbiert Fett und lässt Pickel austrocknen. Auftragen, einziehen lassen und abwaschen.

Backpulver ist ein echter Allrounder. Weitere Hacks mit dem weißen Pulver findest du auf den Seiten 78, 82, und 280.

# Süßes Peeling

131





Aus 4 EL Rohrzucker, 1 TL Babypuder und 4 EL Wasser lässt sich ein wunderbares Face-Peeling herstellen, das du zweimal die Woche anwenden kannst. Zutaten in einer Schüssel verrühren und dann mit den Fingern im Gesicht verreiben. Danach zuerst mit warmem, dann mit kaltem Wasser abspülen.

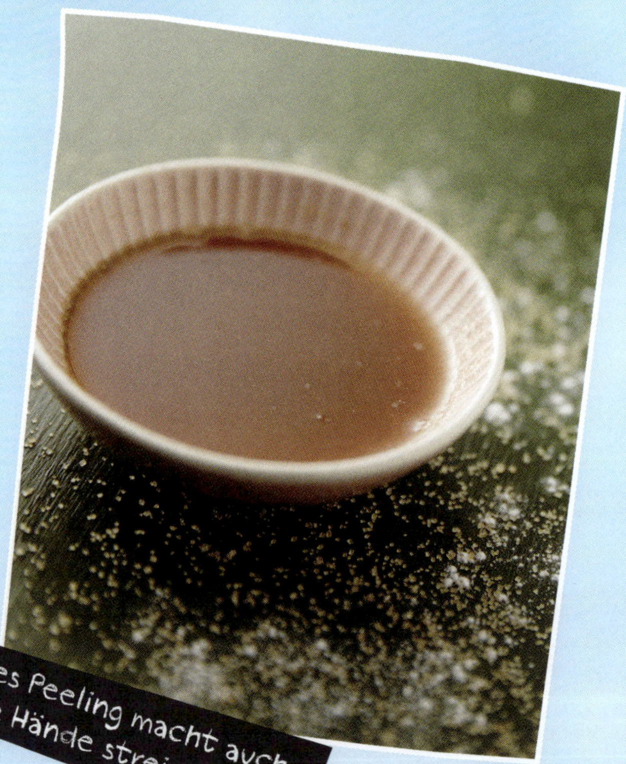

Dieses Peeling macht auch deine Hände streichelzart.

# 3 in 1

## 132

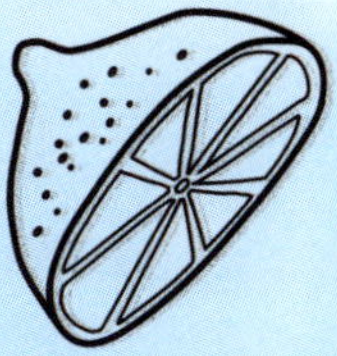

Ein echter Alleskönner: Diese Maske reinigt, peelt und pflegt. Dazu 250 g Naturjoghurt, 2 EL Sonnenblumenöl und 3 TL frisch gepressten Zitronensaft miteinander verrühren. 1 TL von der Masse abnehmen, einmassieren, 15 Minuten einziehen lassen und abwaschen. Erst mit warmem, dann mit kaltem Wasser.



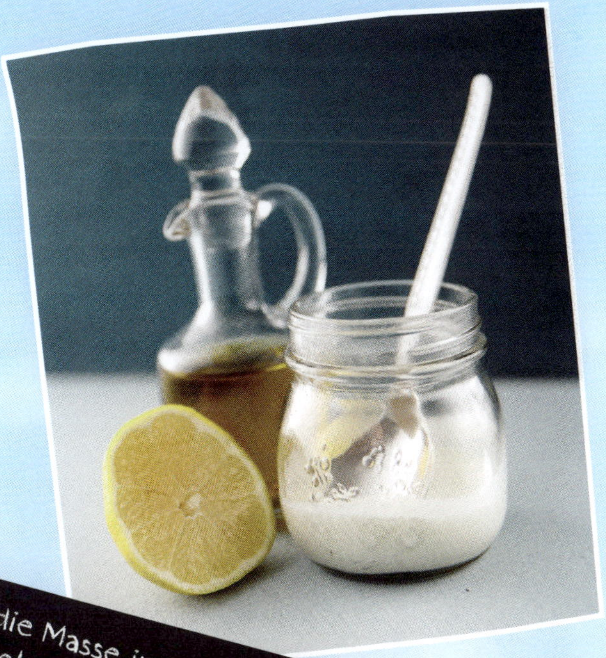

Füll die Masse in ein leeres Marmeladenglas, das du im Kühlschrank aufbewahrst. So kannst du die Maske ganz einfach jeden Tag auftragen.

# 133 Toller Toner

Möchtest du deiner Haut nach der normalen Reinigung noch etwas Gutes tun, kannst du einen selbst gemachten Toner verwenden. Mische dazu 90 ml Orangenblütenwasser, 2 TL Aloe Vera Gel und 1 TL pflanzliches Glyzerin in einer Flasche. Gut schütteln und mit einem Wattepad auf dem Gesicht verteilen.

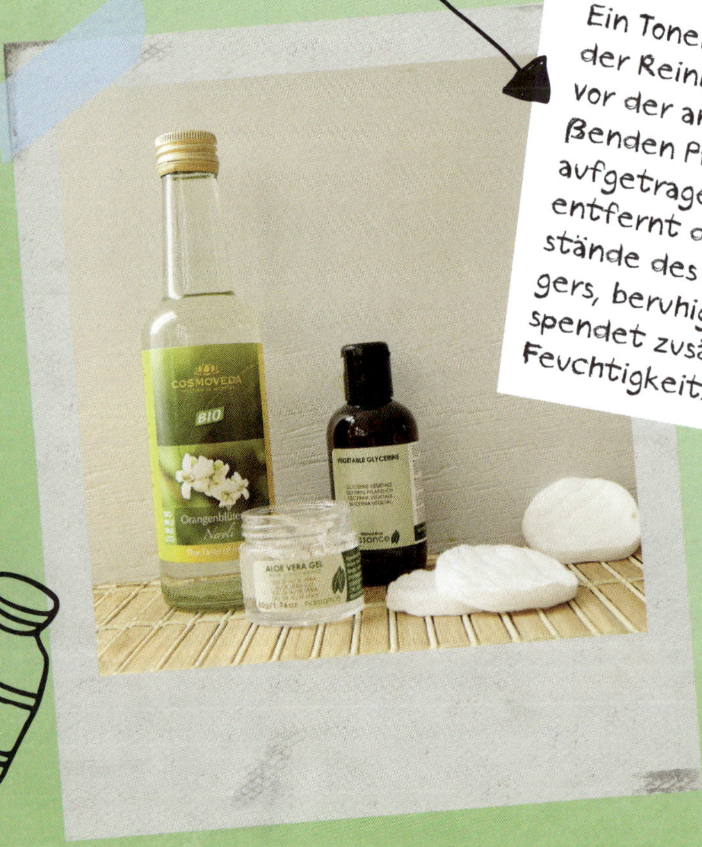


Ein Toner wird nach der Reinigung, aber vor der anschließenden Pflege aufgetragen. Er entfernt die Rückstände des Reinigers, beruhigt und spendet zusätzlich Feuchtigkeit.

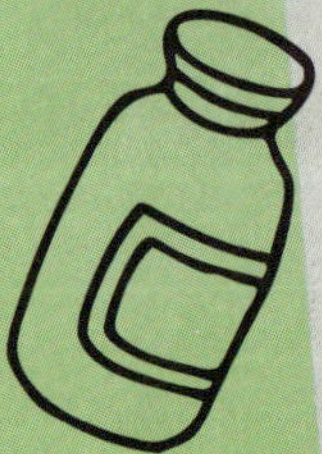

# ZUM WOHL! 134

Bei fettiger Haut darfst du zur Flasche greifen – aber natürlich nur, um den Alkohol auf deinem Gesicht aufzutragen. Tränke ein Wattepad in etwas Wodka und wische damit über dein Gesicht. Kurz einwirken lassen und abspülen. So reinigst du deine Haut porentief und verfeinerst gleichzeitig dein Hautbild.



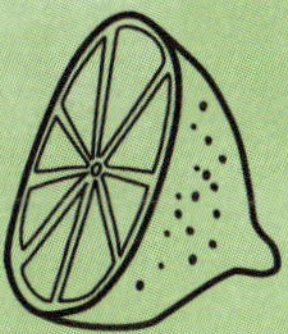

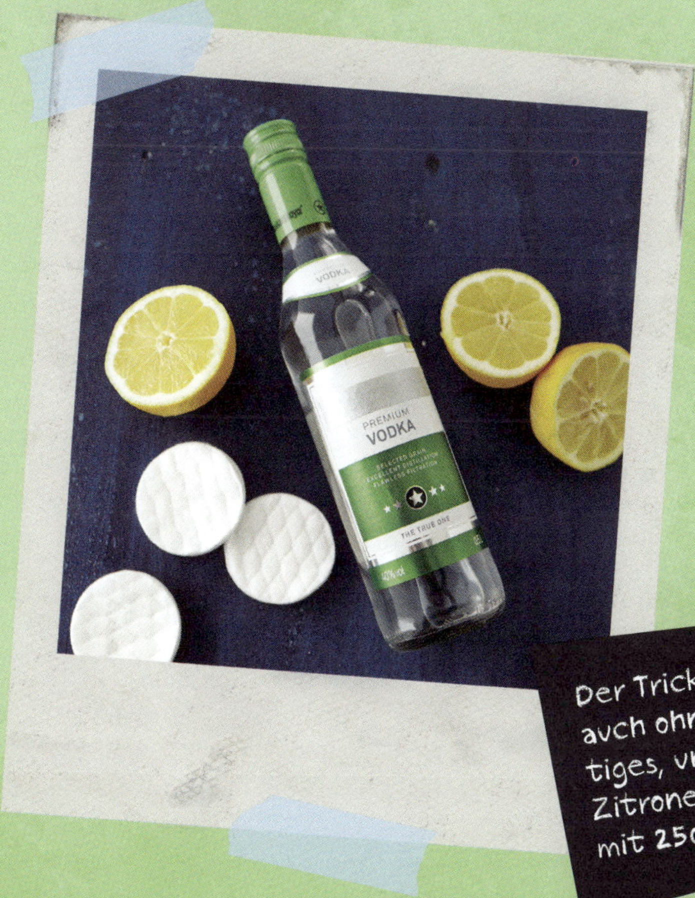


Der Trick funktioniert auch ohne Hochprozentiges, und zwar mit 1 TL Zitronensaft, verdünnt mit 250 ml Wasser.

# 135 Kornflake-Peeling

Vollkornflakes eignen sich prima für ein Haut-Peeling, denn sie absorbieren überschüssiges Fett.



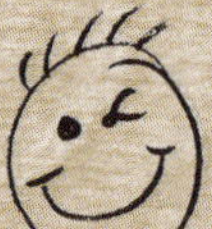

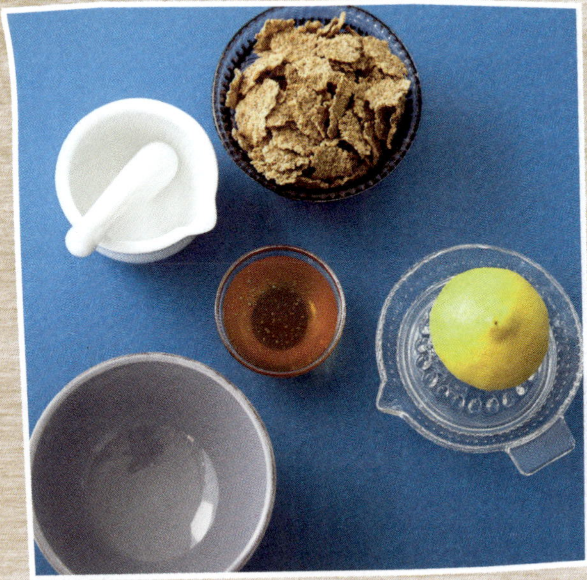

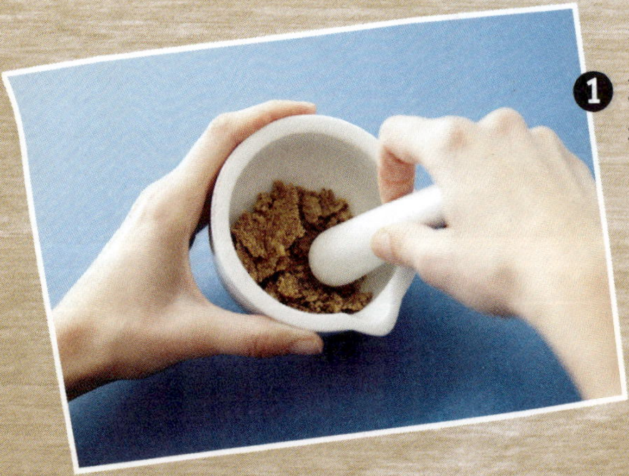

1 250 g Kornflakes mit dem Mörser so fein wie möglich mahlen.

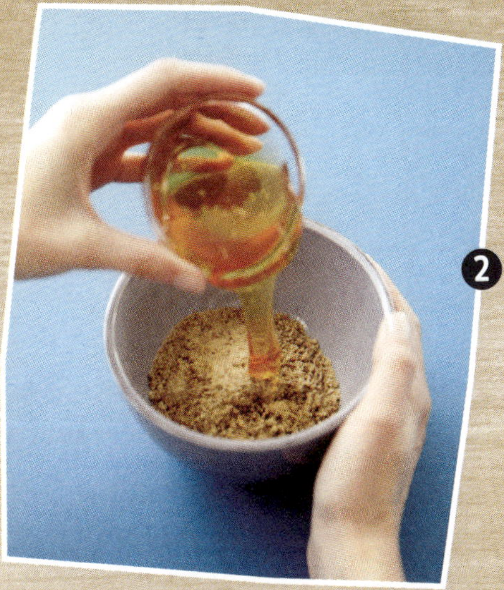

2 Gib so viel Honig und Zitronensaft dazu, dass daraus eine feste Paste wird.



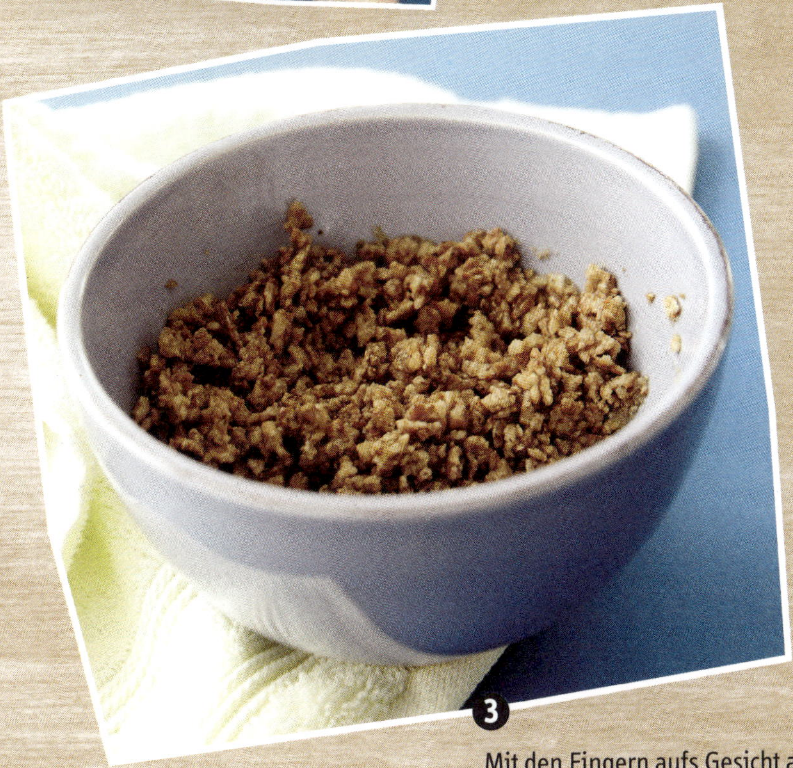

3 Mit den Fingern aufs Gesicht auftragen, 10 Minuten einwirken lassen und mit warmem Wasser abwaschen.

# Mayo-Maske 136

Zugegeben, es klingt verrückt, aber dieser Beauty-Trick hat es mittlerweile zu internationaler Berühmtheit geschafft: Trage abends statt teurer Feuchtigkeitslotion eine dünne Schicht Mayonnaise auf dein Gesicht auf. 15 Minuten einwirken lassen, dann sanft massieren. Danach gründlich abwaschen.

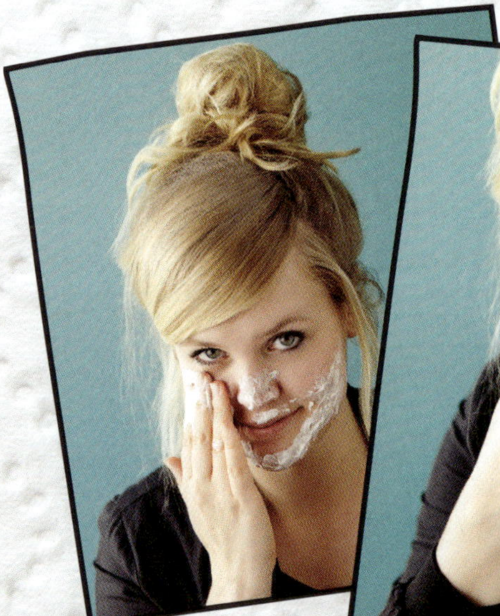

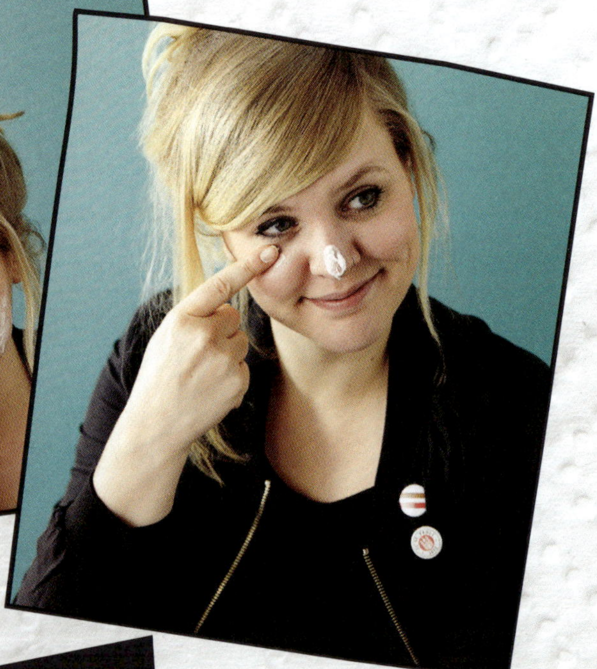

Durch die Mayo lösen sich abgestorbene Hautschüppchen, wodurch deine Haut wieder weich und zart wird.

# Katzen-Beauty

137

Hast du eine Katze zu Hause, darfst du dich an ihrer Streu bedienen – selbstverständlich nur an der frischen. Rühre aus einer Handvoll Katzenstreu aus reinem Bentonit und etwas Wasser eine gräulich trübe Paste an. Mit den Fingern nur die Flüssigkeit aufnehmen und diese auf das Gesicht tupfen. 10–15 Minuten trocknen lassen und mit warmem Wasser abwaschen. Diese Maske wirkt porentief!

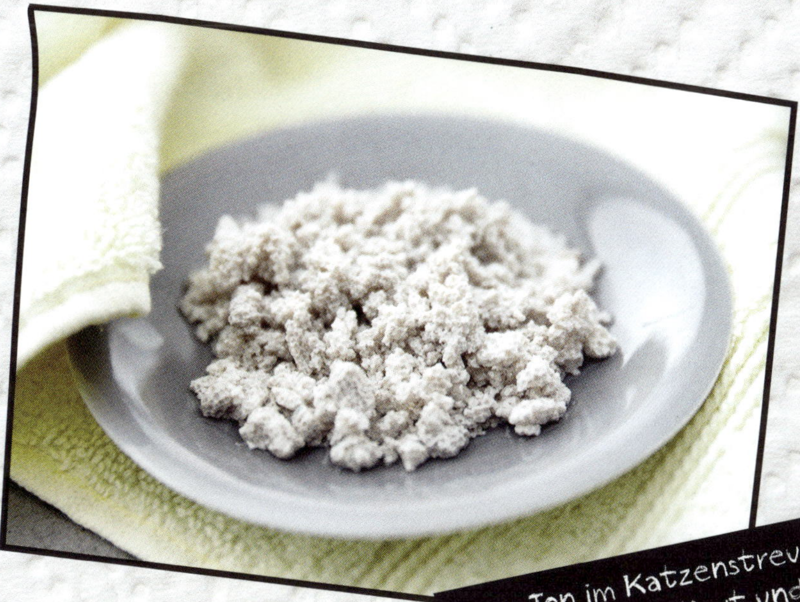

Der Ton im Katzenstreu entgiftet die Haut und absorbiert Schmutz und überschüssiges Fett.

# Anti-Aging-Maske

## 138

Blaubeeren sind ein echtes Wundermittel, wenn es um das Jungbleiben der Haut geht, denn die darin vorhandenen Antioxidantien wirken der Hautalterung entgegen. Ab und zu solltest du dir darum diese coole Maske gönnen.



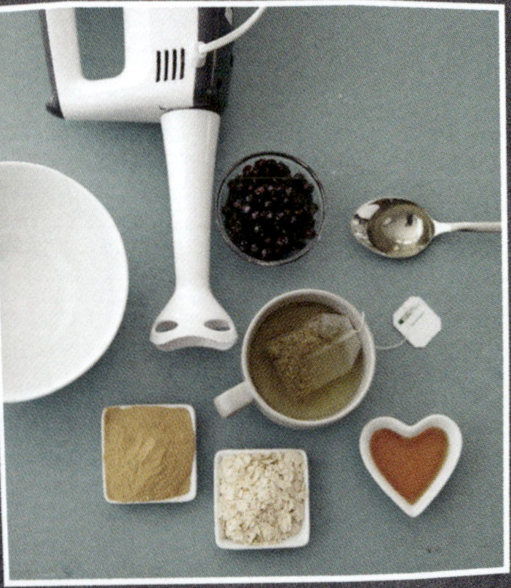

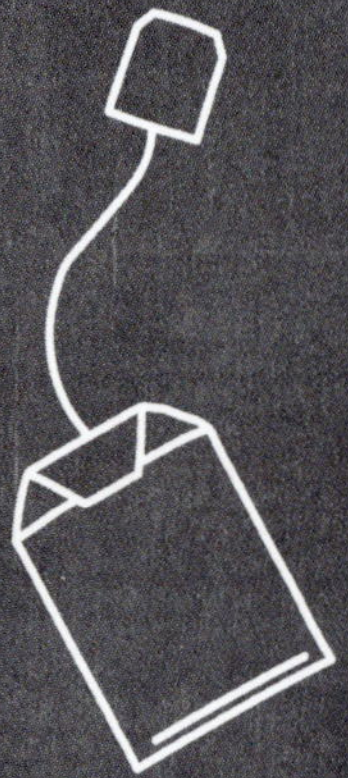

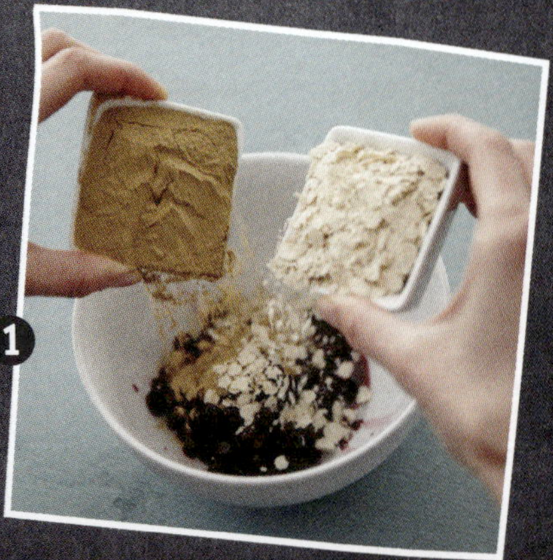

1 Mische 15 g TK-Blaubeeren, 2 EL Haferkleie, 2 EL weiße Tonerde, 1 TL Mandelöl und 1 TL Honig in einer Schüssel.

**2** Gieße einen Fenchelteebeutel mit heißem Wasser auf, lass ihn 10 Minuten ziehen und gib die Flüssigkeit anschließend zu den anderen Zutaten.

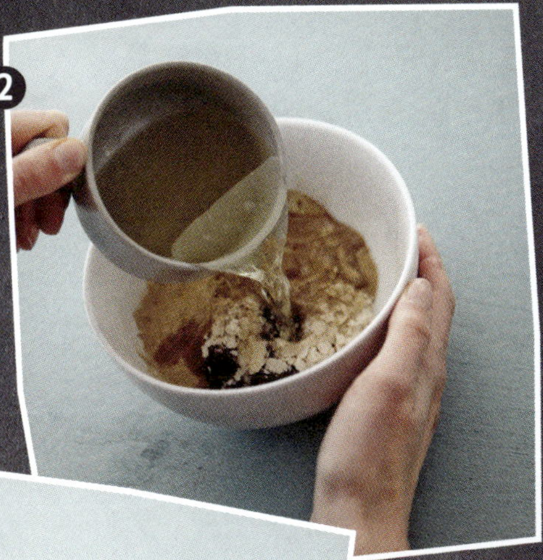

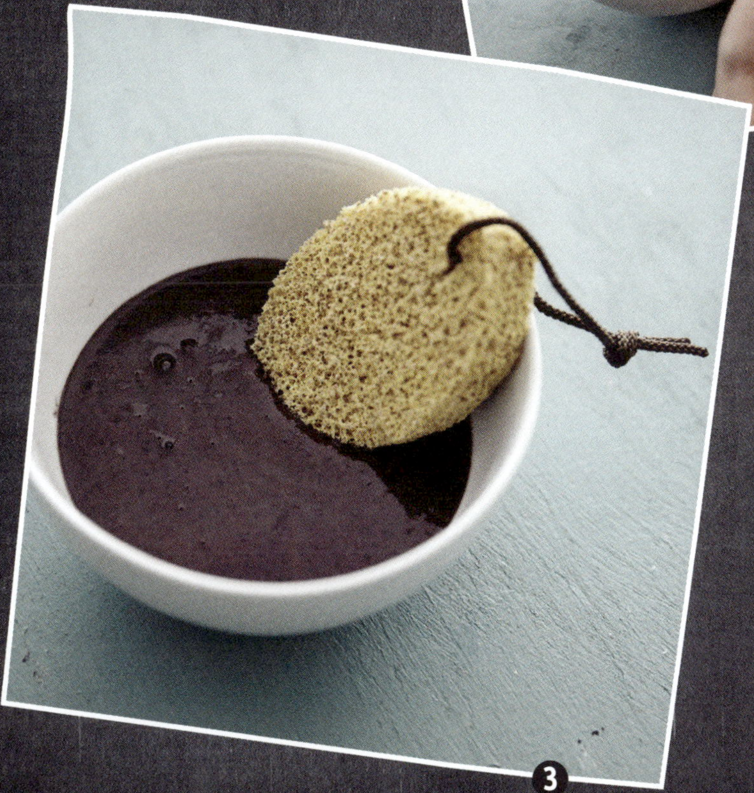

**3** Alles pürieren und die Paste auf das Gesicht streichen. Nach 10 Minuten abwaschen.

# Roter Reinigungssaft 139

Klingt skurril, macht die Haut aber glatt und streichelzart: Gib etwas Tomatensaft auf ein Wattepad und reinige damit dein Gesicht. 15 Minuten einwirken lassen und abwaschen. In dieser Zeit löst die Milchsäure im Tomatensaft abgestorbene Hautschüppchen.

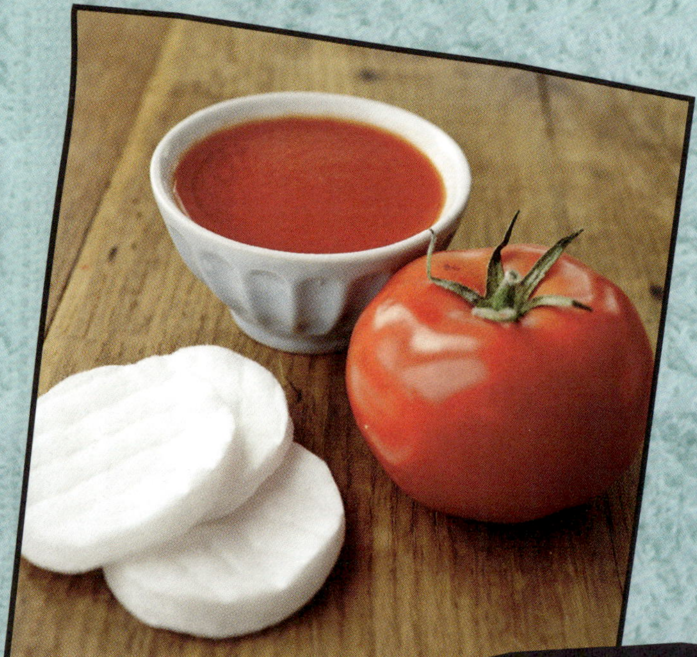

Du kannst dir auch einen Saft aus pürierten Tomaten selbst herstellen.

# DETOX-MASKE

## 140

Eine straffende, entgiftende Gesichtsmaske stellst du so her: Verrühre 1 EL Bentonit, 1 EL grüne Tonerde und 1 EL Matcha-Pulver in einer Schüssel. Danach 1 EL Honig und 1 EL Sesamöl hinzufügen, sowie ½ TL Vitamin E, 2 Tropfen Lavendel- und 1 Tropfen Wacholderöl. Die fertige Mischung auf dein gereinigtes Gesicht auftragen, 10 Minuten einwirken lassen und mithilfe eines nassen Tuchs entfernen.

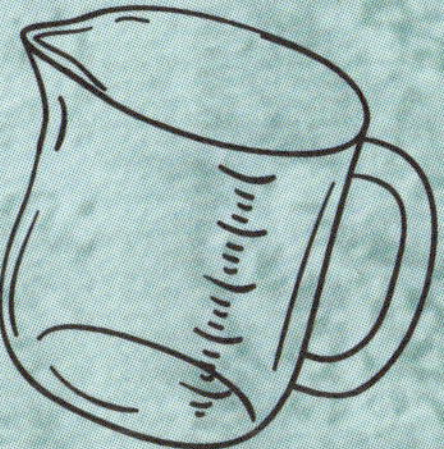



Eine Gesichtsmaske voller Antioxidantien!

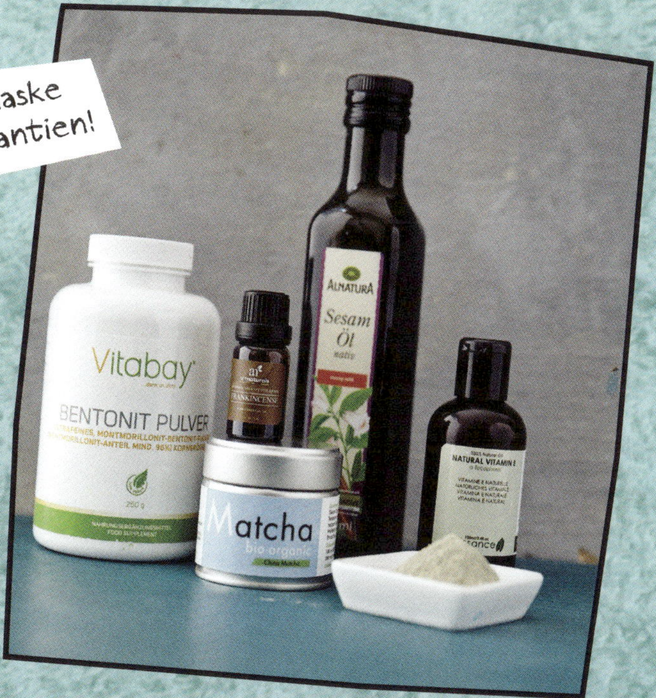

# 141 Ewige Jugend

Diese Gesichtsmaske wirkt trockener Haut entgegen, verlangsamt die Hautalterung und ist kinderleicht herzustellen. Einfach eine Banane pürieren, mit 1 TL Honig verrühren und aufs Gesicht streichen. 10 Minuten einwirken lassen, abspülen, fertig.

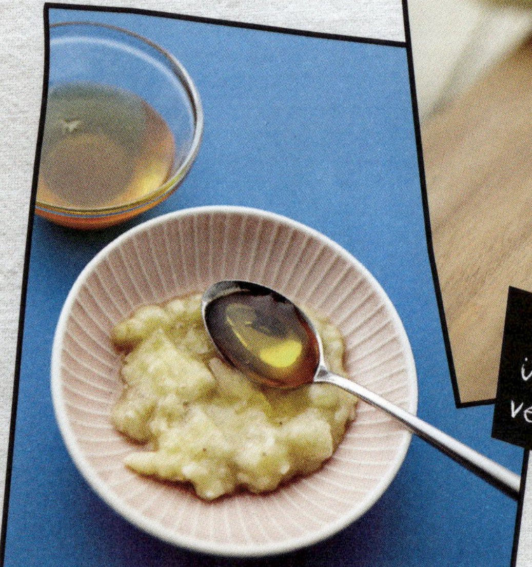

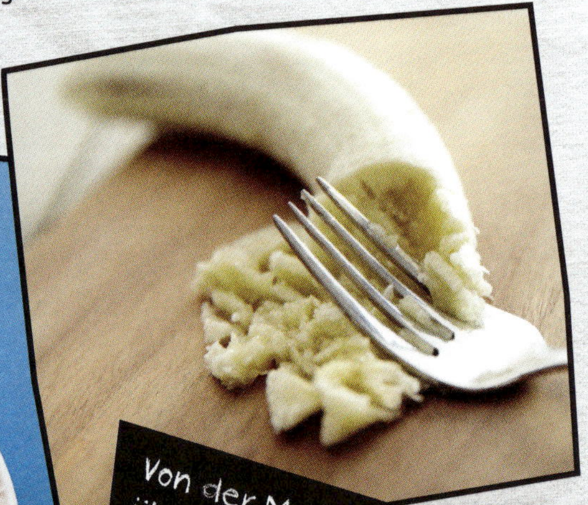

Von der Maske ist noch was übrig? Dann darf der Rest vernascht werden!

# 142 FALTEN-STOPP

Anti-Aging-Augencremes sind teuer. Eine ebenso gute Pflege kannst du deiner Haut gönnen, indem du abends einfach etwas Haarpflegespülung auf die Haut rund um deine Augen tupfst.

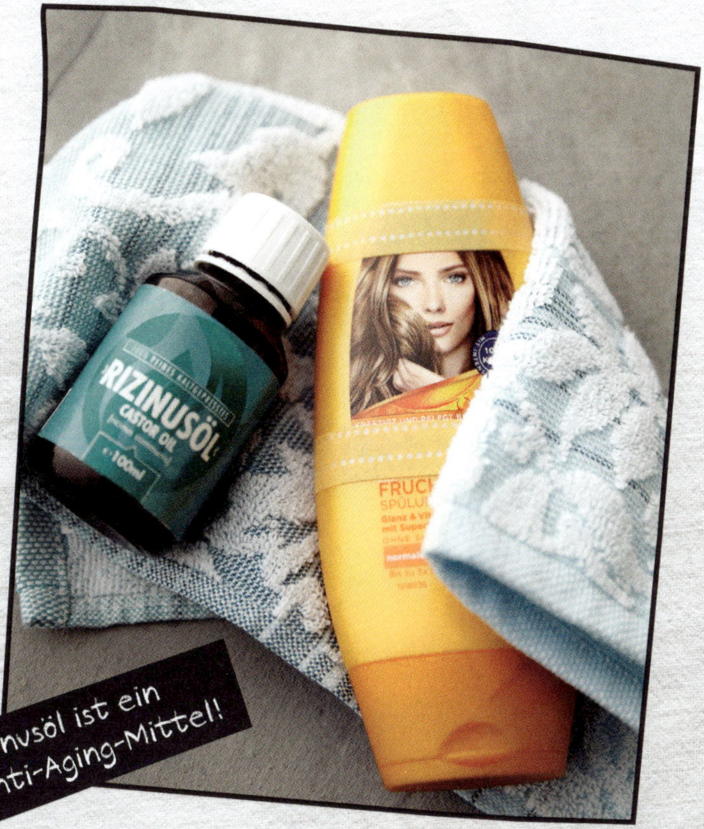


Auch Rizinusöl ist ein tolles Anti-Aging-Mittel!

# Ganzkörper-Packung

143



Eine wirkungsvolle, entgiftende Ganzkörper-Maske muss nicht aufwendig und erst recht nicht teuer sein.

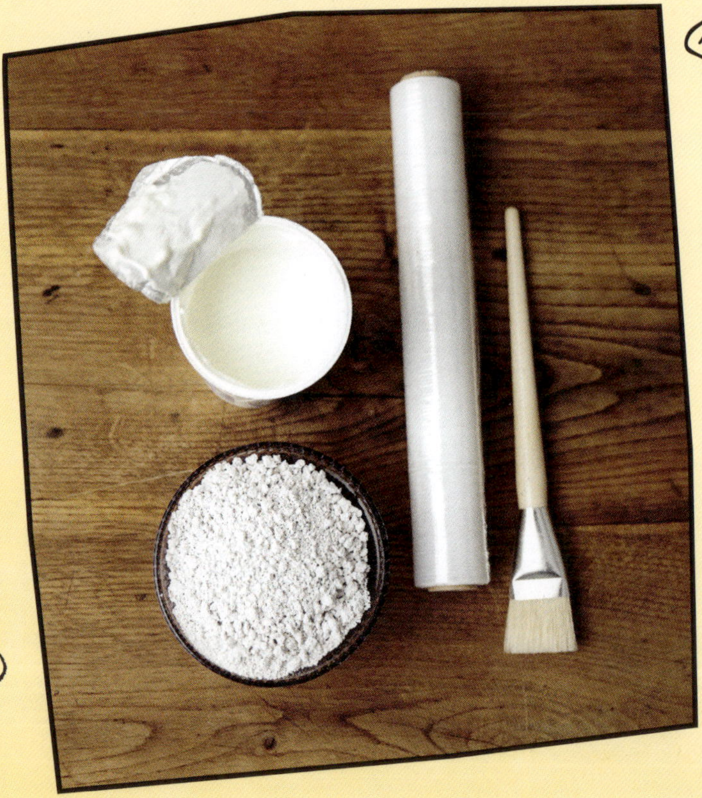

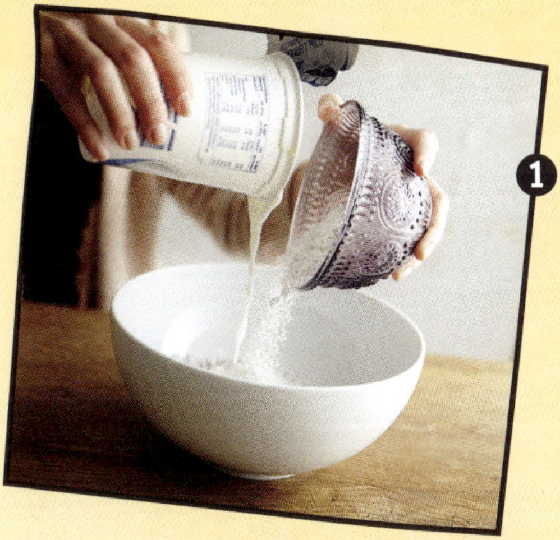

1 Vermische 300 g Naturjoghurt und 300 g Katzenstreu aus reinem Bentonit zu einer festen Paste.



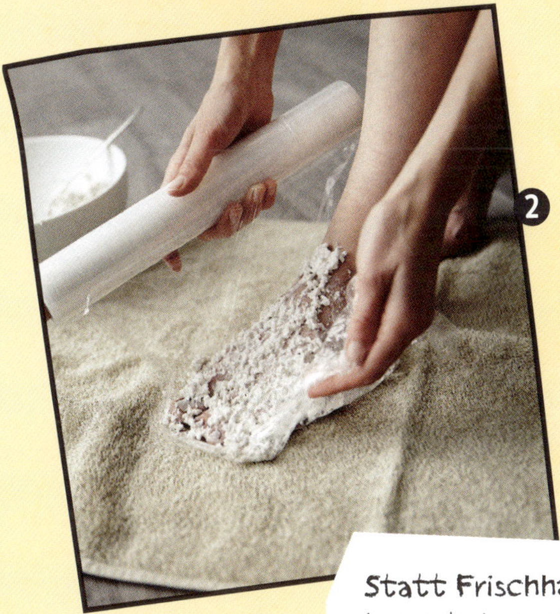

2 Trage das Ganze anschließend mit einem Pinsel oder deinen Fingern von Hals bis Fuß auf. Danach wickelst du Frischhaltefolie um die einzelnen Körperteile und lässt die Maske 30 Minuten einwirken. Danach alles mit warmem Wasser abwaschen.

Statt Frischhaltefolie kannst du auch Müllsäcke nehmen und diese aufschneiden bzw. passend zuschneiden.

# SCHLUSS MIT BODYLOTION

144





Mit diesem schnell gemachten Dusch-Peeling sparst du dir das anschließende Eincremen. Nimm ½ Handvoll Meersalz, gib einen Schuss Öl dazu und rubbele damit in der Dusche deinen kompletten Körper ab. Danach wie gewohnt duschen.

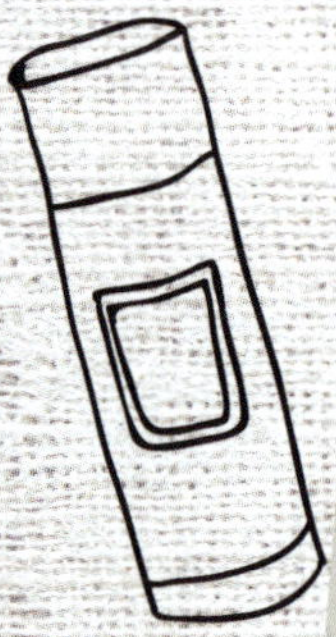

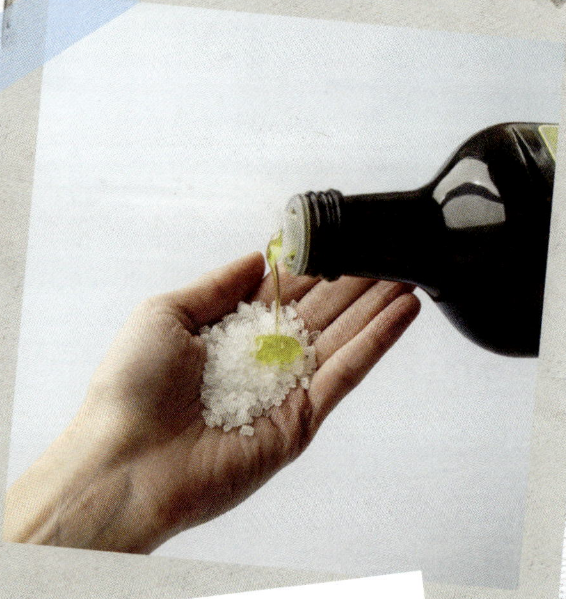

Während des Peelens nimmt deine Haut das pflegende Öl auf. So bleibt sie auch nach dem Duschen frisch.

# Kaffee gegen Cellulite

145

Cellulitis rückst du mit diesem alten Trick zu Leibe: Die Hautdellen in der Badewanne oder unter der Dusche mit frischem, noch warmem Kaffeepulver einreiben und mit Frischhaltefolie einwickeln. Danach mit einem Nudelholz oder einer kleinen Flasche darüber rollen. Den Kaffeesatz 10 Minuten einwirken lassen, anschließend mit warmem Wasser abspülen.





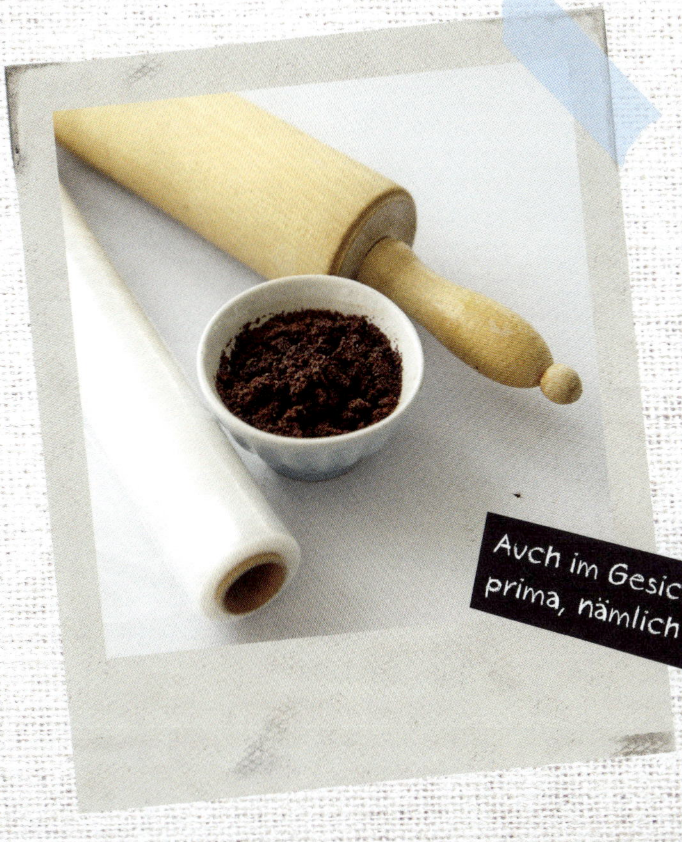

Auch im Gesicht wirkt Kaffee prima, nämlich als Peeling.

# 146 Streifenfrei

Der Säuregehalt in Zitronensaft hilft, Dehnungsstreifen zu reduzieren, Hautschüppchen zu entfernen und Narben aufzuhellen. Frisch gepressten Saft auf die Haut geben und mit kreisenden Bewegungen einmassieren. 10 Minuten einwirken lassen, abspülen und täglich wiederholen.

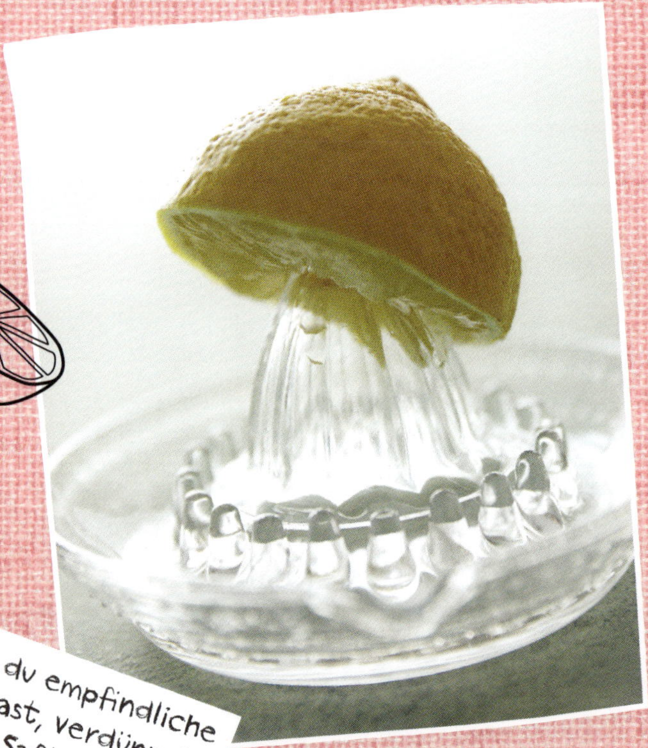

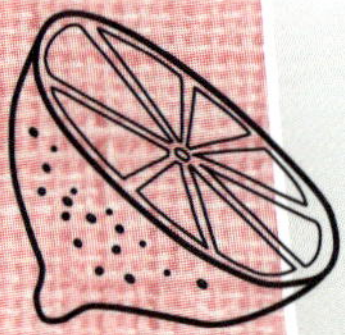

Wenn du empfindliche Haut hast, verdünnst du den Saft besser mit Wasser.

# 147 Porentief REIN

Heiße Kamillendämpfe tun nicht nur den Atemwegen gut, sondern auch deiner Haut. Für ein porentief reinigendes Dampfbad füllst du eine große Schüssel mit heißem Wasser und fügst 3 Handvoll Kamillenblüten hinzu. 5 Minuten ziehen lassen, Kopf über die Schüssel halten und ein Handtuch darüberlegen. 15 Minuten inhalieren und die Haut schön zum Schwitzen bringen. Deine Poren öffnen sich und Schmutz und Fett werden entfernt. Das ätherische Öl der Kamille sorgt gleichzeitig dafür, dass die Haut desinfiziert wird.

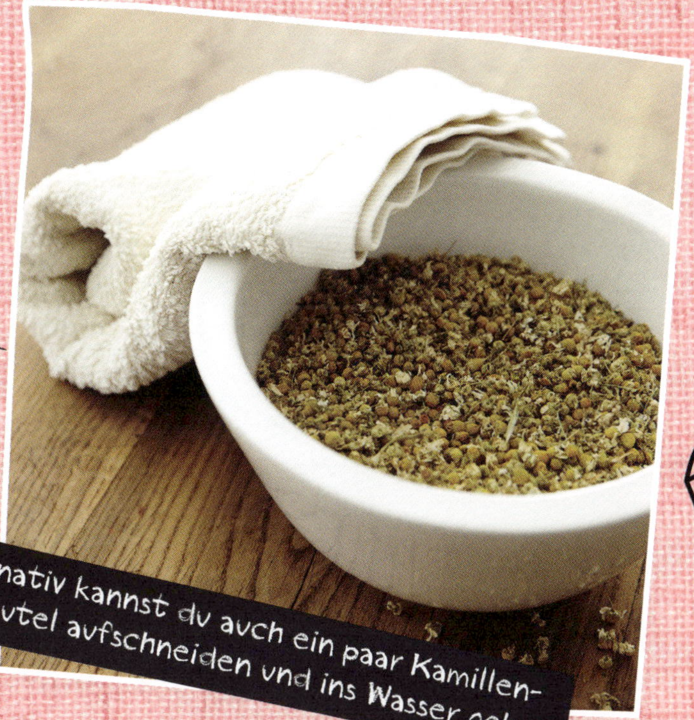

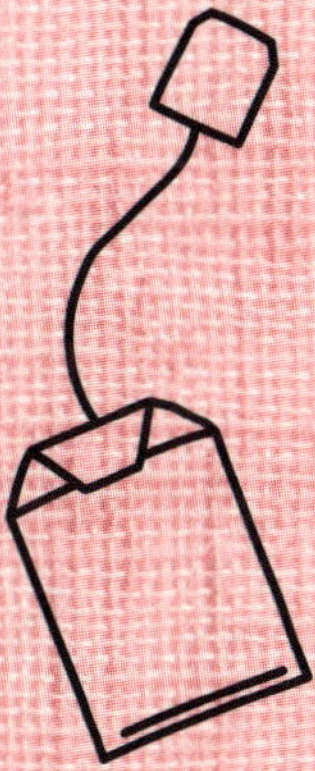

Alternativ kannst du auch ein paar Kamillenteebeutel aufschneiden und ins Wasser geben.

# Anti-Rothaut

148

Rote, gereizte Haut beruhigst du mit grünem Tee. Dazu einen Topf Wasser aufkochen und 3 Teebeutel hineingeben. Abkühlen lassen, ein Tuch hineintauchen und für ein paar Minuten auf die betroffene Stelle legen. Danach mit Wasser abwaschen.



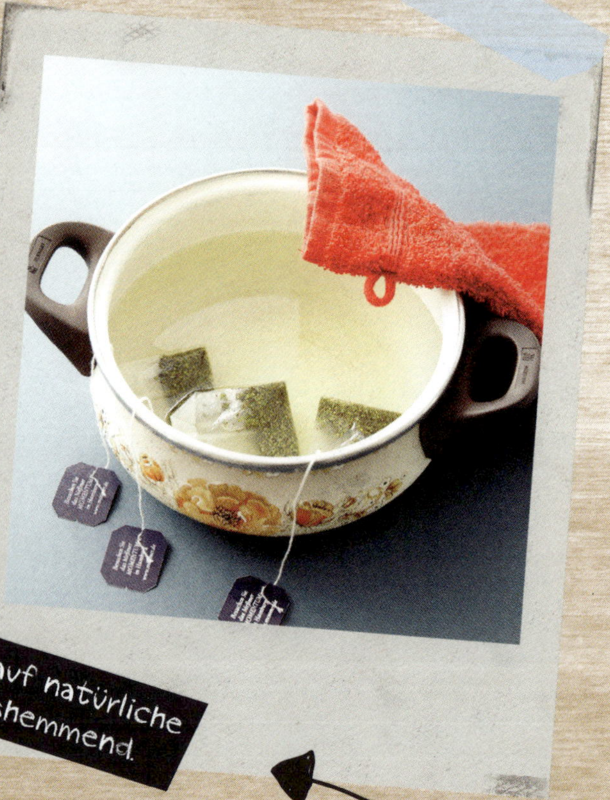

Grüner Tee wirkt auf natürliche Weise entzündungshemmend.

# Für weiche Ellenbogen 149

Bei der Körperpflege werden Ellenbogen häufig vergessen. Die Folge: trockene Stellen. Damit das bei dir nicht passiert, kannst du ihnen bewusst eine kleine Massage gönnen. 3 EL Olivenöl, 3 EL Zitronensaft sowie 1 EL Honig verrühren und für ein paar Minuten einmassieren. Danach abwaschen und eincremen.

Auch deine Fußknöchel freuen sich über eine solche Massage.

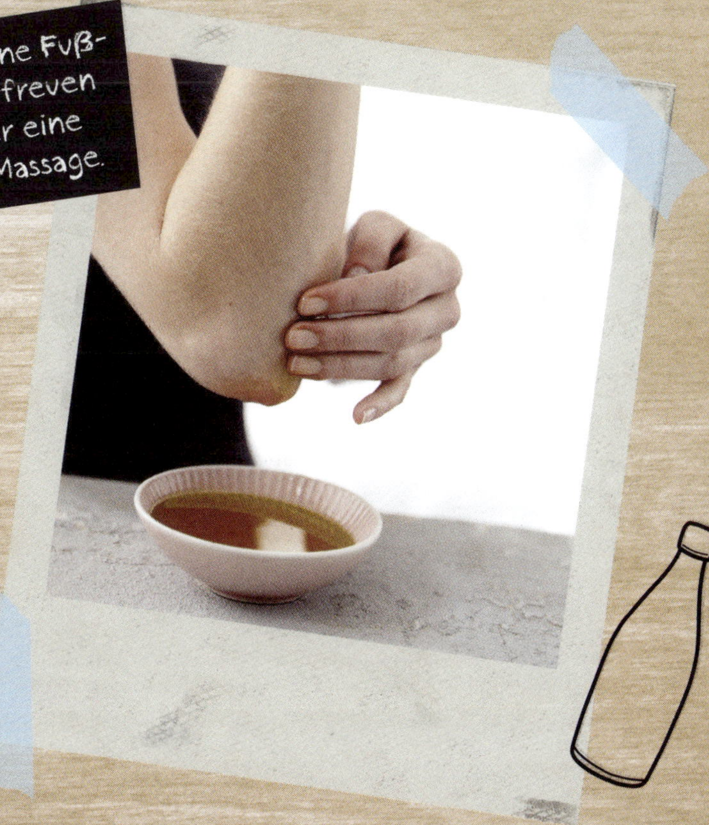

# 150 DIY-MASSAGEÖL

Als Basis für ein selbst kreiertes Massageöl eignen sich Oliven-, Sonnenblumen-, Sesam- und Mandelöl im Mix mit einem ätherischen Öl. Dazu einfach 100 ml Basisöl mit 15–20 Tropfen des ätherischen Öls verrühren. Dazu kommen etwa 15–20 Tropfen ätherisches Öl. Hier hast du nun die Qual der Wahl: Zur Entspannung wählst du Lavendelöl, bei Verspannungen Wacholderöl, zum Straffen Orangenöl. Gründlich in die Haut einarbeiten.





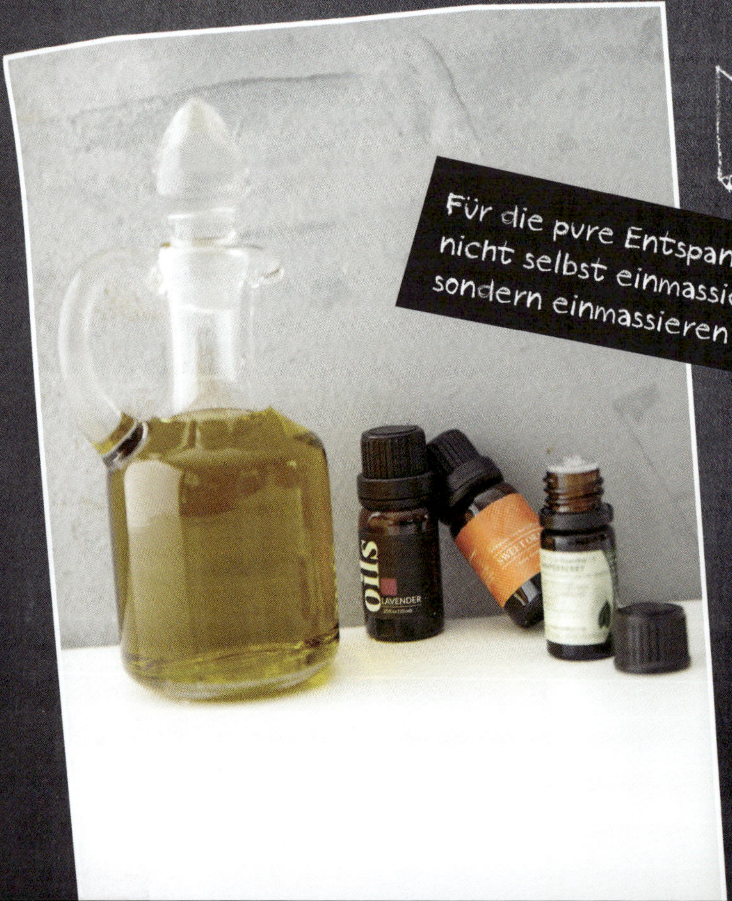


Für die pure Entspannung: Öl nicht selbst einmassieren, sondern einmassieren lassen.

# 151 Cleopatra-Bad

In Milch und Honig zu baden, ist nicht nur wunderbar entspannend, sondern auch gut für die Haut. Für den Badezusatz wärmst du 1 l Vollmilch in einem Topf auf und gibst ½ Tasse Honig unter Rühren hinzu. Hat sich der Honig aufgelöst, kannst du die Mischung ins Badewasser gießen und 20 Minuten darin relaxen.





Schon Cleopatra wusste die pflegenden Inhaltsstoffe von Milch und Honig zu schätzen.

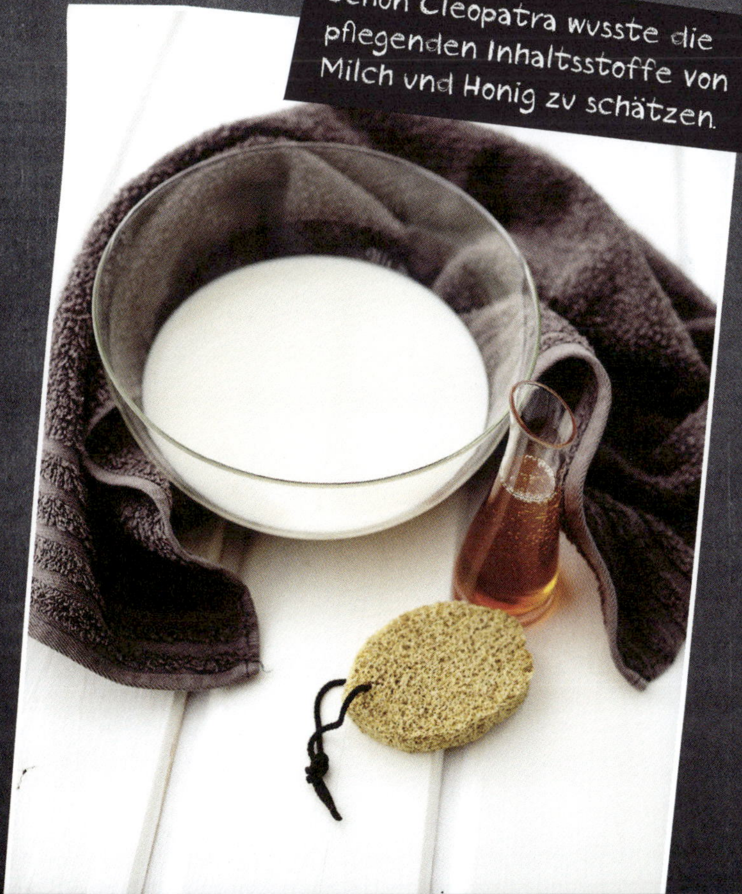

# ALLES IN BUTTER

152

Im Winter helfen manchmal nur schwere Geschütze, wenn es um trockene Haut geht. Diese reichhaltige Body Butter pflegt doppelt und dreifach und ist ganz einfach herzustellen.

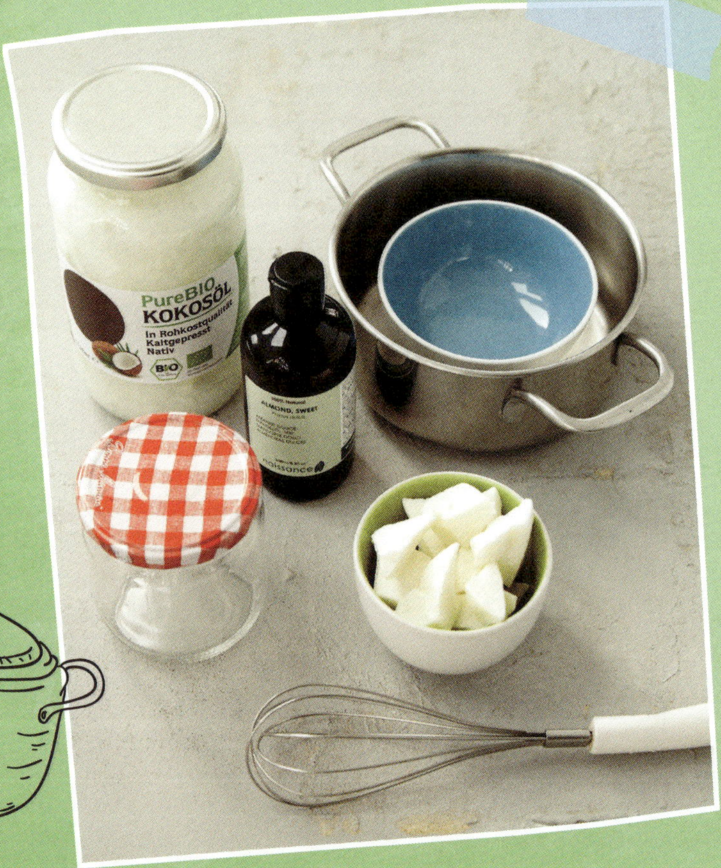


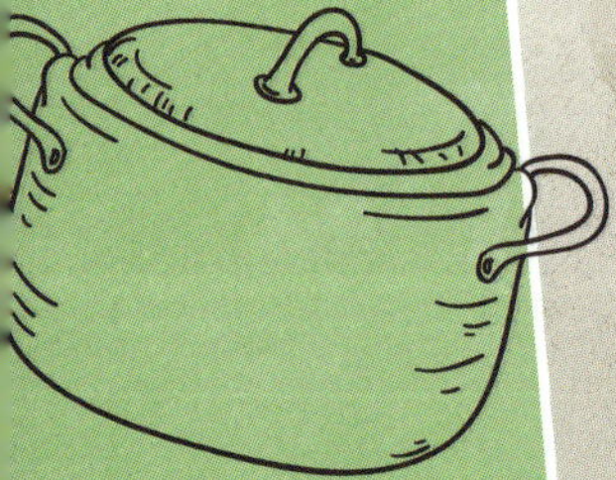

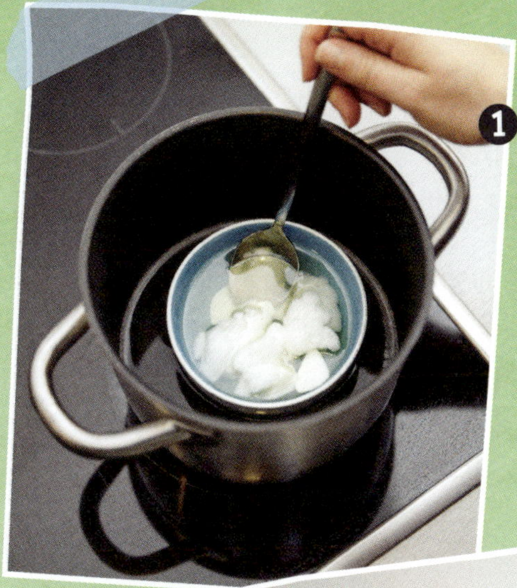

❶ 100 g Kokosöl, 50 g Kakaobutter und 50 g Mandelöl über dem Wasserbad schmelzen. Flüssigkeit etwas abkühlen lassen, dann in den Kühlschrank stellen und hart werden lassen.

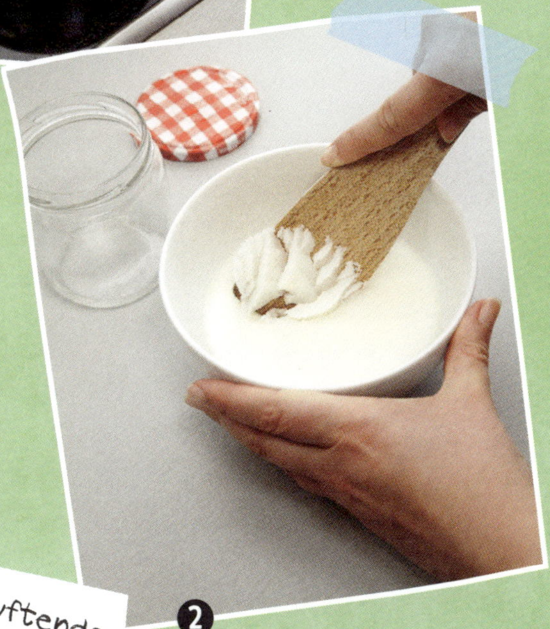

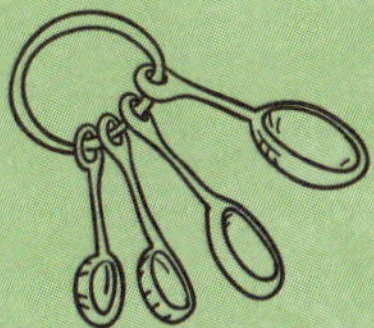

❷ Die Butter in zwei leere Marmeladengläser füllen. Warum zwei? Eins zum Behalten, eins zum Verschenken.

Für eine duftende Body Butter gibst du 10 Tropfen von deinem liebsten ätherischen Öl in die noch flüssige Butter.

# Öl-Mix

## 153

Dieser Öl-Mix reinigt verstopfte Poren. Entscheidend ist die richtige Mischung: Bei normaler Haut mischst du 80 ml Mandelöl mit 20 ml Rizinusöl, bei unreiner Haut 70 ml Traubenkernöl mit 30 ml Rizinusöl, bei trockener Haut 90 ml Aprikosenkernöl mit 10 ml Rizinusöl. Zum Schluss fügst du 5 ml Vitamin E hinzu und füllst deine Mischung mithilfe eines Trichters in ein kleines Fläschchen. Das Öl 3 Minuten lang einmassieren, danach einen weichen Waschlappen in warmes Wasser tunken, ein paar Sekunden auf das Gesicht drücken und damit das Öl entfernen.

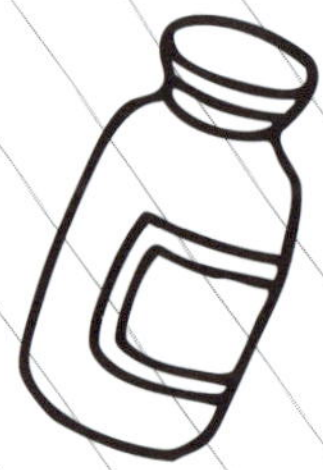

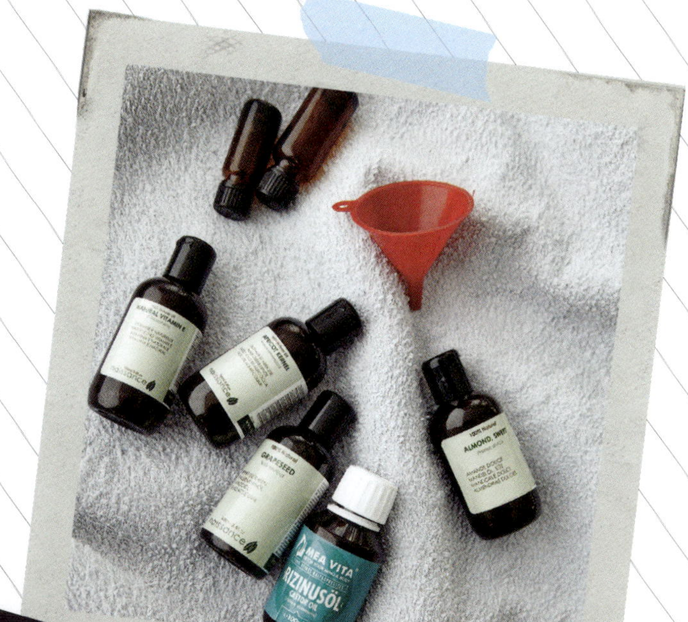


Sogar wasserfestes Augen-Make up bekommst du mit diesem Mix problemlos ab.

# Heilender Honig 154

Wenn du dich an einem Topf oder einem Backblech verbrannt hast, hältst du die betroffene Stelle am besten gleich unter kaltes Wasser. Danach solltest du eine dünne Schicht Honig auftragen und ein feuchtes Tuch herumschlagen. Der Honig wirkt antiseptisch und beruhigend.



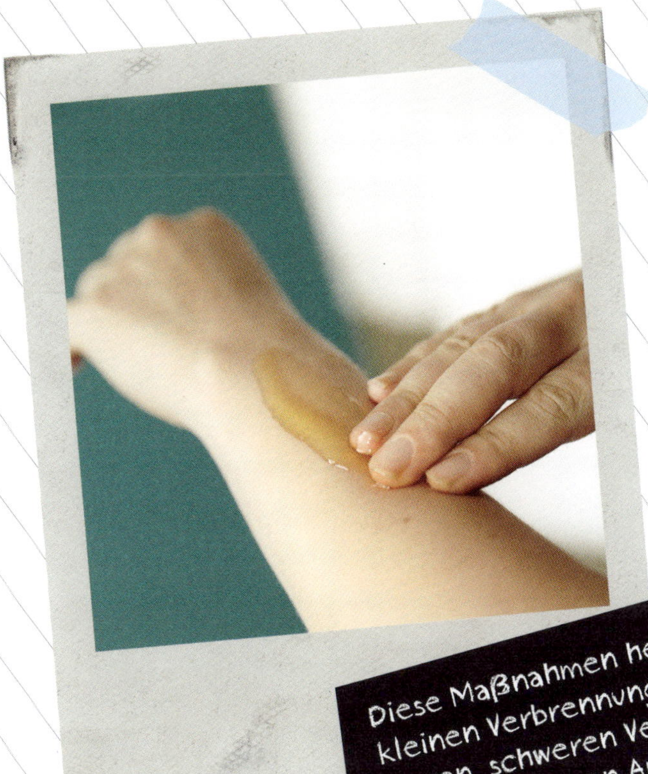

Diese Maßnahmen helfen nur bei kleinen Verbrennungen. Bei größeren, schweren Verbrennungen unbedingt einen Arzt aufsuchen.

# KÜHL-PACK

## 155

Buttermilch wirkt entzündungshemmend, schmerzlindernd und kühlend – ideale Eigenschaften, wenn dich ein Sonnenbrand zum Glühen bringt. Für einen Wickel gießt du einen eiskalten Becher Buttermilch in eine Schüssel und tunkst ein Geschirrtuch hinein. Auf die verbrannte Stelle legen, bis sich der Stoff erwärmt hat. Danach erneut in die Buttermilch tunken und so oft wiederholen, wie du magst.

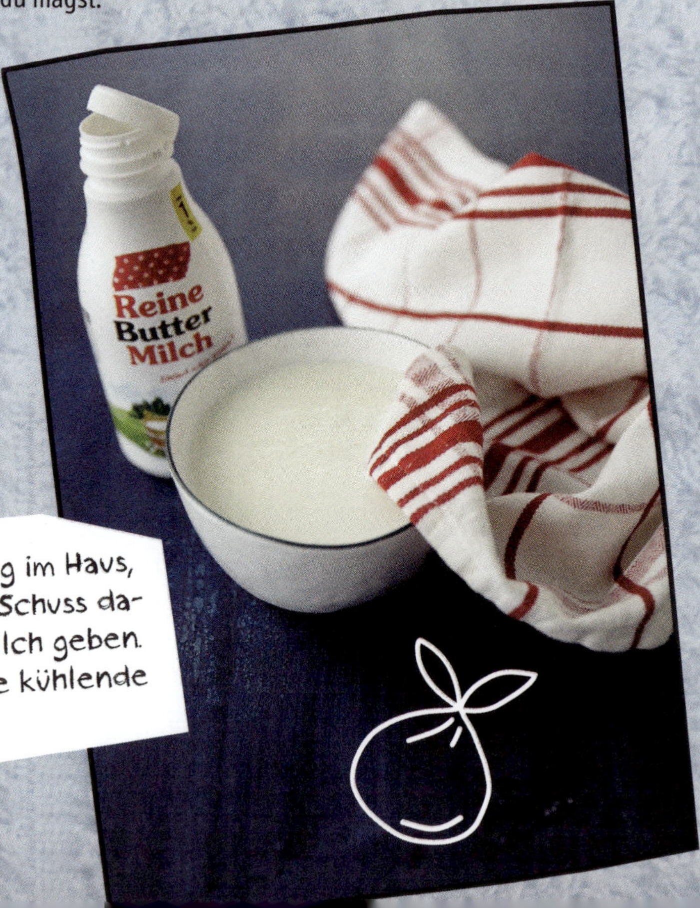


Hast du Apfelessig im Haus, kannst du einen Schuss davon zur Buttermilch geben. Das verstärkt die kühlende Wirkung.

# Anti-Warzen-Öl

156

Rizinusöl wirkt nicht nur abführend, sondern gilt auch als eines der effektivsten Hausmittel gegen Warzen. Zweimal am Tag jeweils einen Tropfen auf die betroffenen Stellen auftragen.

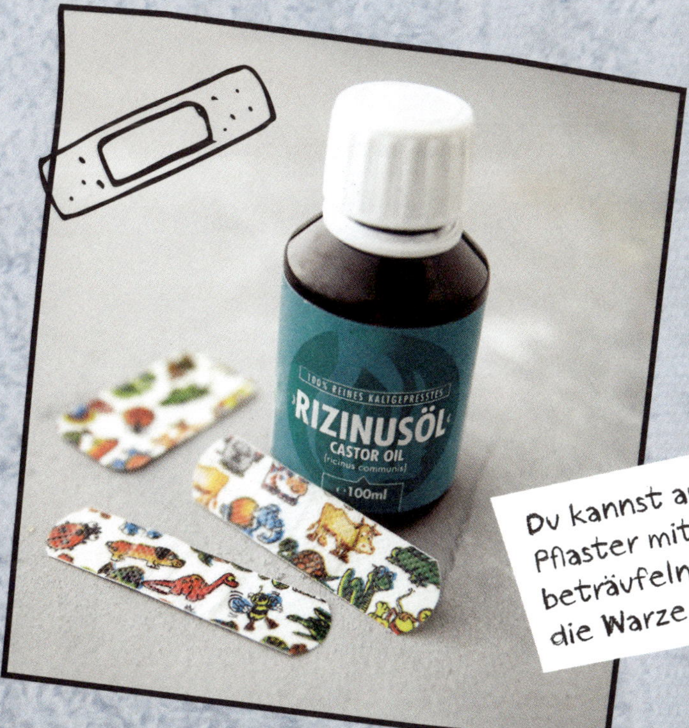


Du kannst auch ein Pflaster mit Rizinusöl beträufeln und auf die Warze kleben.

# Öl gegen Flechte 157

Teebaumöl ist ein echtes Allround-Talent. Leidest du unter Schuppenflechte, kannst du dir seine wundheilungsfördernde Wirkung zunutze machen. Da das Öl pur allerdings die Haut reizen kann, solltest du es besser in hautfreundliches Mandelöl geben. Schon ein Tropfen genügt. Den Öl-Mix trägst du anschließend mit einem Wattepad auf die betroffenen Stellen auf.

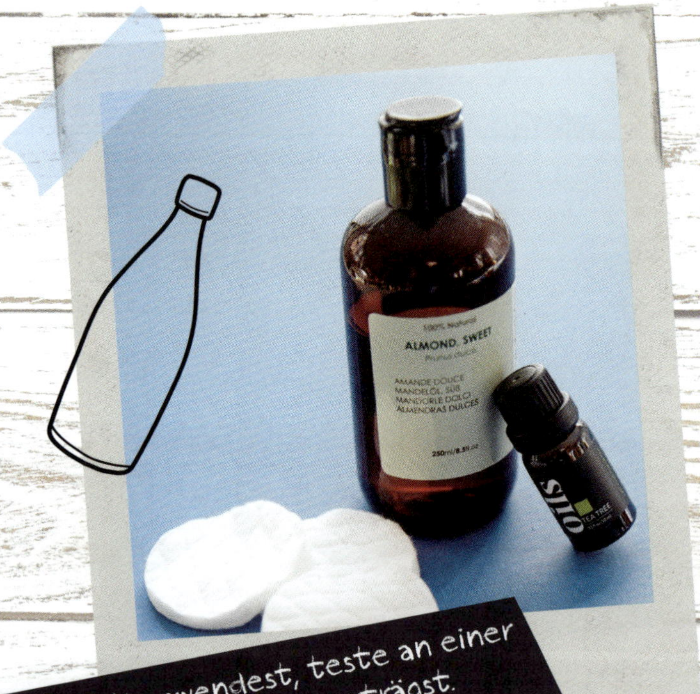


Bevor du das Öl anwendest, teste an einer kleinen Stelle, ob du es gut verträgst.

# ERSTE HILFE BEI INSEKTENSTICHEN 158

Wenn dich eine Biene oder Wespe erwischt hat, hilft eine rohe aufgeschnittene Zwiebel. Einfach einige Minuten über den Insektenstich reiben, sodass der austretende Zwiebelsaft seine entzündungshemmende Wirkung entfalten kann.

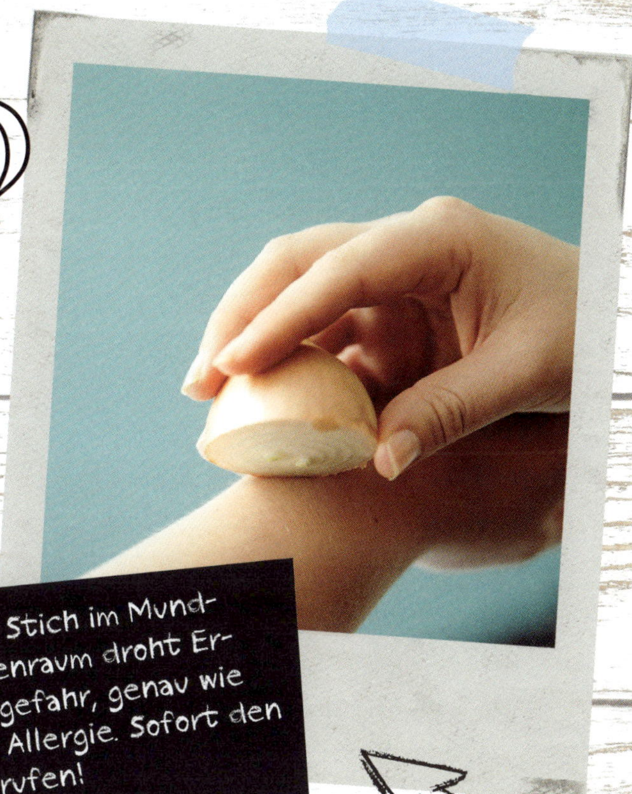

Bei einem Stich im Mund- und Rachenraum droht Erstickungsgefahr, genau wie bei einer Allergie. Sofort den Notarzt rufen!

# Quälgeister in der Nacht

## 159

Mücken sind in der Regel harmlos, aber trotzdem nervig, vor allem, wenn sie nachts durchs Schlafzimmer schwirren. Gegen juckende Stiche hilft Mundwasser, das du mit einem Wattepad aufträgst. Noch besser ist aber die Vorbeugung: Duftlampen aufstellen oder eine Tomatenpflanze auf das Fensterbrett setzen, denn Mücken können weder ätherische Düfte noch den Geruch der Tomatenblätter ausstehen.

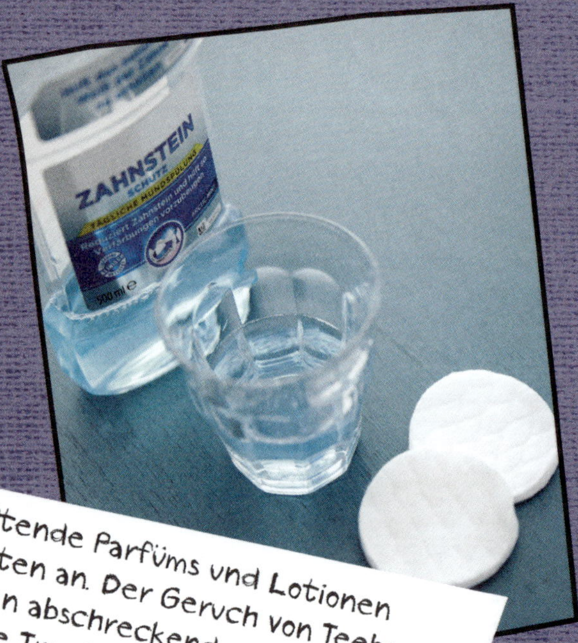


Intensiv duftende Parfüms und Lotionen ziehen Insekten an. Der Geruch von Teebaumöl wirkt hingegen abschreckend, vor allem auf Wespen. Einige Tropfen auf der Kleidung oder der Haut lassen sie das Weite suchen.

# Zecken-Schreck 160





Ein paar Tropfen Teebaumöl auf der Haut halten nicht nur Mücken, sondern auch Zecken fern. Hat sich doch eine festgebissen, solltest du sie gewissenhaft entfernen. Dazu den Kopf mit einer Pinzette fassen und den Saugrüssel aus dem Körper ziehen. Wichtig: Zecke nicht quetschen, sonst drückt sie Krankheitserreger ins Blut. Auch das Drehen während des Herausziehens ist nicht nötig. Die Haut danach mit einem Desinfektionsmittel behandeln. Wird die Stelle rot, heiß, pocht oder breitet sich aus, solltest du einen Arzt aufsuchen.

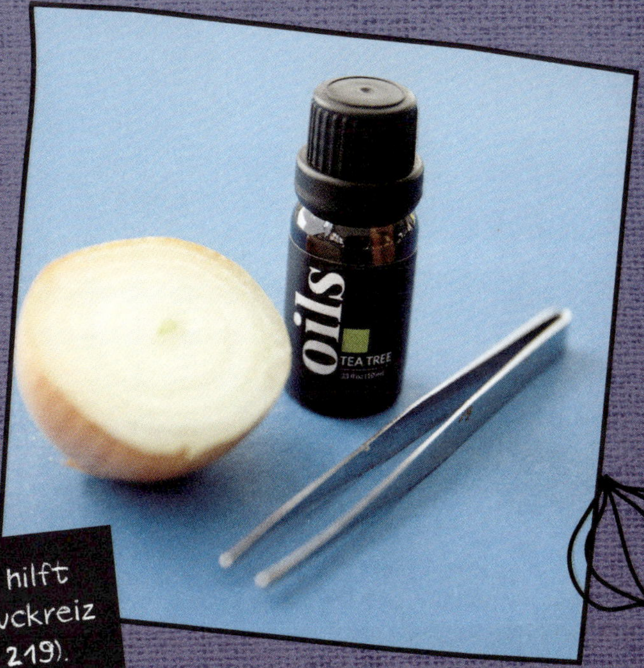


Eine Zwiebel hilft gegen den Juckreiz (siehe Seite 219).

# Muffin-Deo

## 161

Immer wieder hört man, wie schädlich Deos mit Aluminium oder Alkohol sind. Leider findet sich in den meisten Deos mindestens einer der beiden Bestandteile. Die Lösung: Stell dir ein alkohol- und aluminiumfreies Deo einfach selbst her!



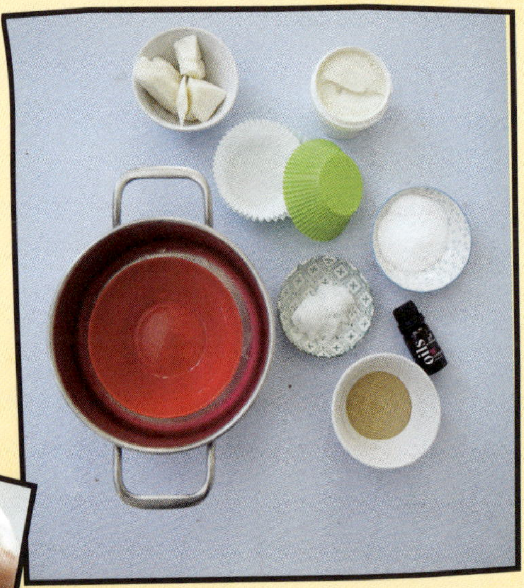

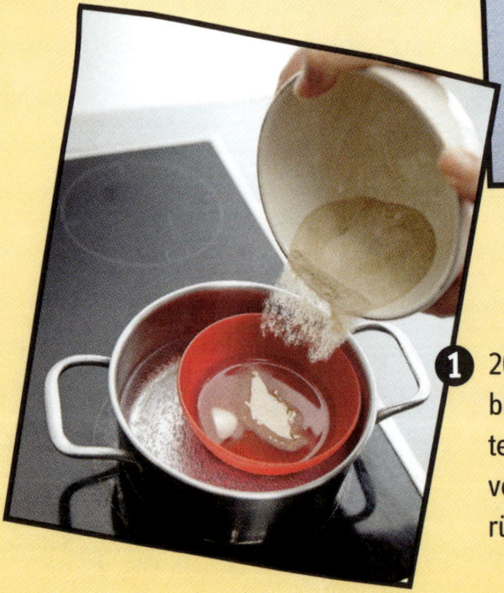

1. 20 g Kokosöl, 10 g Sheabutter und 10 g Kakaobutter im Wasserbad schmelzen. In einer weiteren Schüssel 45 g Natron und 10 g Heilerde vermischen und unter die Öl-Butter-Mischung rühren.

In die flüssige Masse 5 Tropfen ätherisches Öl geben, zum Beispiel Lavendelöl.

2

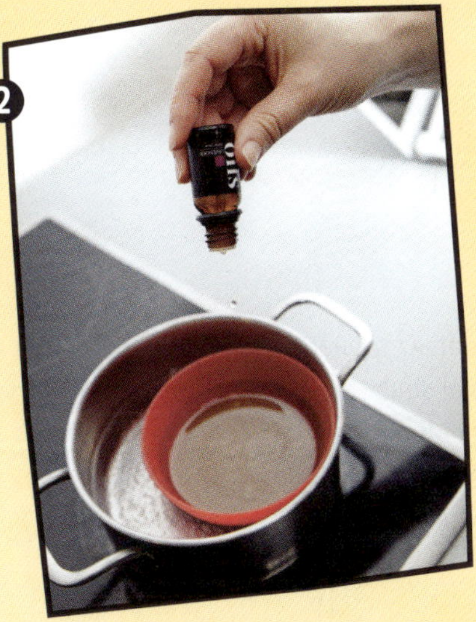

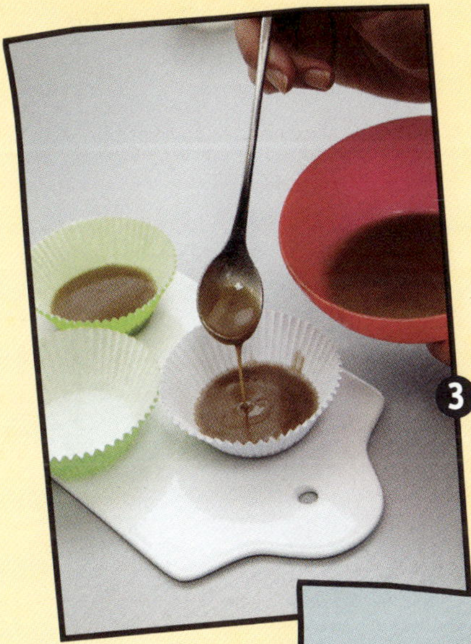

3 Die Mischung in Muffin-Förmchen füllen und über Nacht im Kühlschrank kaltstellen. Anschließend die Haut unter den Achseln damit einreiben.

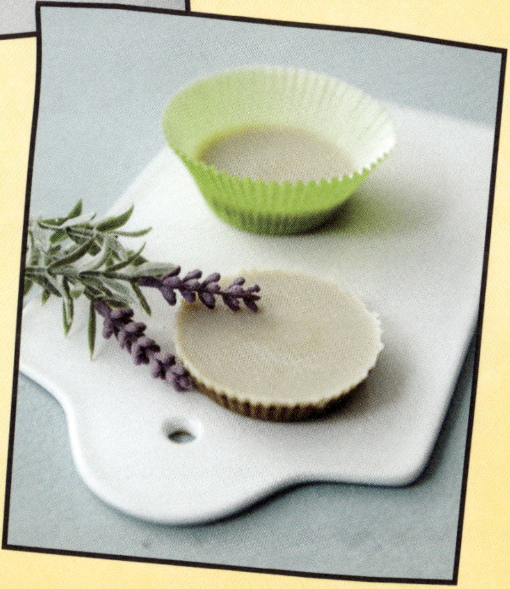

# 162

# MITESSER-STOPP

Mit dieser Maske entfernst du nervige Mitesser. Verrühre eine Tüte Gelatine mit 2 EL Milch, danach für 30 Sekunden in die Mikrowelle stellen, bis der Mix angenehm warm ist. Nun mit einem Pinsel auf das Gesicht auftragen, Augen- und Mundpartie aussparen. Lass die Maske ca. 15 Minuten einwirken, bis sie sich um den Mund herum ablöst. Maske abziehen und Feuchtigkeitscreme auftragen.



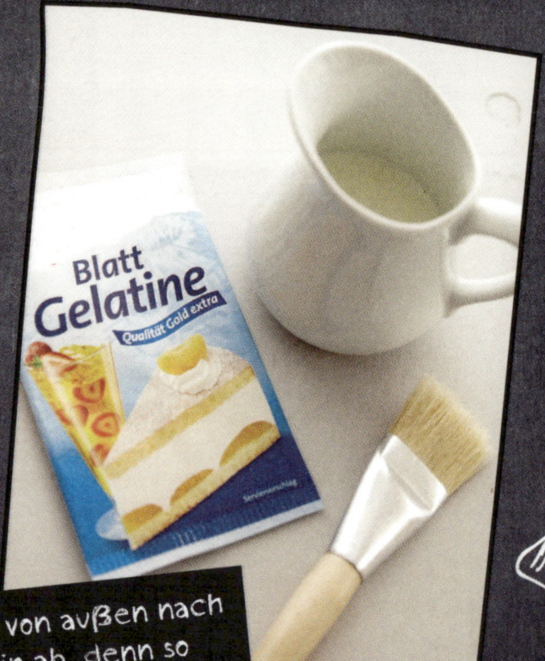


Ziehe die Maske von außen nach innen zur Nase hin ab, denn so erwischst du alle Mitesser.

# Aha!

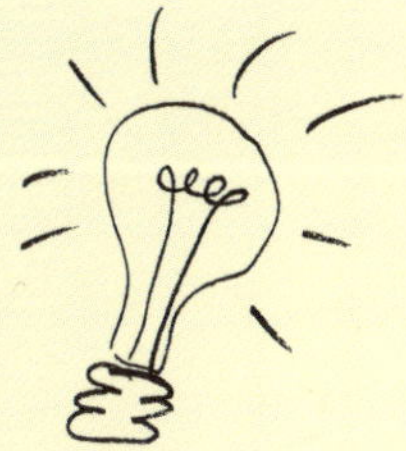

Unsere Haut macht rund 20 % unseres Körpergewichts aus und sie ist unser größtes Organ. Deswegen gehen Stress, Ängste und Sorgen nicht spurlos an ihr vorbei, oft reagiert sie darauf mit verstopften Poren und Hautunreinheiten. Frisches Obst und Gemüse tun der Haut gut, denn darin stecken viele Antioxidantien. Sie helfen dem Körper im Kampf gegen freie Radikale, die für Falten, schlaffe Haut und Altersflecken verantwortlich sind. Wasser schwemmt zudem Gifte aus dem Körper, verjüngt die Haut und beugt Unreinheiten vor. Kein Wunder, schließlich bestehen auch unsere Hautzellen zu einem Großteil aus Wasser. Darum: Je mehr Wasser wir trinken, desto besser sehen wir aus. 2–3 l pro Tag sind optimal.

# Notizen

# Kopfhaut & Haare

163

Wilde Augenbrauen bändigst du, indem du Haarspray auf eine Zahnbürste sprühst und deine Brauen damit kämmst.

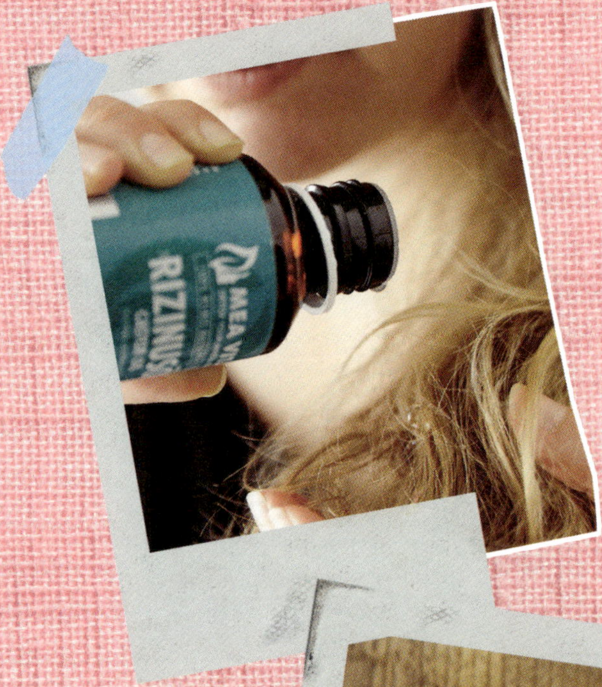

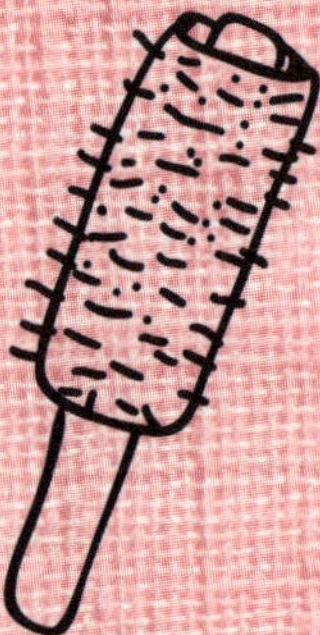

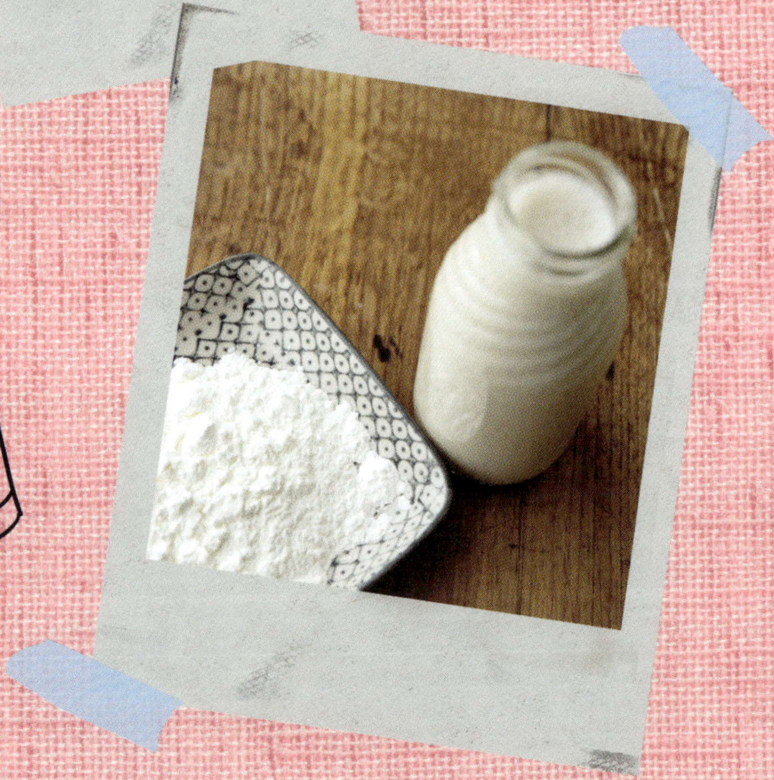

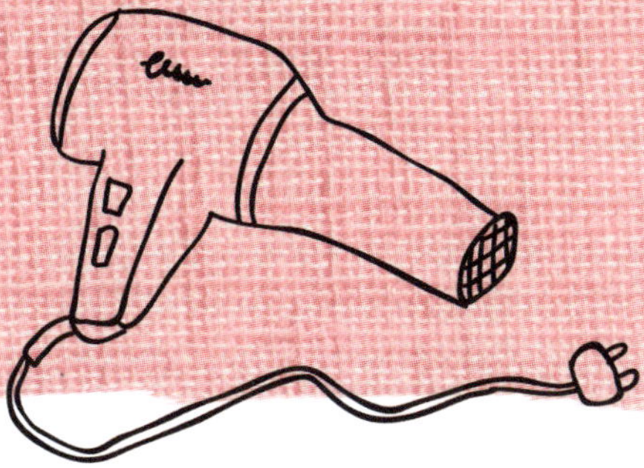

Zu kurz, zu lang, zu glatt, zu lockig, zu strohig – irgendwas haben wir ja immer an unseren Haaren auszusetzen. Doch zum Glück gibt es für jede Haarspalterei eine schnelle, unkomplizierte Lösung. Spliss, Farblosigkeit, sprödes oder fettiges Haar sind damit Geschichte – und auch unsere Augenbrauen und die Bikinizone kommen wieder top in Form.

# COOLE SACHE 164

Tupfst du vor dem Zupfen etwas Zahngel auf die Augenbrauen, tut es nicht mehr so weh.

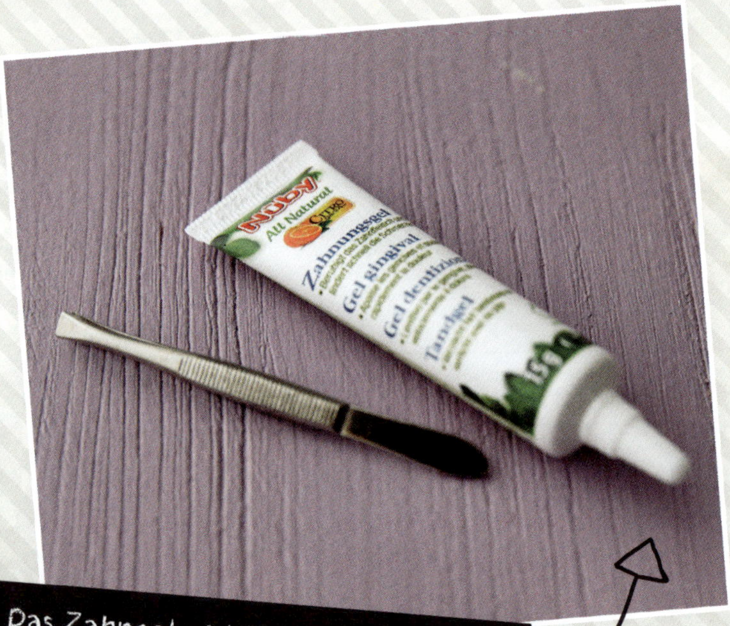


Das Zahngel wirkt schmerzlindernd und kühlend.

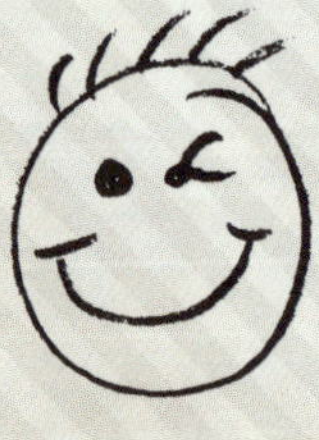

# EXPRESS-KUR 165

Wenn du deinen Haaren vor dem Wochenende schnell noch etwas Gutes tun möchtest, erwärme etwas Olivenöl in einem Topf, bis es handwarm ist, und knete es vor dem Duschen ins trockene Haar ein. 5 Minuten unter einem angewärmten Handtuch einwirken lassen, danach gründlich ausspülen und waschen.



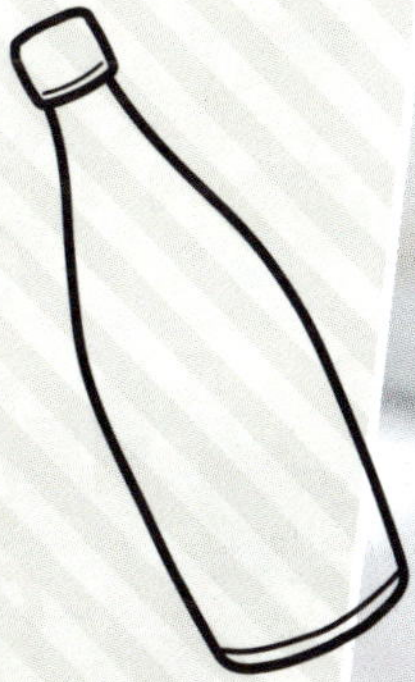

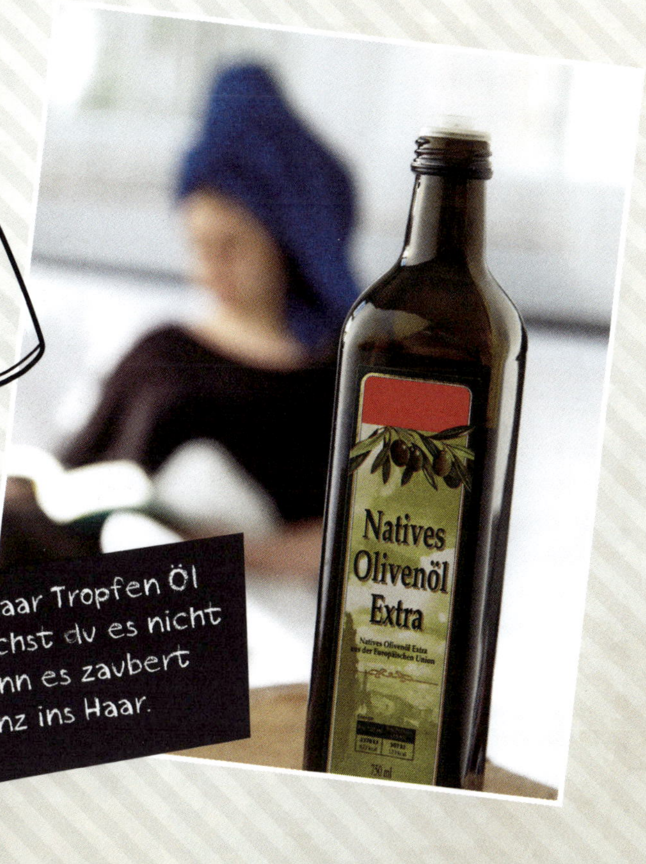


Wenn du nur ein paar Tropfen Öl verwendest, brauchst du es nicht auszuwaschen, denn es zaubert einen feinen Glanz ins Haar.

# BIERDUSCHE

166

Klingt skurril, ist aber hoch wirksam: Fettiges Haar solltest du ab und zu mit einem Hauch abgestandenem Bier besprühen, denn das Bier absorbiert das Fett und bringt die Haare zum Strahlen. Danach gründlich auswaschen. Und keine Sorge, der Duft verschwindet schon nach kurzer Zeit wieder.

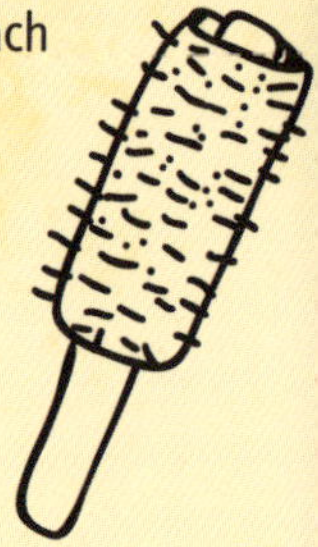

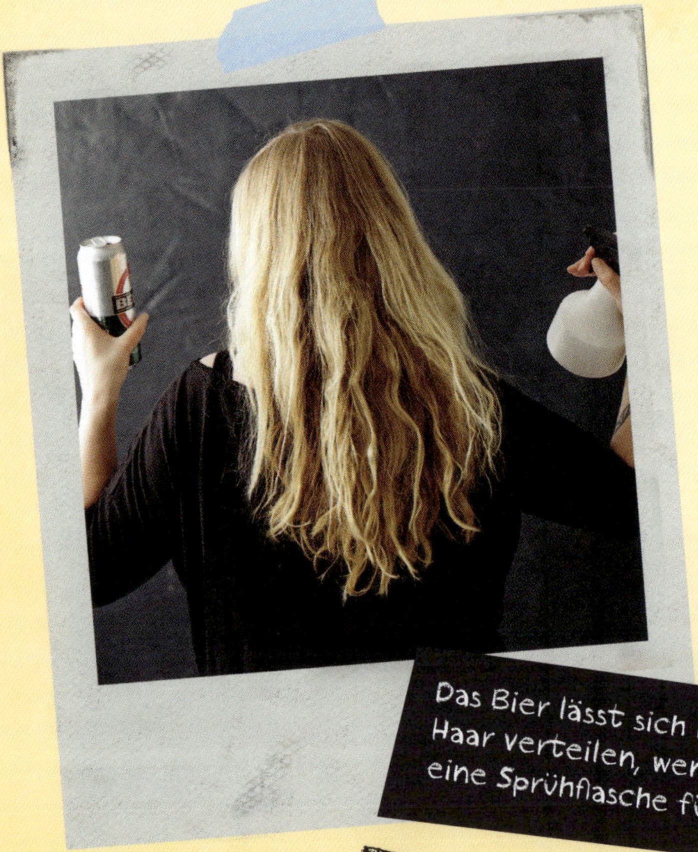

Das Bier lässt sich leichter im Haar verteilen, wenn du es in eine Sprühflasche füllst.

# Frische-Kick 167

Geheimtipp für alle Morgenmuffel: Morgens Pfefferminz-Duschgel statt Shampoo benutzen. Deine Kopfhaut wird sich wunderbar frisch und belebt anfühlen, und du startest hellwach in den Tag.

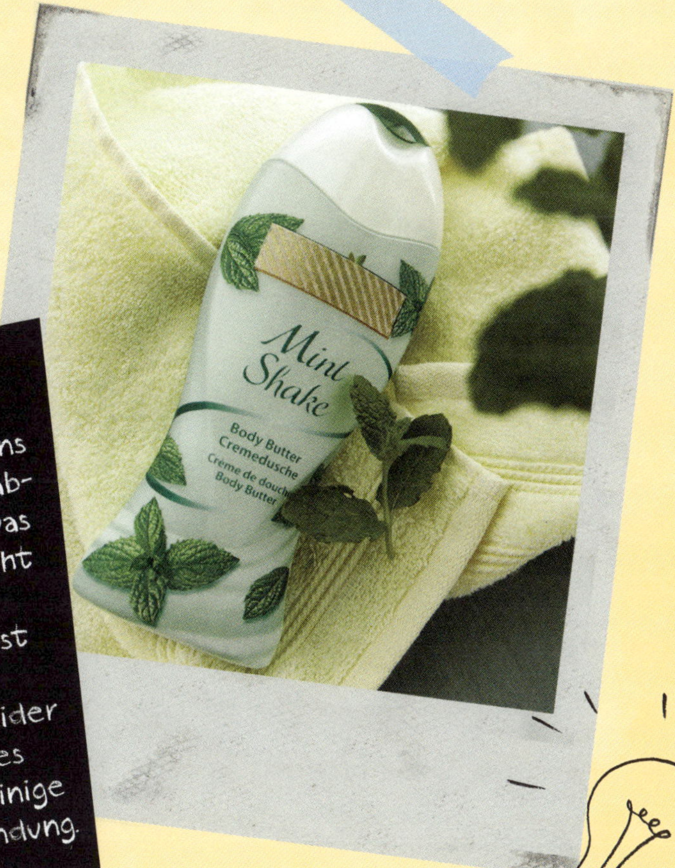


Natürlich kannst du dich morgens auch kalt abduschen. Das macht nicht nur wach, sondern ist auch gesund. Leider bedarf es dafür einige Überwindung. Brrrrr!

Die Gelatine umhüllt jedes einzelne Haar mit einem feinen Film. Dadurch wird es glatter und dicker.

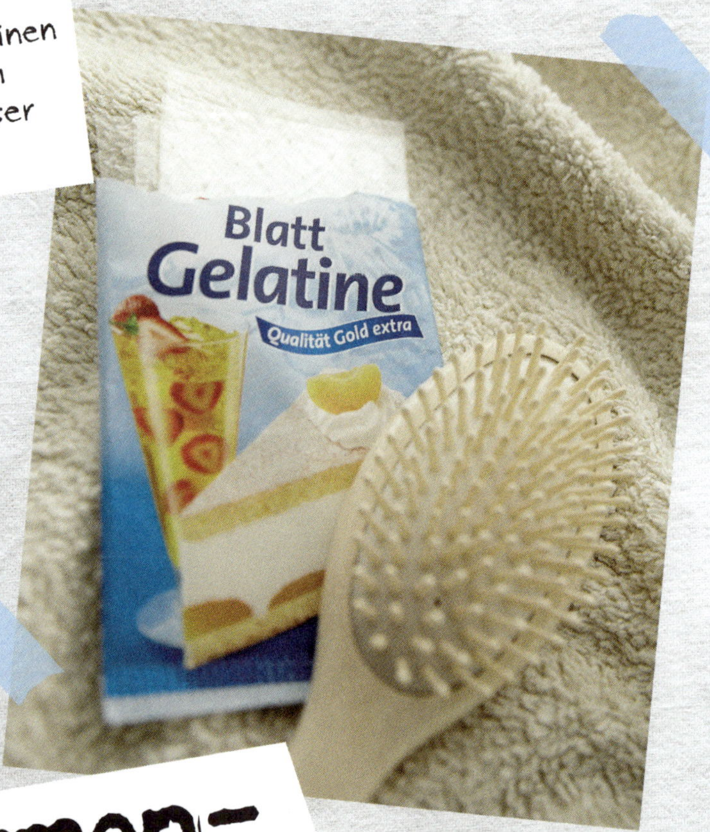






# Volumen-Wunder 168

Wenn du Gelatine in dein Shampoo gibst, wird dein Haar auf wundersame Weise voller. Lass die Gelatine zuerst in kaltem Wasser quellen und löse sie danach in heißem Wasser auf. Für 2 g Gelatine brauchst du ungefähr 100 ml Wasser. Noch warme Gelatine in die Shampoo-Flasche geben.

# Von wegen Babykram

169

Hast du keine Möglichkeit, deine Haare zu waschen, kannst du auch etwas Babypuder ins Haar einarbeiten. 10 Minuten einwirken lassen und ausbürsten.



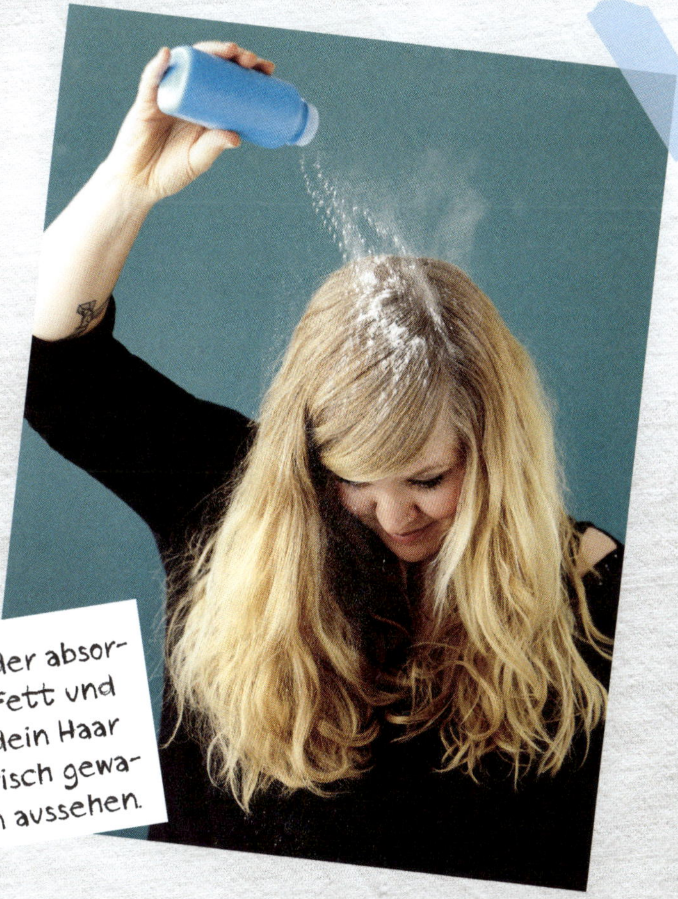

Das Puder absorbiert Fett und lässt dein Haar wie frisch gewaschen aussehen.

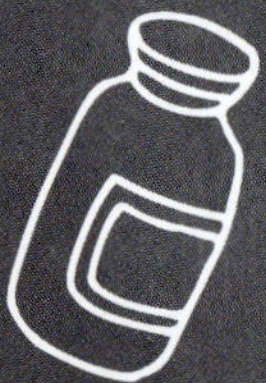

# Spliss-massage

170

Gespaltene Haarspitzen freuen sich über Rizinusöl. Einfach ein paar Tropfen sanft in die Spitzen einmassieren.

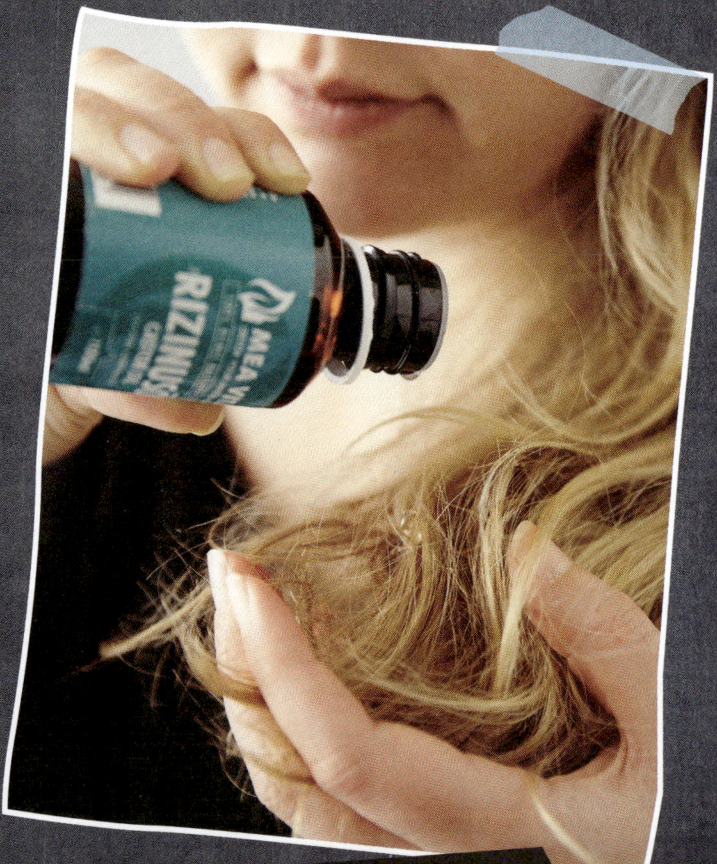

Das Öl ist Balsam für strapaziertes Haar.

# Bananen-Kur

# 171

Mal wieder zu viele Bananen gekauft? Dann zaubere aus einer Banane doch eine Wunderkur gegen Spliss: Banane klein schneiden, mit einer Gabel zerdrücken und den Brei in die Kopfhaut und in die Längen einmassieren. 15 Minuten einwirken lassen. Danach gründlich ausspülen und Rückstände entfernen.





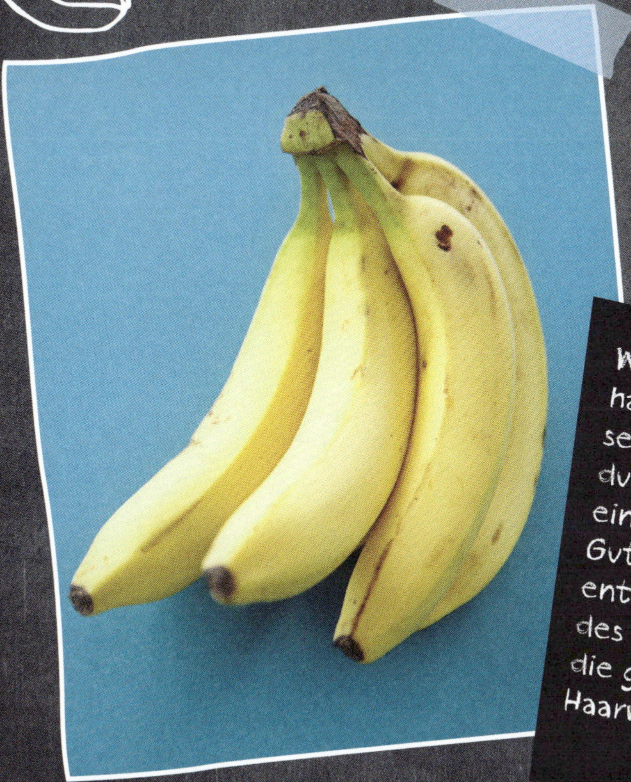

Wem die Kur zu haarig ist, der kann seinen Haaren auch durch den Verzehr einer Banane etwas Gutes tun. Bananen enthalten Vitamine des B-Komplexes, die gut für das Haarwachstum sind.

# BUTTERWEICH 172

Diese schnell gemachte Kur mit Sheabutter kräftigt dein Haar und versorgt spröde und ausgefranste Spitzen mit Feuchtigkeit.

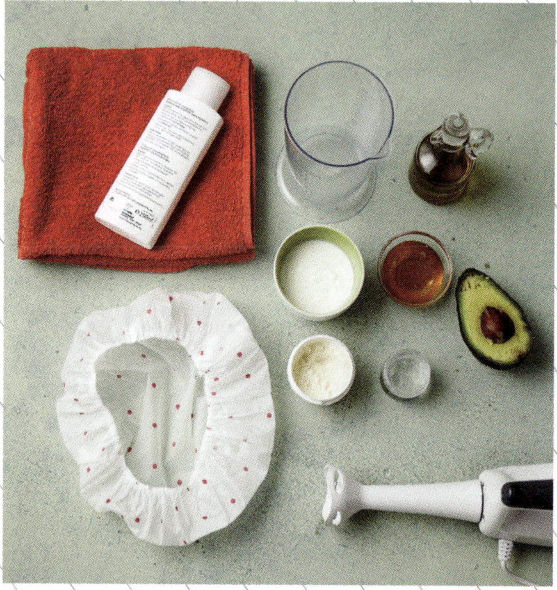



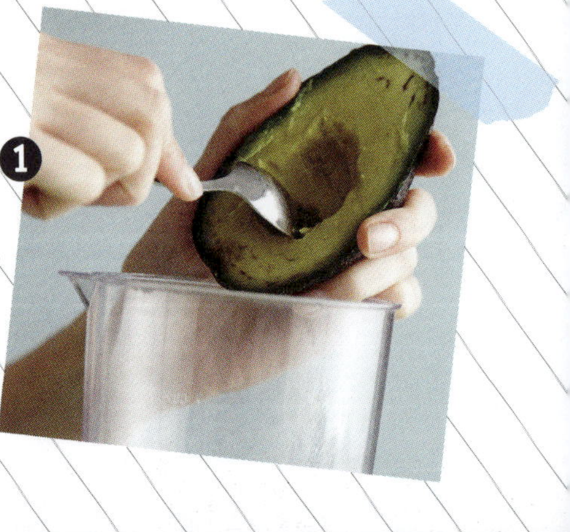

1 Das Fruchtfleisch einer Avocado mit 80 g Vollmilchjoghurt vermischen.

**2** Nun gibst du 1 EL Honig, 1 TL Olivenöl, 1 EL Sheabutter und 1 EL Aloe Vera Gel hinzu. Alles pürieren, bis eine Creme entstanden ist.

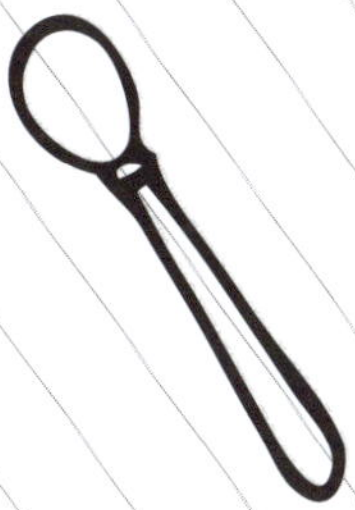

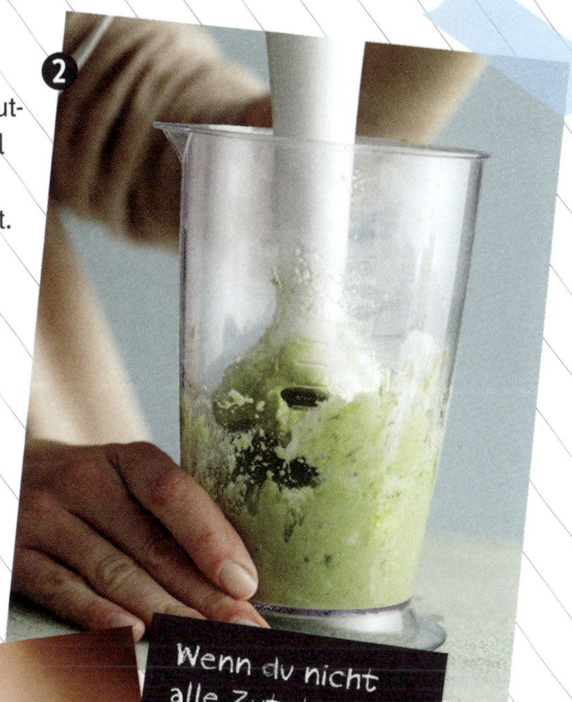

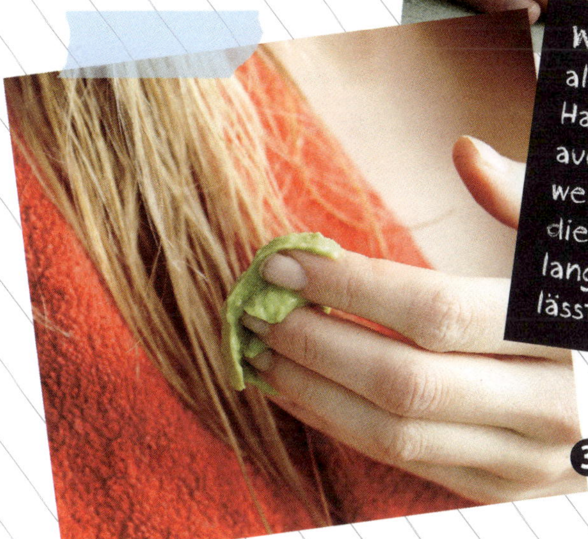

Wenn du nicht alle Zutaten im Haus hast, tut es auch eine Kur mit weicher Butter, die du 30 Minuten lang einwirken lässt.

**3** Wasche dein Haar wie gewohnt und massiere anschließend die Sheabutter-Paste ein. Duschhaube auf, warmes Handtuch drumherum und Kur 90 Minuten einwirken lassen. Danach mit Shampoo ausspülen.

# Cranberrys für Rotschöpfe

**173**

Wenn du dein rotes oder rot-braunes Haar mit einem Glas Cranberrysaft wäschst, bringst du die Rottöne auf natürliche Weise zum Strahlen.



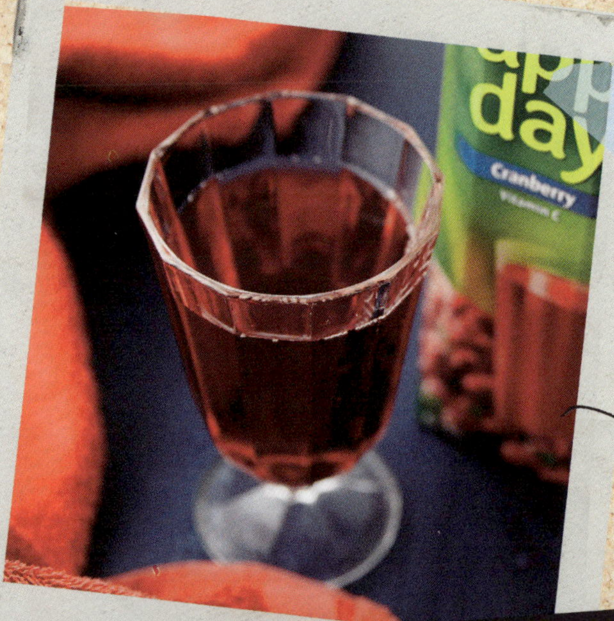


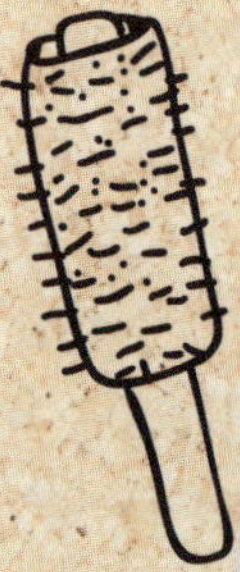

Trinkst du dazu noch ein Glas des Saftes, tust du auch etwas für deinen Vitamin-C-Haushalt.

# 174 KAMILLE FÜR BLONDINEN

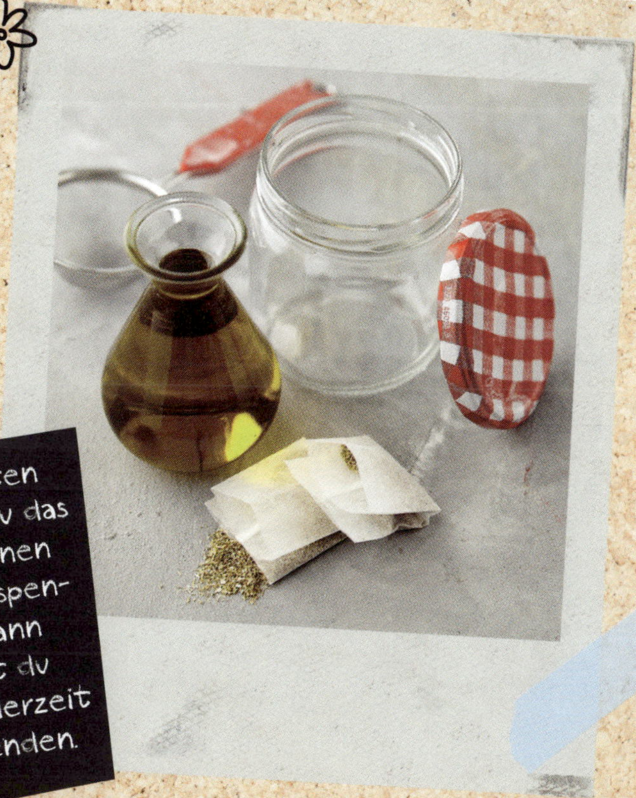

Am besten füllst du das Öl in einen Seifenspender, dann kannst du es jederzeit verwenden.

Dieses pflegende Öl macht blondes Haar noch blonder: Gib den Inhalt von 2 Beuteln Kamillentee in ein sauberes Marmeladenglas. Nun füllst du es bis zum Rand mit Sonnenblumenöl, verschließt es und lässt es 3 Tage ruhen. Danach mit einem feinen Sieb den Tee herausfiltern. Nun kannst du das Öl nach dem Haarewaschen in deine blonde Mähne einmassieren. Schon ein paar Tropfen genügen, denn sonst wirkt das Haar zu fettig.

# Glätteisen war gestern 175

Du hättest gerne glattes Haar? Dann verrühre 3 EL Maisstärke mit 100 ml Sojamilch und kämme den Mix in das nasse, gewaschene Haar. 10 Minuten einwirken lassen und ausspülen. Die Milch glättet die Schuppenschicht des Haares und lässt es glatt und geschmeidig aussehen.

Die Milch glättet das Haar nicht nur, sie wirkt auch pflegend. Ein klarer Vorteil zum Glätteisen!

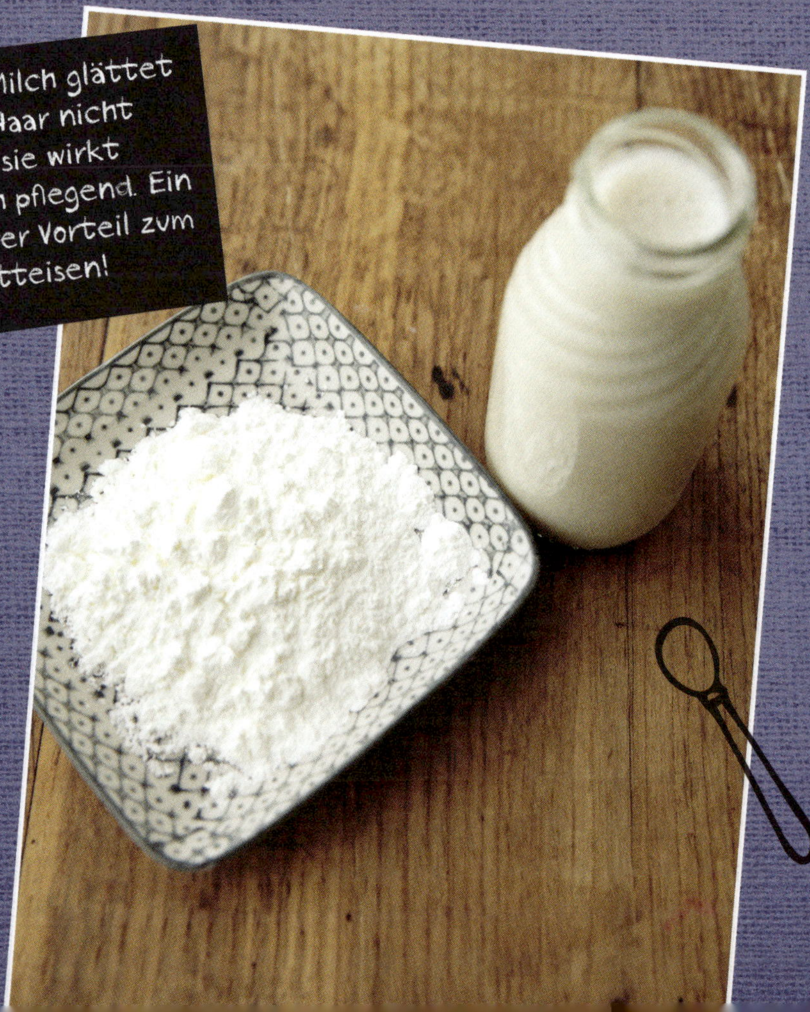

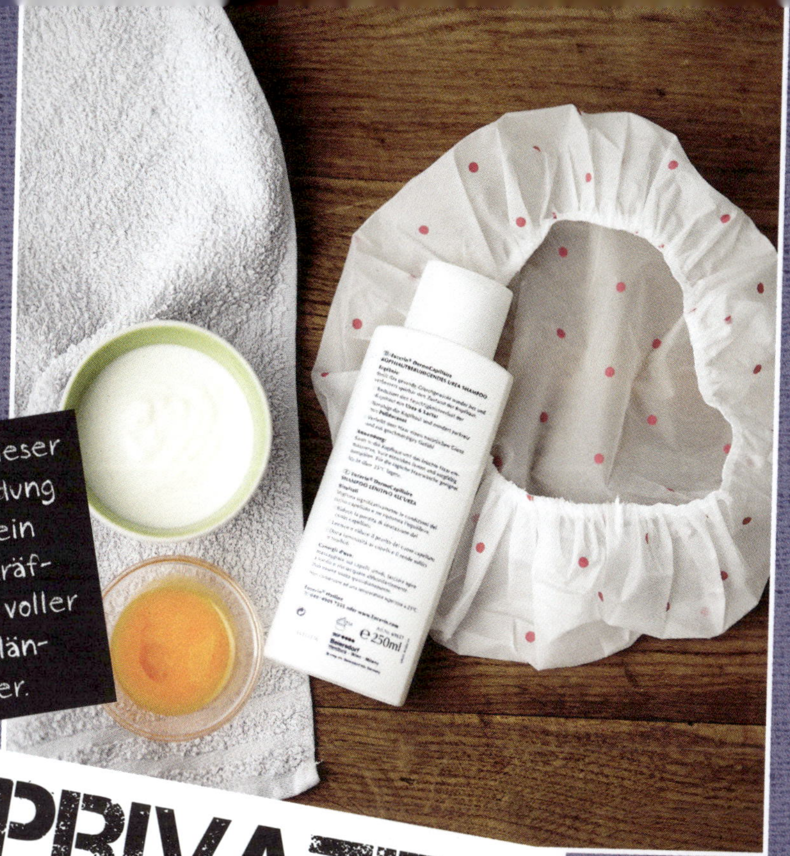

Nach dieser Anwendung wird dein Haar kräftiger, voller und glänzender.

# PRIVATES HAIR-SPA 176

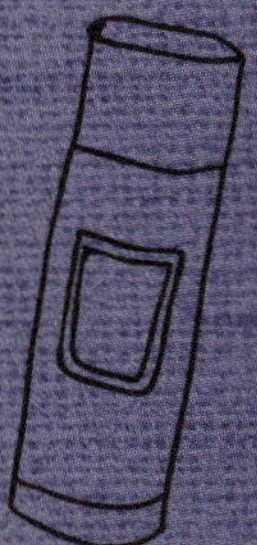

Möchtest du trockenen Haaren zu neuem Glanz verhelfen? Dazu musst du nur an den Kühlschrank gehen. Verrühre in einer Schüssel 5 EL Naturjoghurt und ein Eigelb zu einer cremigen Paste. Creme ruhen lassen und in der Zeit das Haar ganz normal mit Shampoo waschen. Sanft trockenrubbeln, die Joghurt-Ei-Paste ins Haar massieren und eine Plastik-Duschhaube aufsetzen. Wickle ein warmes Handtuch drumherum und lass das Ganze 15 Minuten einwirken. Zweimal auswaschen, zuerst mit warmem, dann mit kaltem Wasser.

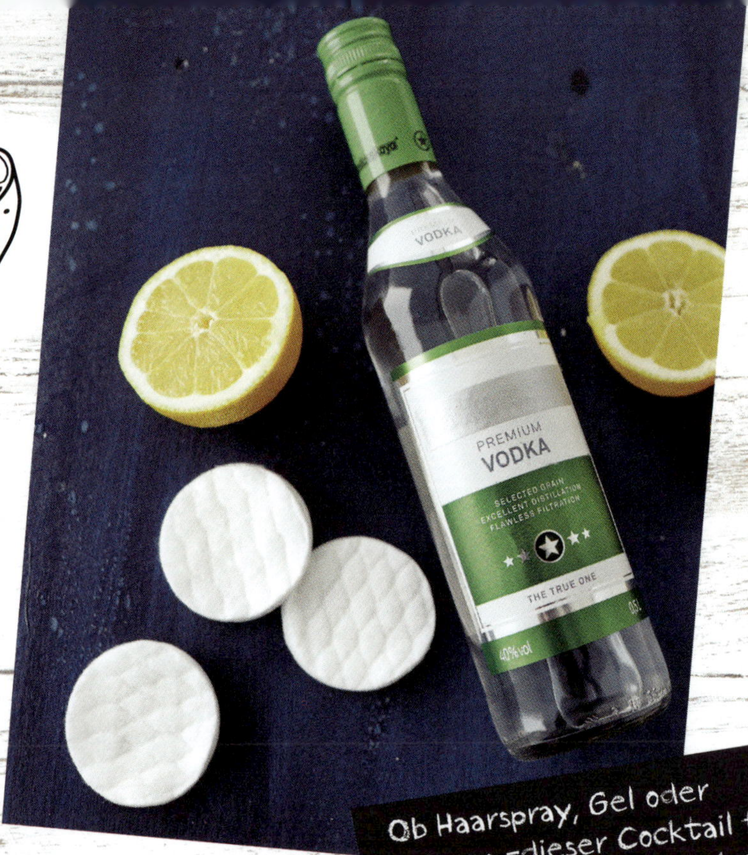


Ob Haarspray, Gel oder Schaum – dieser Cocktail fürs Haar entfernt alle Rückstände.

# Cocktail-Shot 177

Dieser Drink ist nicht für dich, sondern für deine Mähne: Verrühre 50 ml Wodka, 2 EL Zitronensaft und 250 ml Wasser und gib die Lösung auf dein nasses Haar.

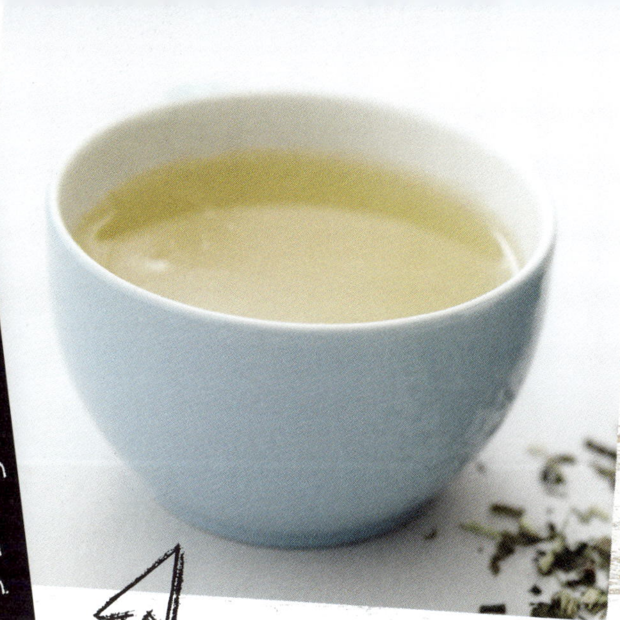

Natürlich kannst du auch selbst Brennnesseln pflücken. Die frischen Blätter aufkochen, 45 Minuten köcheln lassen, abseihen und 30 Minuten abkühlen lassen.

# ANTI-SCHUPPEN-MASSAGE 178

Wenn es mal wieder von den Haaren weiß auf die Schulter rieselt, ist es Zeit für diese Tinktur gegen Schuppen: Koche 500 g Brennnesseltee in ½ l Wasser auf. Abkühlen lassen, den Tee durch ein Sieb abseihen, abkühlen lassen und die Flüssigkeit in den Haarboden einmassieren. Nicht auswaschen.

# SOS-Kur 179

Nicht nur Brennnesseln machen den nervigen Schuppen den Gar aus, sondern auch Apfelessig. Wasche damit dein Haar und wickle dir anschließend für eine Stunde ein warmes Handtuch um den Kopf. Danach gründlich ausspülen.

Diese Kur solltest du jeden zweiten Tag wiederholen, bis die Schuppen Geschichte sind.

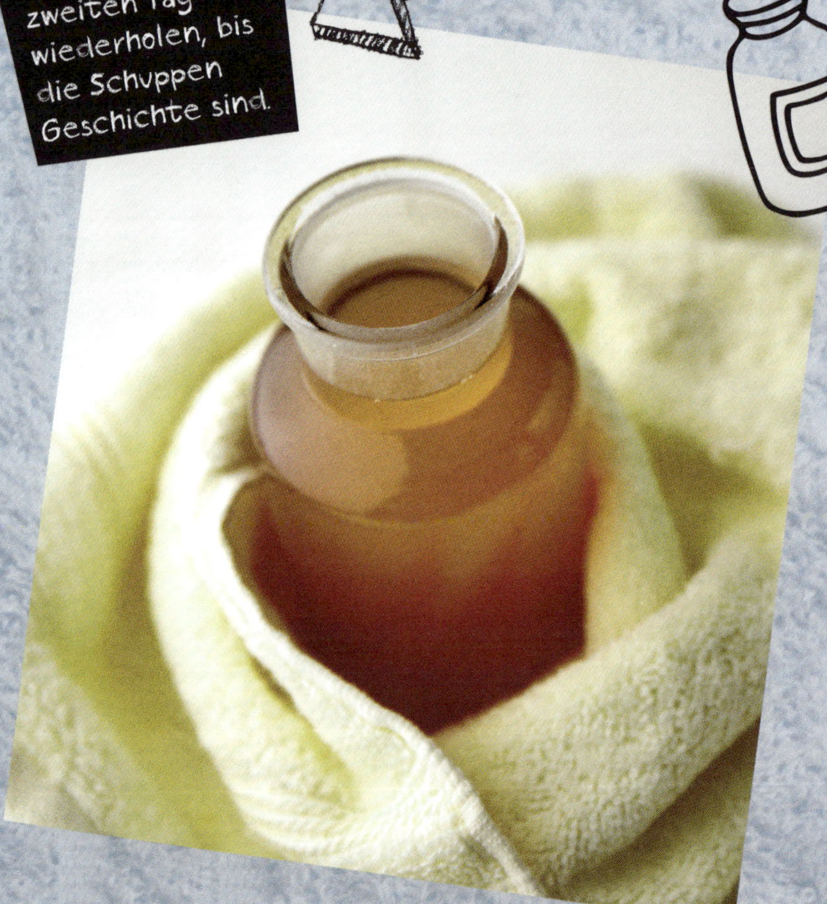

# STRUWWEL-PETER-ALARM 180

Gegen den Struwwelpeter-Look hilft diese Haarpackung aus 4 EL Kokosöl, 1 EL Honig und einem Eigelb. Öl im Wasserbad erwärmen, bis es handwarm ist, danach Eigelb und Honig unterrühren und alles ins Haar einmassieren. Mit einem warmen Handtuch umwickeln, 30 Minuten einwirken lassen und auswaschen.



Die Kombi aus Kokosöl, Ei und Honig zähmt trockenes, strohiges Haar.

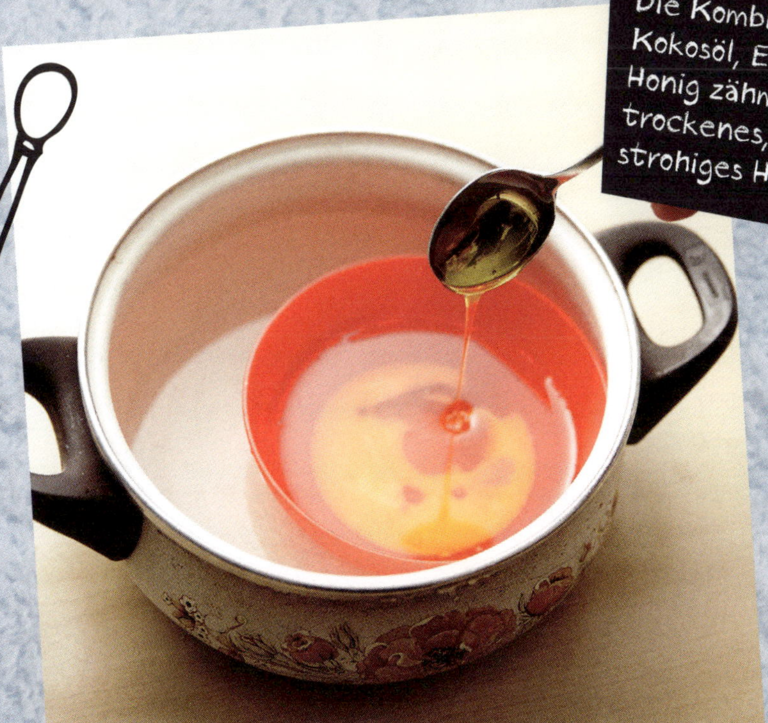

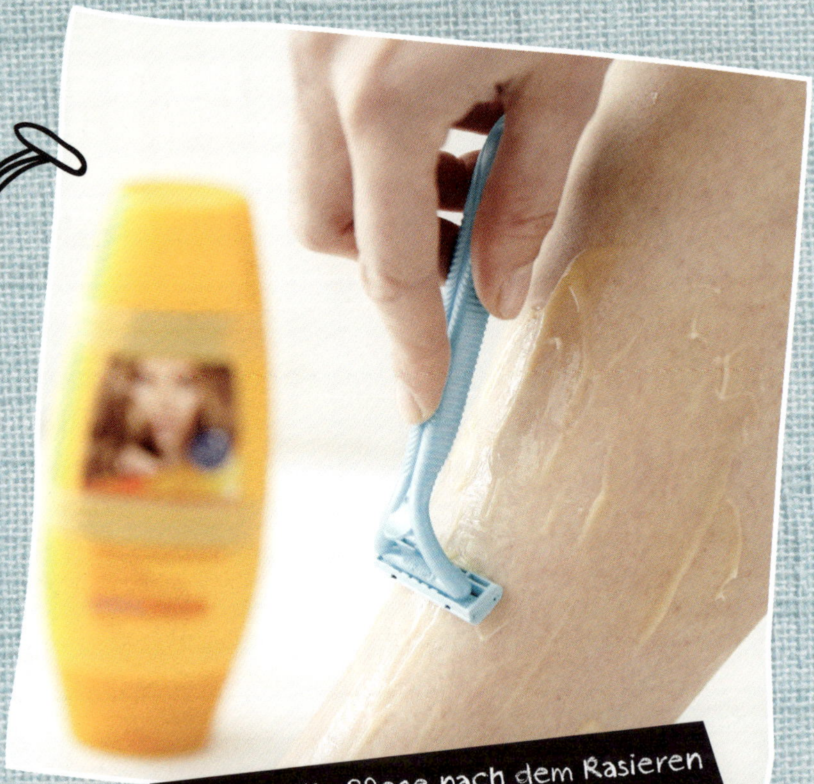

Tipps für die Pflege nach dem Rasieren findest du rechts.

# SPAR-TIPP 181

Möchtest du kein Geld für teuren Rasierschaum ausgeben, verwendest du ab jetzt einfach deine Haarspülung. Einmassieren, rasieren, abspülen – fertig.

# ÖL GEHT IMMER

## 182

Öl lässt sich nicht nur in der Küche vielseitig einsetzen, sondern auch bei der Körperpflege. Reibe nach dem Rasieren deine Beine mit etwas Olivenöl ein – und eingewachsene Härchen sind passé. Das gilt auch für die Bikinizone.

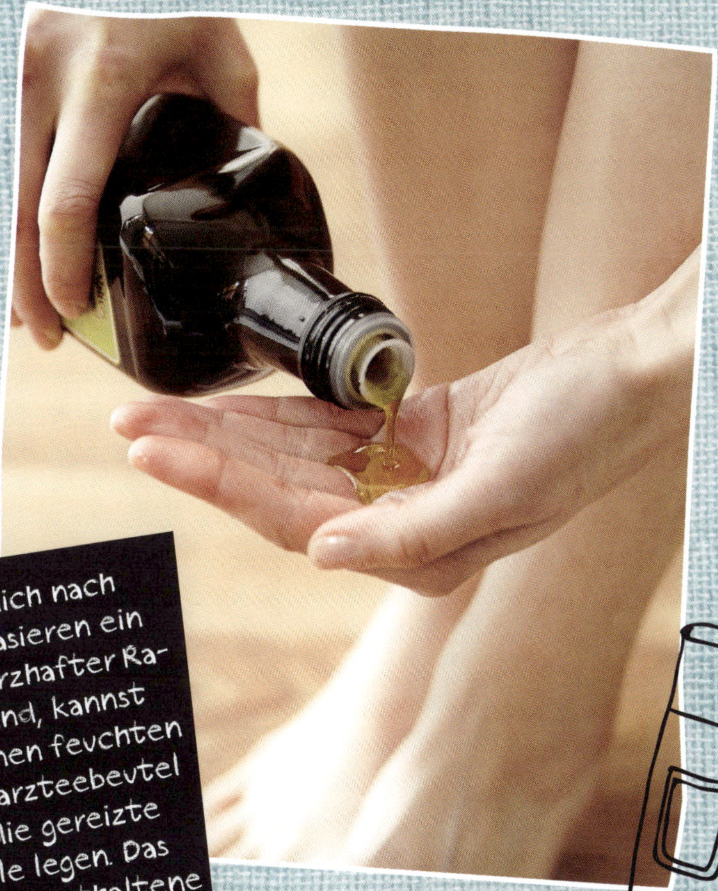

Quält dich nach dem Rasieren ein schmerzhafter Rasurbrand, kannst du einen feuchten Schwarzteebeutel auf die gereizte Stelle legen. Das im Tee enthaltene Tannin beruhigt.

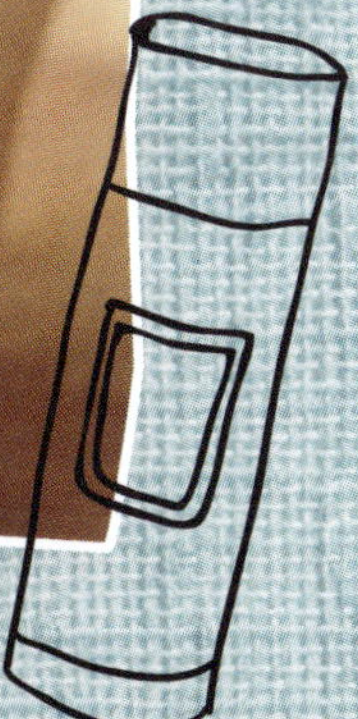

# Notizen

## Aha!

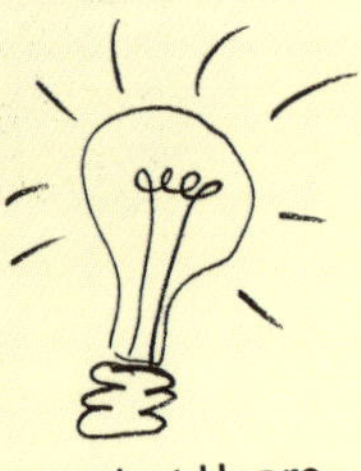

Keine Panik, wenn deine Bürste nach dem Kämmen voller Haare ist, denn jeder Mensch verliert jeden Tag bis zu hundert Haare. Das liegt daran, dass ein Kopfhaar bis zu sechs Jahre alt wird. Dann bildet die Haarzwiebel ein neues Haar, und das alte fällt aus. Im Schnitt wachsen deine Haare einen Zentimeter im Monat. Am schnellsten wachsen dabei Bart- und Kopfhaare. Augenbrauen wachsen am langsamsten. Übrigens ist es ein Irrtum, dass durch eine Rasur Haare schneller, dicker oder dunkler nachwachsen. Dies wirkt nur so, weil abgeschnittene Stoppeln auffälliger sind als flach anliegende feine Härchen.

# Notizen

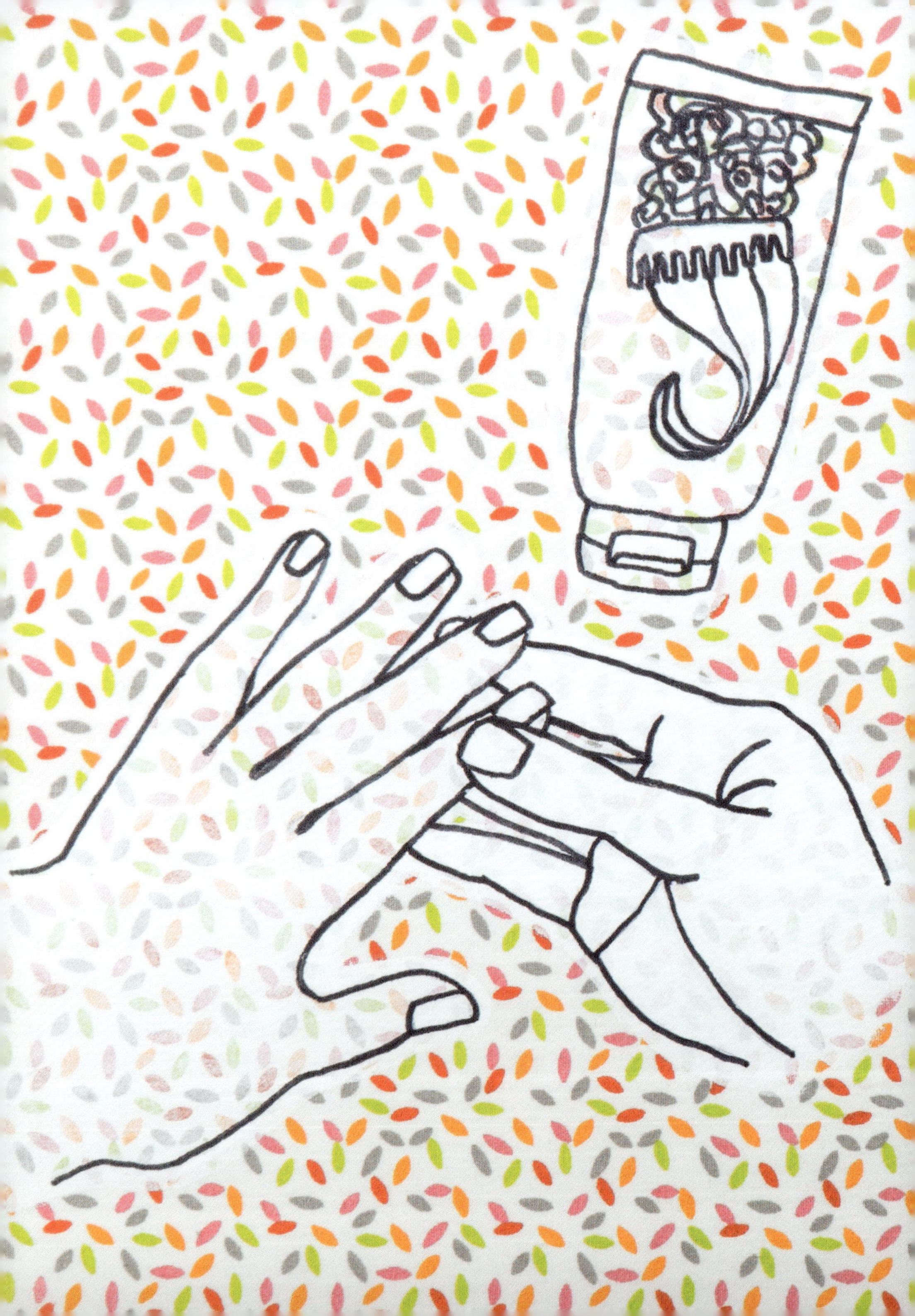

# Hände & Füße

Mit einmassierter Haarpflegespülung wird deine Nagelhaut schön weich.

183

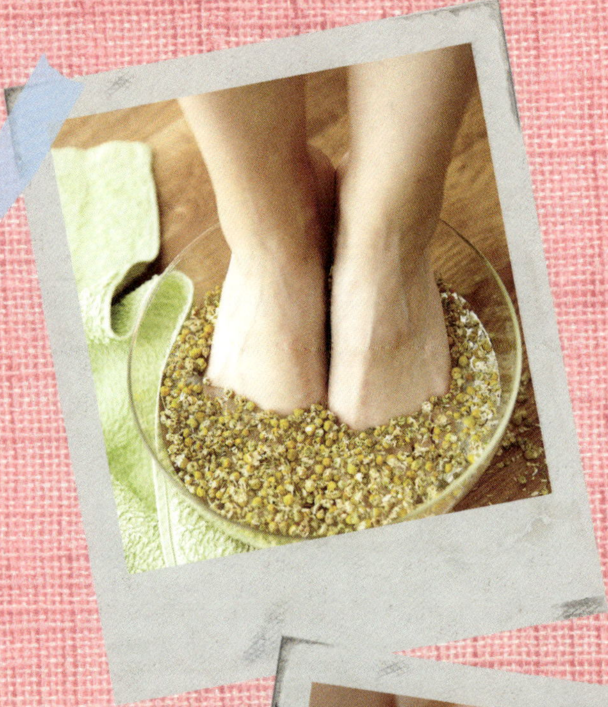

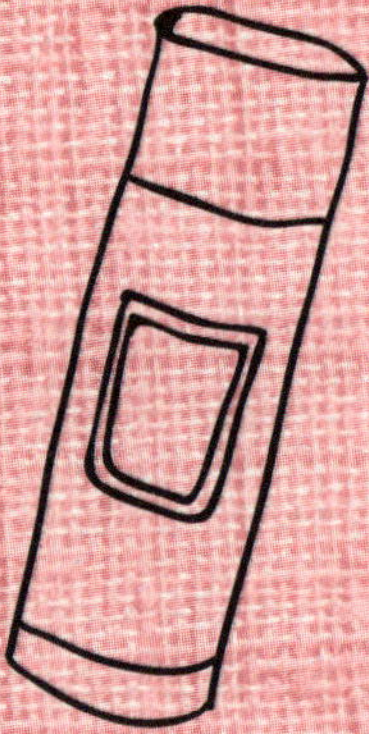

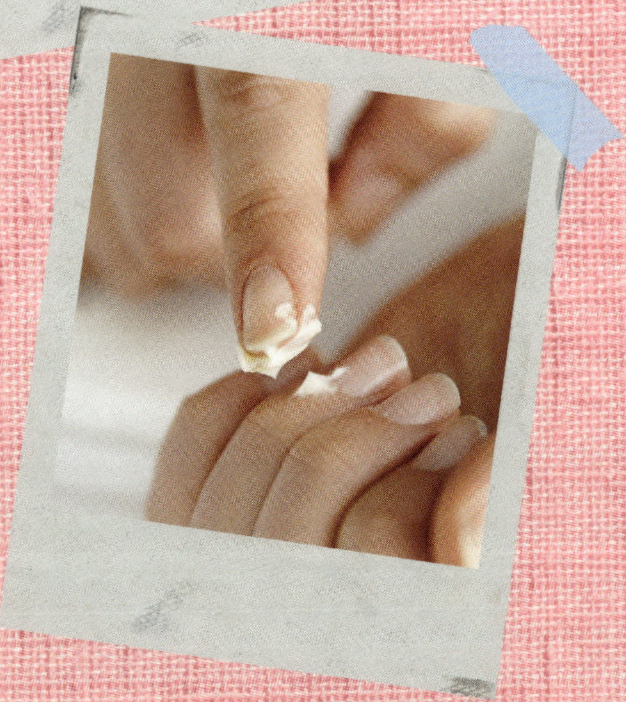

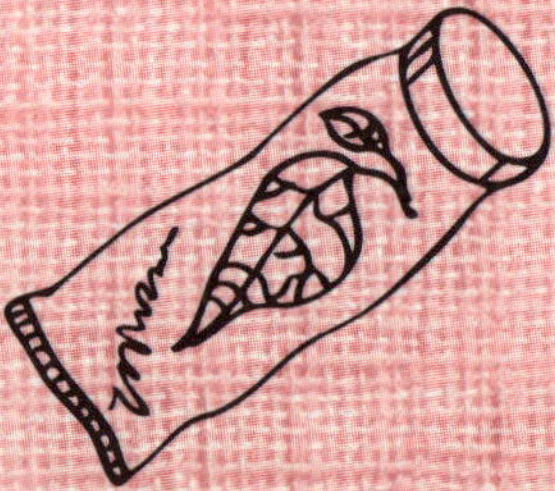

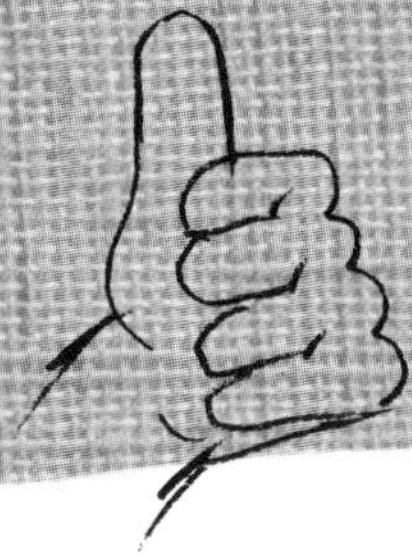

Hände und Füße gehören zu den komplexesten Gebilden unseres Körpers. Leider bekommen sie von uns nicht immer so viel Aufmerksamkeit, wie sie es eigentlich verdient hätten. Deswegen ist es an der Zeit, sie mal wieder so richtig zu verwöhnen, zum Beispiel mit einem Peeling, einer pflegenden Maske oder einem wohltuenden Bad.

# Scharfes Bad 184

Müde Füße? Dann gönne dir ein prickelndes Senfbad. Dazu einfach 2 EL Senfpulver in eine Wanne mit warmem Wasser geben. Füße rein und 10 Minuten relaxen. Danach mit klarem Wasser abspülen und warme Kuschelsocken anziehen. Schwangere sollten auf dieses Fußbad verzichten.



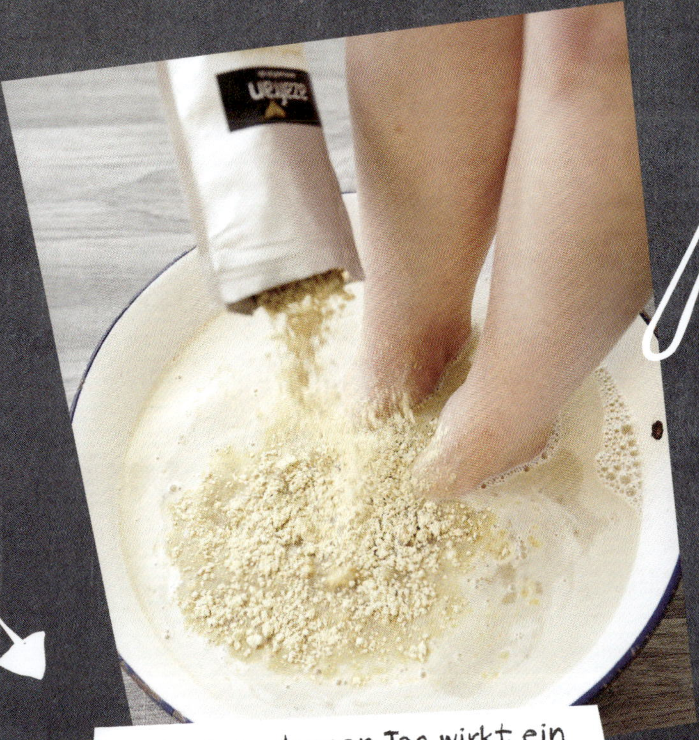

Nach einem langen Tag wirkt ein Senfbad belebend und durchblutungsfördernd.

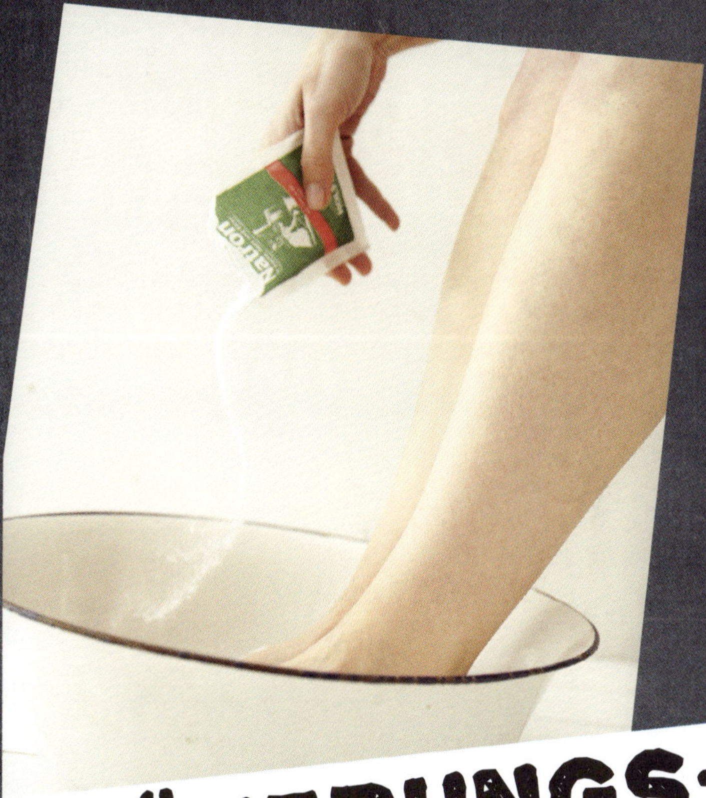



# ENTSÄUERUNGS-BAD 185

Mit diesem entspannenden Fußbad hilfst du deinem Körper beim Entsäuern. Dazu eine Fußwanne mit warmem Wasser füllen und 2 EL Natron hinzugeben. 45–60 Minuten darin entspannen – nicht kürzer, denn die Entsäuerung beginnt erst nach 30 Minuten.

# Fuß-Wellness

186

Fußbäder mit ätherischen Ölen können müde, geschwollene Füße wieder aufpäppeln. Je nach Belieben kannst du 5 Tropfen Kamillen-Lavendel-, Pfefferminz-, Zitronen- oder Latschenkiefernöl zusammen mit 40 ml Olivenöl in eine Wanne mit warmem Wasser geben. Wichtig: Die ätherischen Öle vorher in 1 TL Honig auflösen.

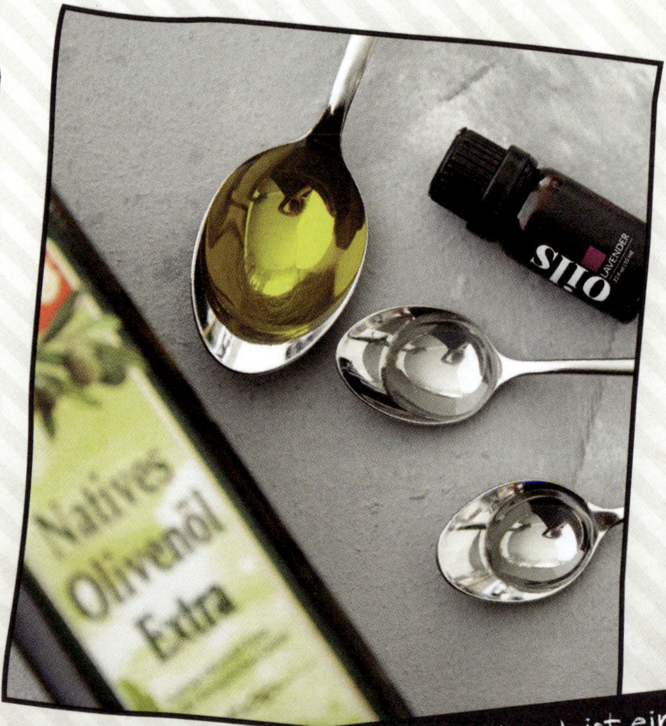


Einfacher, dafür weniger duftend, ist ein Fußbad aus Wasser und 3 EL Backpulver.

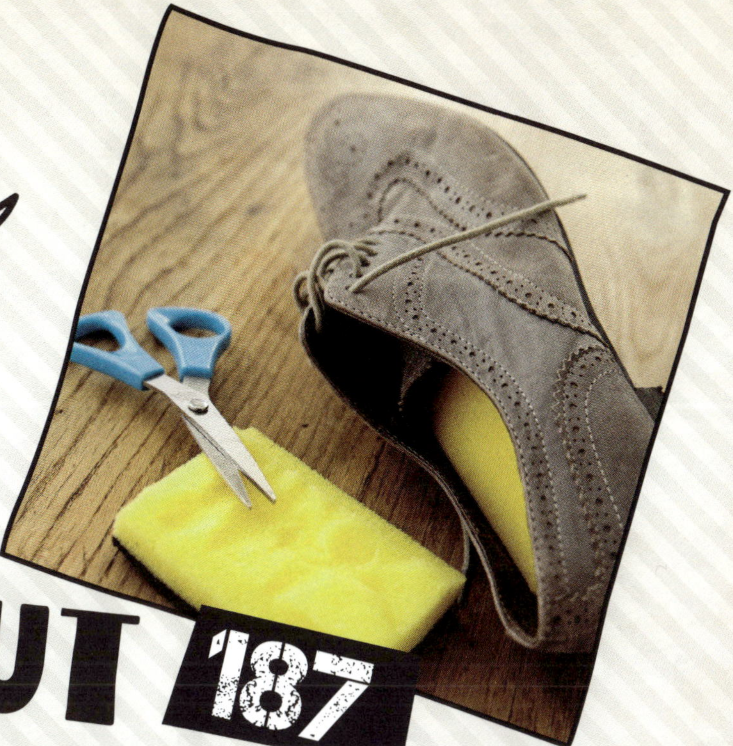

# GUT GEPOLSTERT

187

Für einen langen Spaziergang bietet sich diese vorbeugende Maßnahme an: Einen Schwamm halbieren und je eine Hälfte in einen Schuh legen, ggf. mit etwas doppelseitigem Klebeband fixieren. So wird das Fußbett bequemer, und du bekommst nicht so schnell Schmerzen.

Wenn du unter einem Fersensporn leidest, kannst du an die Stelle im Schwamm, an der der Fersensporn drückt, ein kleines Loch schneiden.

# BLASEN-SCHUTZ 188

Die neuen Schuhe sehen zwar toll aus, müssen aber erst eingelaufen werden? Dann heißt es: Augen zu und durch! Vorbeugend kannst du aber die gefährdeten Stellen an deinen Füßen mit Vaseline einreiben. So können fiese Blasen gar nicht erst entstehen.

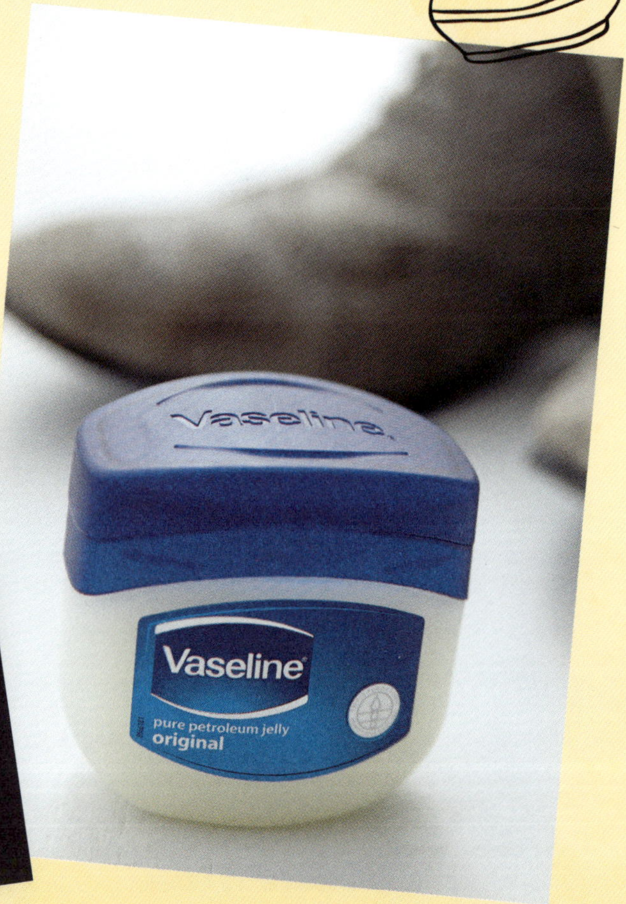


Alternativ kannst du auch mit einem Deo-Stick die Stellen im Schuh einstreichen, an denen der Schuh reibt.

# Nach dem City-Trip

189

Wenn du tagsüber lange Strecken zurücklegen musstest und abends deine Füße schmerzen, kannst du sie mit Erkältungsbalsam einreiben. Socken darüber ziehen und ab ins Bett. Du wirst sehen: Am nächsten Morgen sind deine Füße frisch und bereit für die nächste Tour.

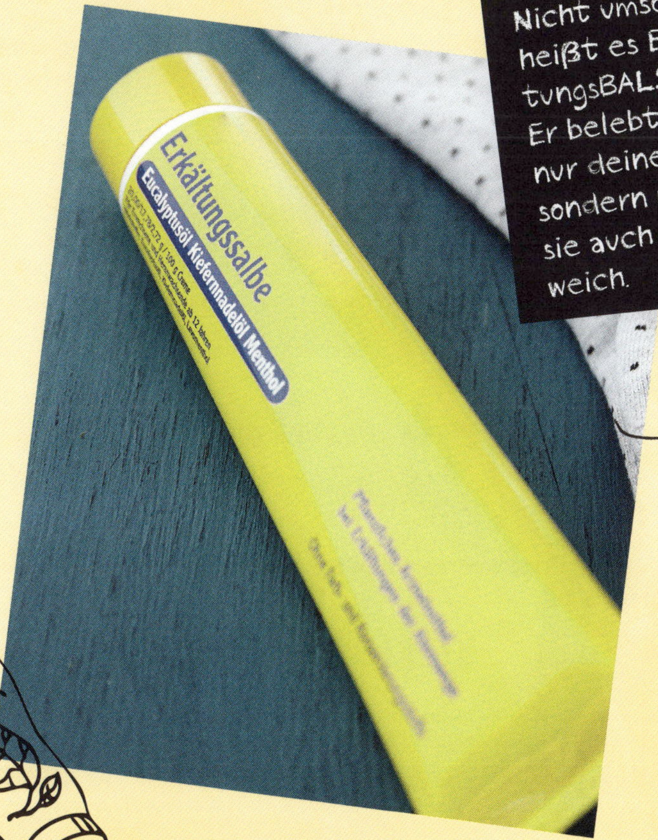


Nicht umsonst heißt es ErkältungsBALSAM: Er belebt nicht nur deine Füße, sondern macht sie auch schön weich.

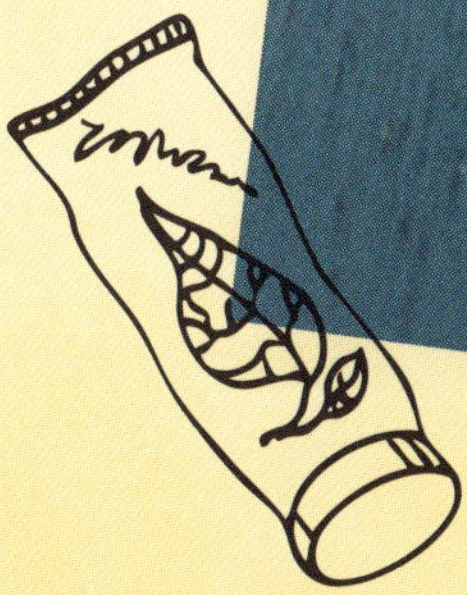

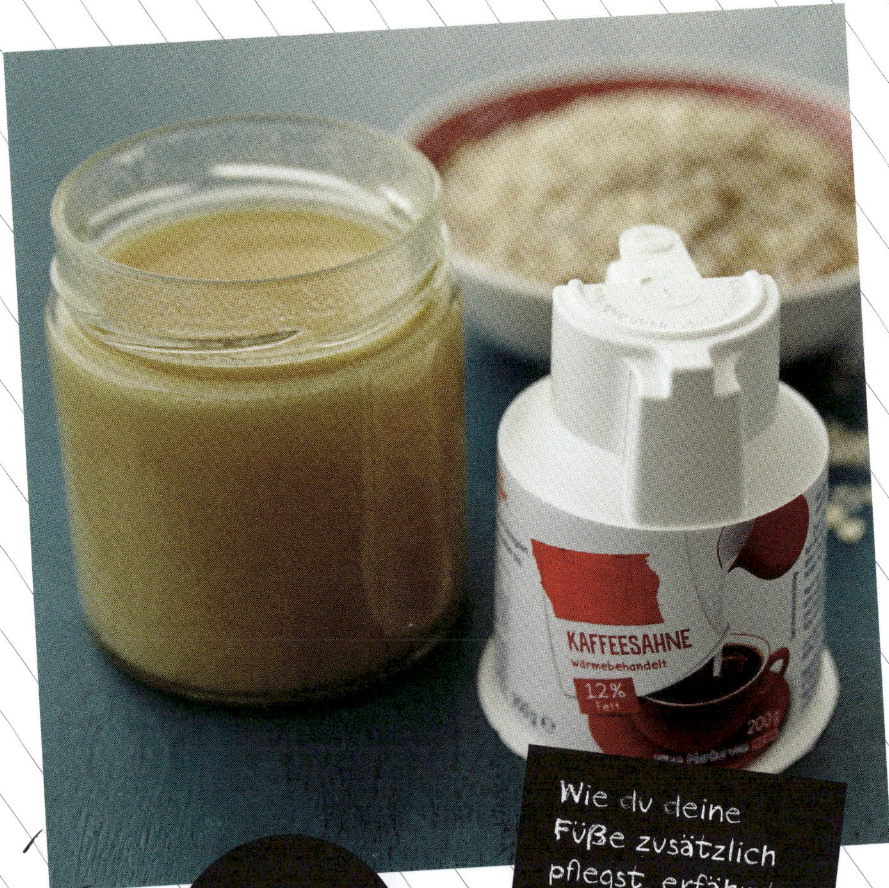


Wie du deine Füße zusätzlich pflegst, erfährst du auf Seite 273.

# 190

# FUß-MASKE

Dieser Mix verleiht trockenen Füßen Frische und Feuchtigkeit: 15 EL Haferflocken, 8 EL Kondensmilch und 5 EL Honig verrühren und die Füße damit einreiben. 15 Minuten einwirken lassen und mit lauwarmem Wasser abspülen.

# Tschüss Hornhaut! 191

Möchtest du deine Füße von unansehnlicher Hornhaut befreien, solltest du sie erstmal für 15 Minuten in warmem Wasser einweichen. Nach dem Einweichen kannst du die oberste Hornhautschicht dann ganz einfach mit einem Bimsstein wegrubbeln.

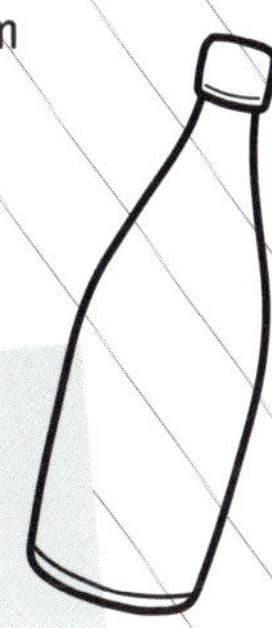

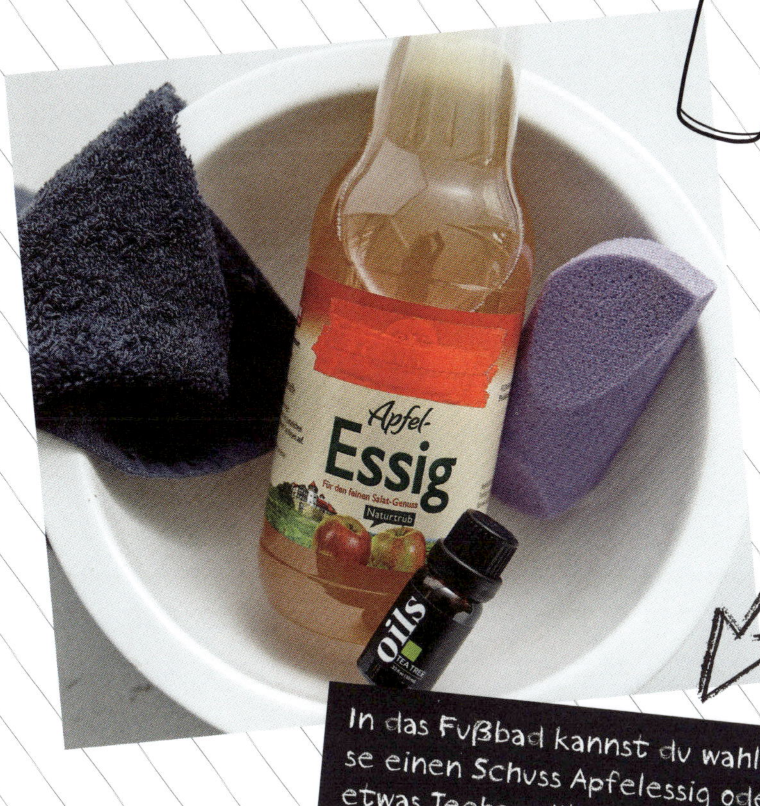


In das Fußbad kannst du wahlweise einen Schuss Apfelessig oder etwas Teebaumöl geben.

# Schmerzender Zehennagel 192

Wenn du im Nagelbett eine beginnende Entzündung bemerkst, dann ist schnelles Handeln gefragt! Das Mittel der ersten Wahl ist hier Kernseife, denn sie wirkt antibakteriell. Die Seife in warmes Wasser hobeln und den Fuß darin baden. Schwillt der Nagel an und beginnt zu pochen, solltest du zum Arzt gehen.



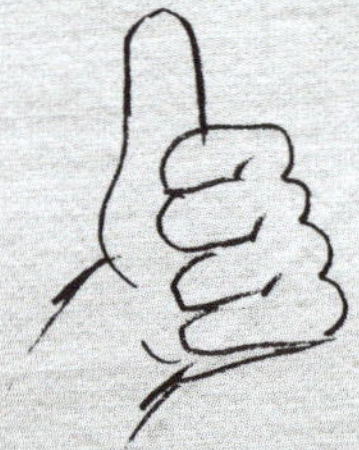

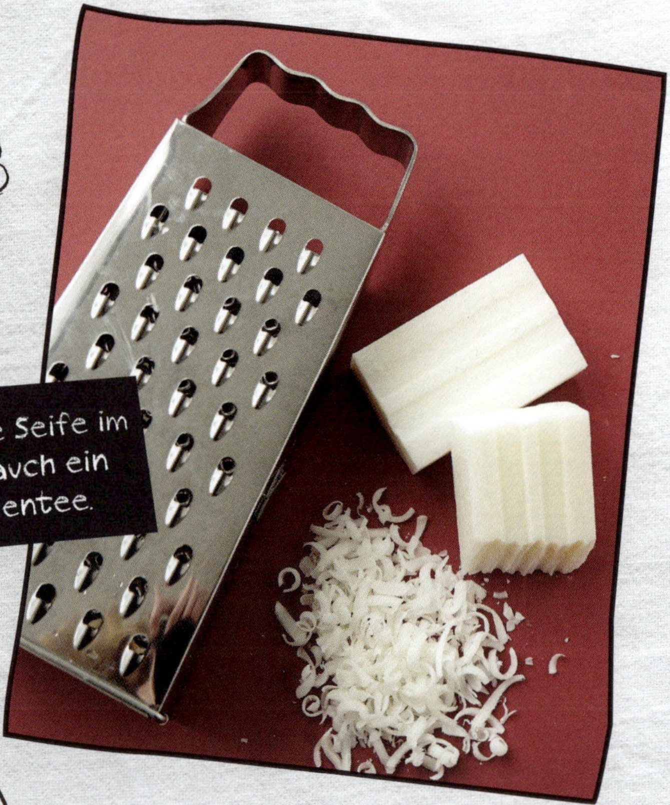

Hast du keine Seife im Haus, tut es auch ein Bad in Kamillentee.

Die Schwielen mit dem Hornkegel in der Mitte entstehen dort, wo der Schuh drückt. Um sie loszuwerden, reicht es aber leider nicht, nur die Schuhe zu wechseln.

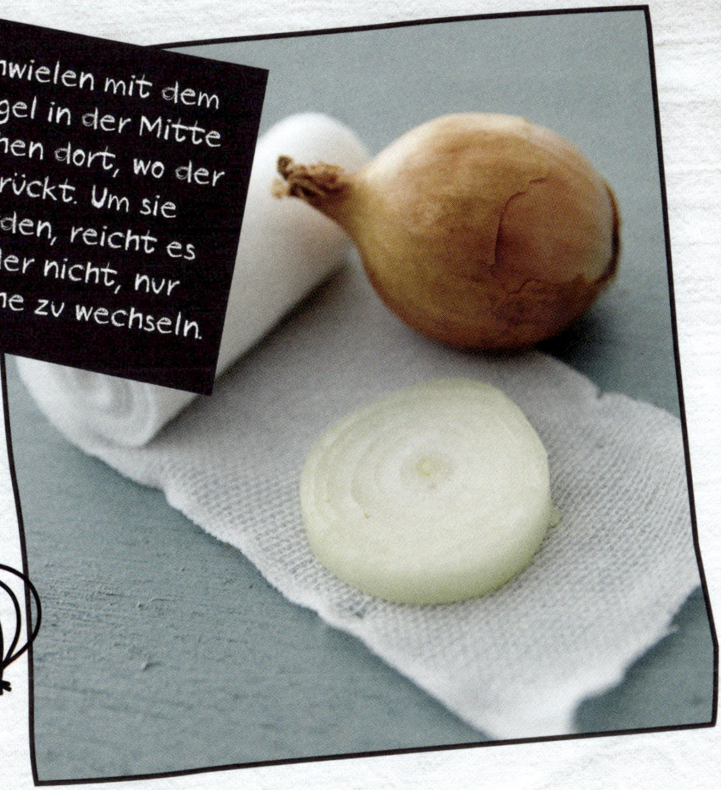

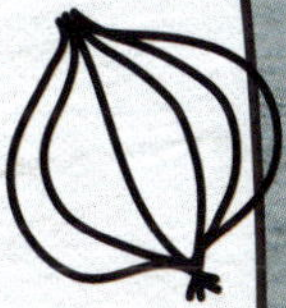

# ZWIEBEL-PACKUNG 193

Hühneraugen sind lästige Biester. Ein bewährter Helfer ist hier die Zwiebel. Schneide eine Scheibe ab, lege sie auf die Druckstelle und fixiere sie für 15–20 Minuten mit einer Mullbinde. Spätestens bei der zweiten oder dritten Wiederholung wird sich der Kern lösen.

# Lässiger Essig 194

Pilzinfektionen an den Fußnägeln sind hartnäckig und in den meisten Fällen nur mit Medikamenten oder speziellen Nagelpilz-Lacken in den Griff zu bekommen. Wenn du schnell handelst, gibt es aber noch eine Chance. Also Essigessenz raus, und auf in den Kampf! Dippe ein Wattestäbchen in die Flüssigkeit und bestreiche danach den befallenen Nagel.





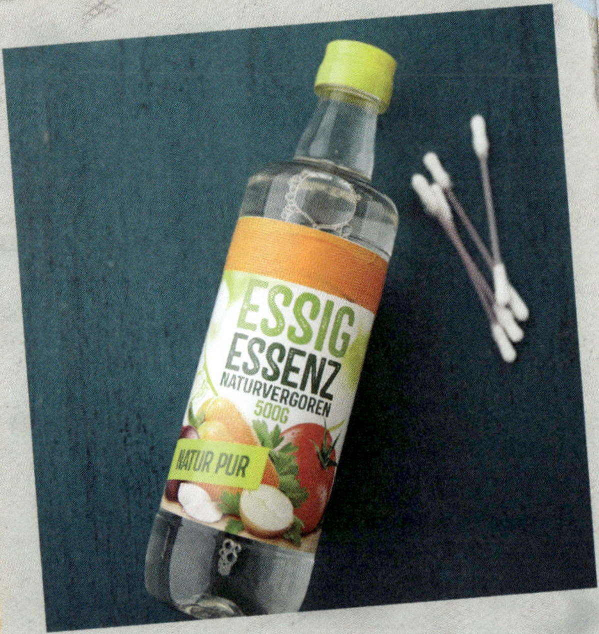


Die Anwendung am besten dreimal täglich wiederholen.

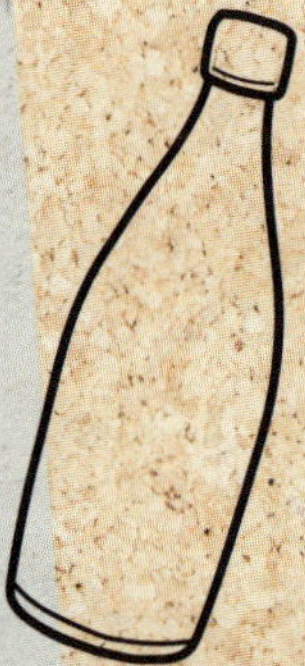

# Heilsames Mundwasser 195

Auch wenn es abwegig klingt: Gegen Fußpilz kann Mundwasser helfen. Bade deine Füße täglich 30 Minuten lang in einer Fußwanne mit warmem Wasser und 4 EL antibakteriellem Mundwasser. Je öfter du das Bad wiederholst, desto effektiver.





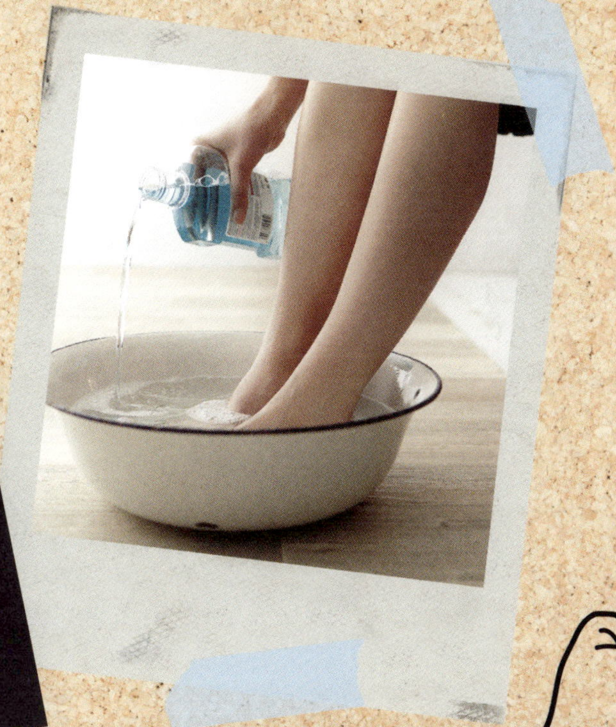

Auch hier gilt: Wird die Infektion nicht besser, solltest du dir eine entsprechende Salbe verschreiben lassen.

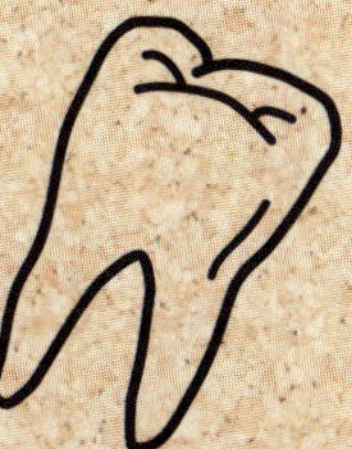

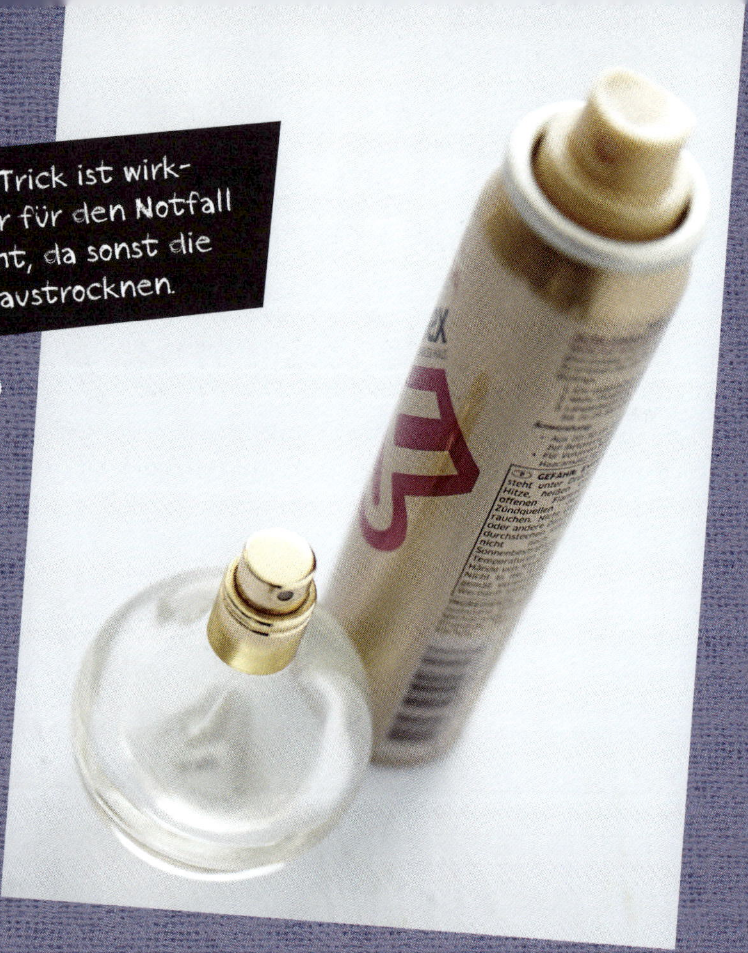

Dieser Trick ist wirklich nur für den Notfall gedacht, da sonst die Nägel austrocknen.

# 196 Notfall-Entferner

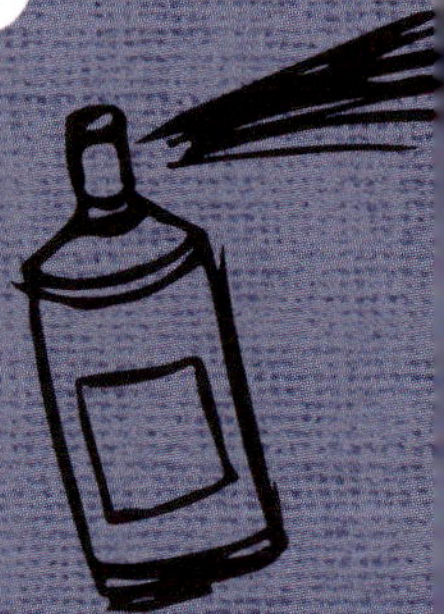

Du hast keinen Nagellack-Entferner im Haus, deine Nägel sehen aber furchtbar aus? Dann kannst du den Nagellack auch mit Haarspray oder Parfüm entfernen. Einfach auf ein Wattepad sprühen und die Farbe abwischen.

# SCHNEIDE-HILFE 197

Ein Kamillen-Fußbad pflegt nicht nur, es erleichtert dir auch das Nägelschneiden. Weiche deine Zehen vor dem Kürzen der Nägel einfach in dem Bad ein, und du wirst sehen, wie einfach sich deine Zehennägel schneiden lassen.



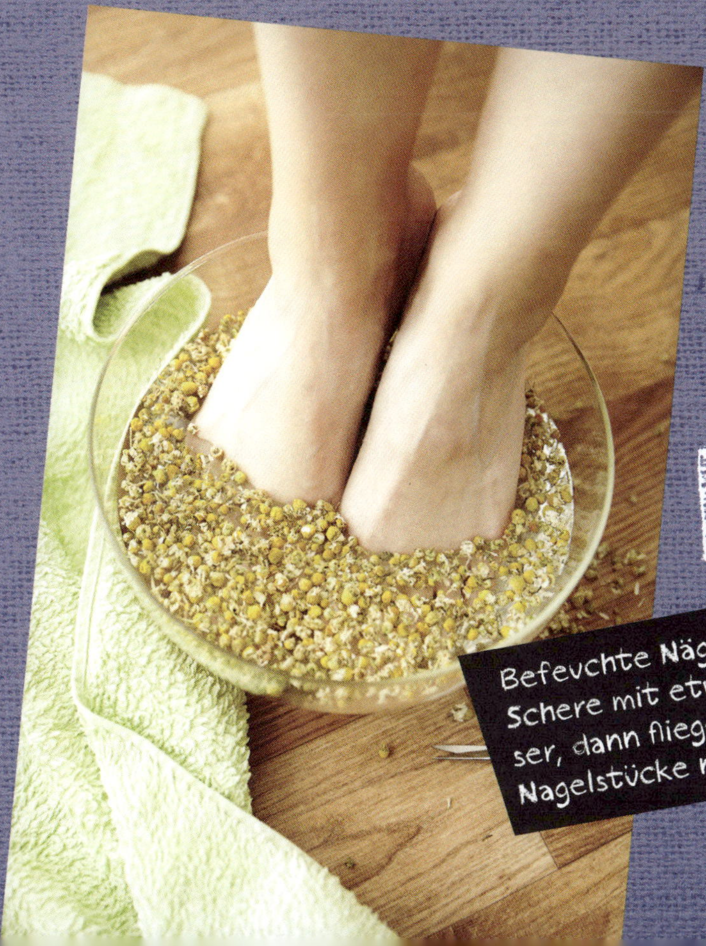

Befeuchte Nägel und Schere mit etwas Wasser, dann fliegen die Nagelstücke nicht weg.

# Geruch-Stopp

## 198

Leidest du unter Schweißfüßen, helfen regelmäßige Fußbäder mit schwarzem Tee. Lass einfach 2 Teebeutel 15 Minuten lang in ½ l warmem Wasser ziehen und gieße danach noch einmal 2 l hinzu. Füße rein und 10 Minuten entspannen.

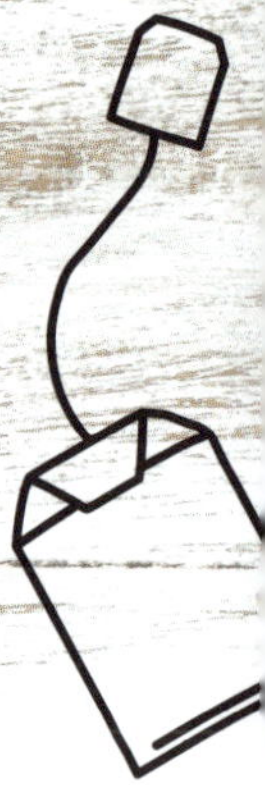

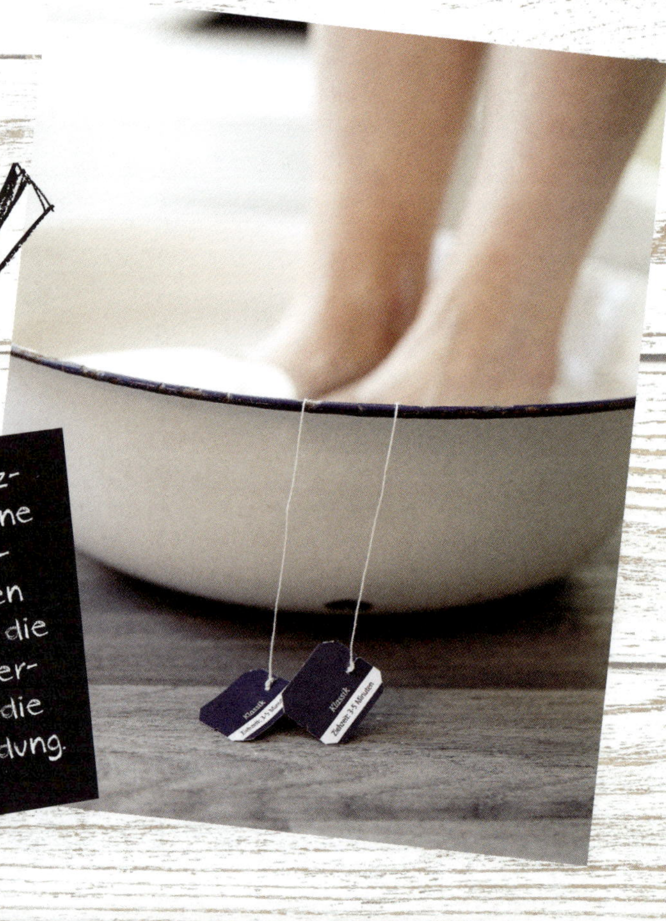

Die im Schwarztee enthaltene Gerbsäure tötet Bakterien ab, schließt die Poren und vermindert so die Schweißbildung.

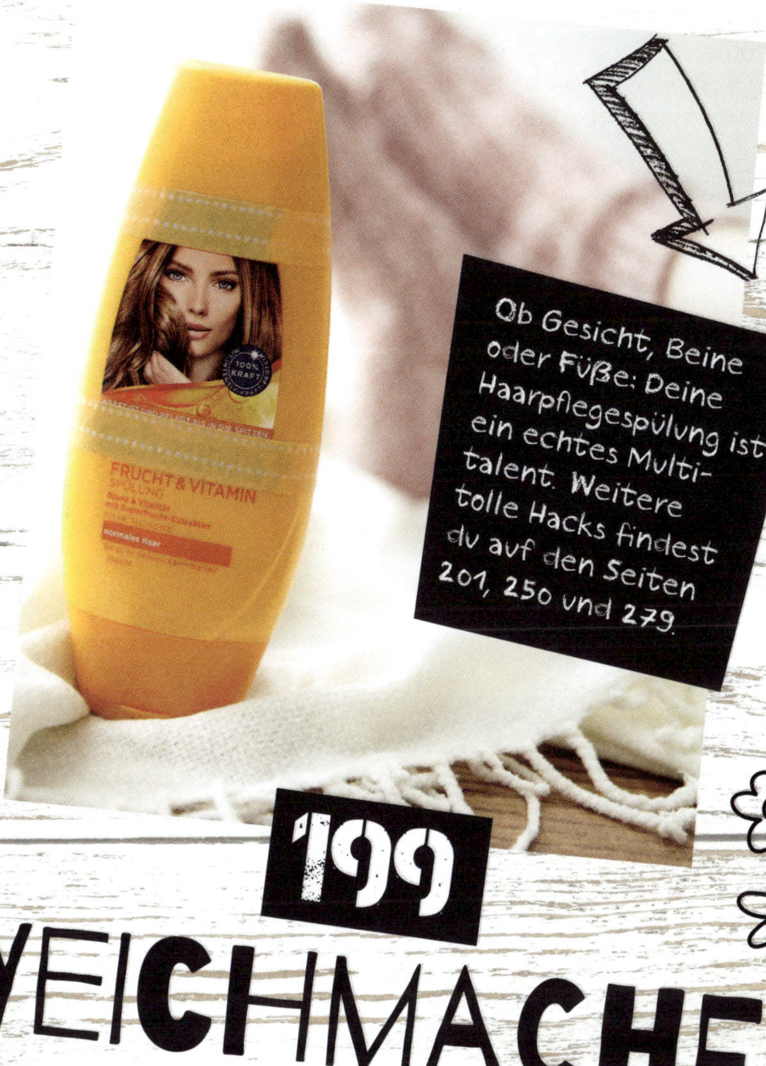


Ob Gesicht, Beine oder Füße: Deine Haarpflegespülung ist ein echtes Multitalent. Weitere tolle Hacks findest du auf den Seiten 201, 250 und 279.

# 199 WEICHMACHER

Pflegespülungen wirken nicht nur bei Haaren wahre Wunder, sondern auch bei den Füßen. Massiere einen Klecks der Flüssigkeit vor dem Schlafengehen in die Haut ein und ziehe danach warme Socken drüber. Du wirst sehen: Am nächsten Morgen sind deine Füße weich und geschmeidig.

# Auszeit für die Füße 200

Geschwollene, schmerzende oder müde Füße freuen sich über eine entspannende Fuß-Massage.

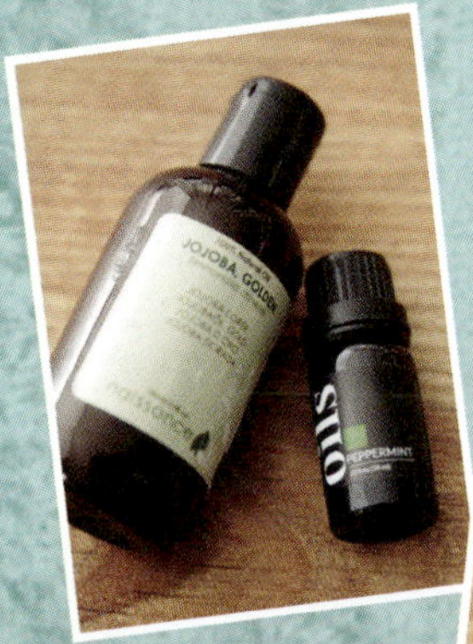


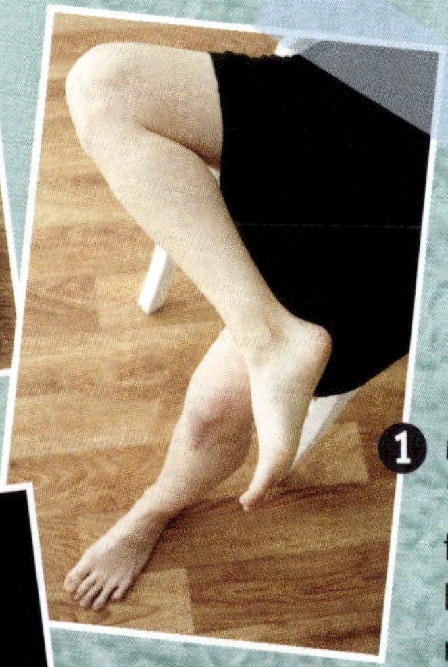

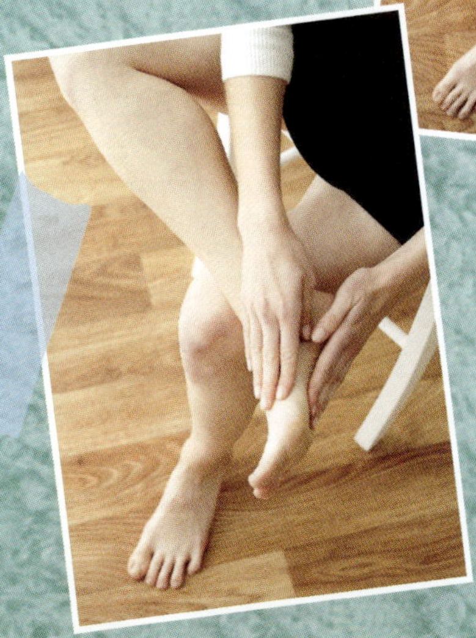

1 Mische ½ EL Jojobaöl mit 1 Tropfen ätherischem Pfefferminzöl. Nun setzt du dich bequem hin und legst den zu massierenden Fuß über das Knie des anderen Beins.

2 Fußsohle, Spann und Knöchelbereich sanft ausstreichen.

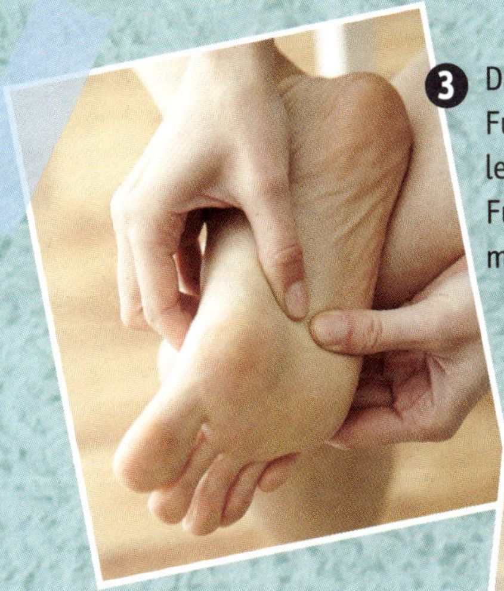

❸ Danach umgreifst du den Fuß mit beiden Händen, legst deine Daumen auf die Fußsohle und massierst sie mit kreisenden Bewegungen.

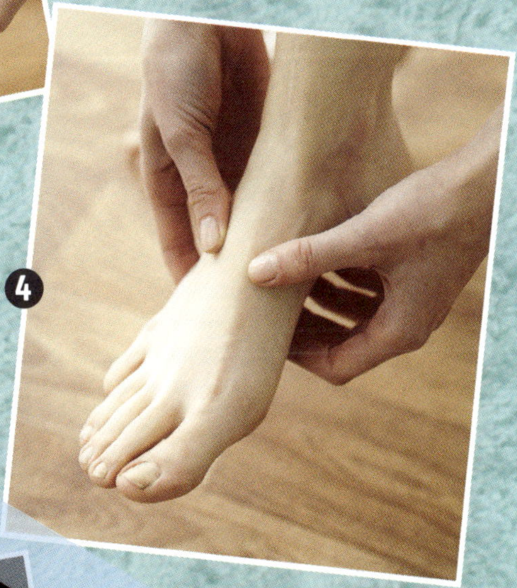

❹ Danach beide Daumen auf den Fußrücken legen und mit sanftem Druck vom Knöchel in Richtung Zehen massieren, bis der Fußrücken schön gelockert ist.

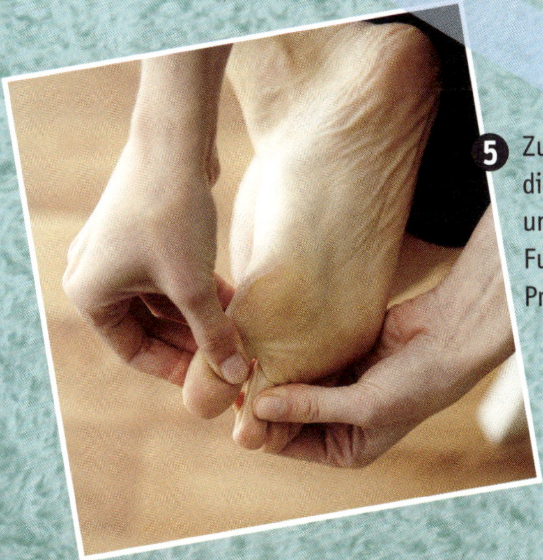

❺ Zum Schluss jeden Zeh in die Hand nehmen, lockern und dehnen. Danach den Fuß wechseln und die Prozedur wiederholen.

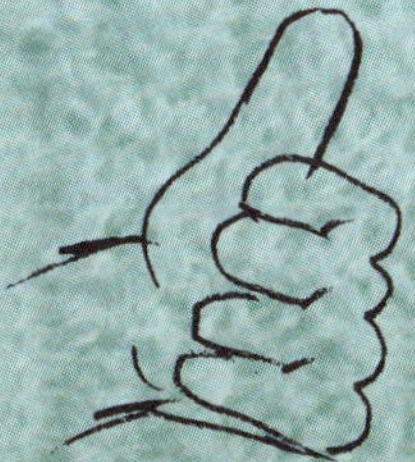

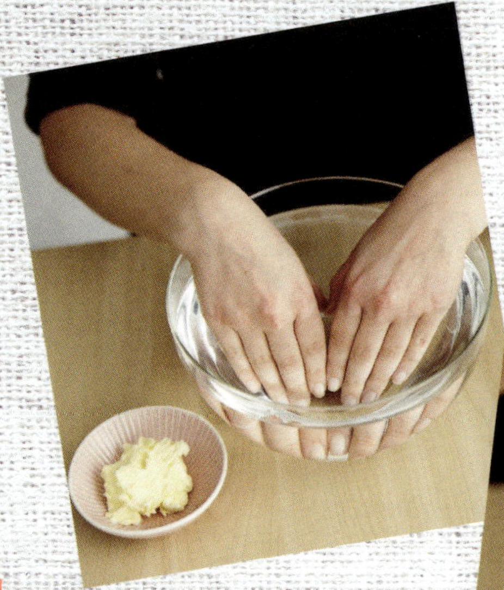

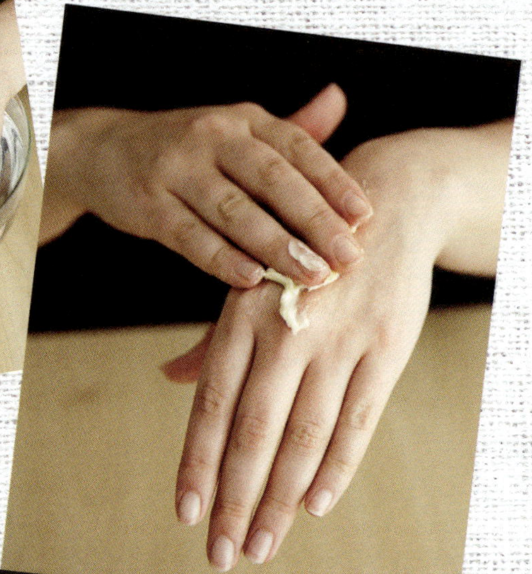

Alternativ kannst du deine Finger auch 10 Minuten lang in warmem Babyöl baden.

201

# Hand-Bad

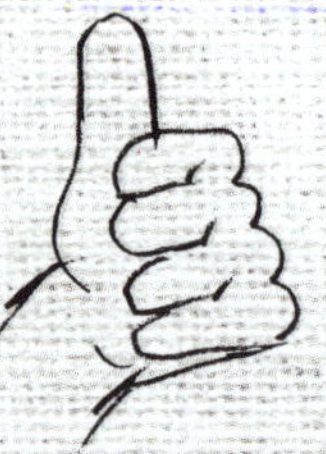

Nicht nur unsere Füße stehen auf wohlig-warme Bäder, sondern auch unsere Hände. Bade sie für 5 Minuten in einer Schüssel mit warmem Wasser. Reibe sie danach mit einem kleinen Klecks Halbfettmargarine ein, um die Feuchtigkeit zu erhalten.

# SOCKEN-TRICK 202

Es sind vor allem unsere Hände, die unzähligen Umwelteinflüssen ausgesetzt sind. Deswegen verdienen sie eine besondere Pflege. Creme sie vor dem Schlafengehen reichlich mit Vaseline ein und ziehe anschließend Socken darüber. Am nächsten Morgen sind sie wieder top in Form.

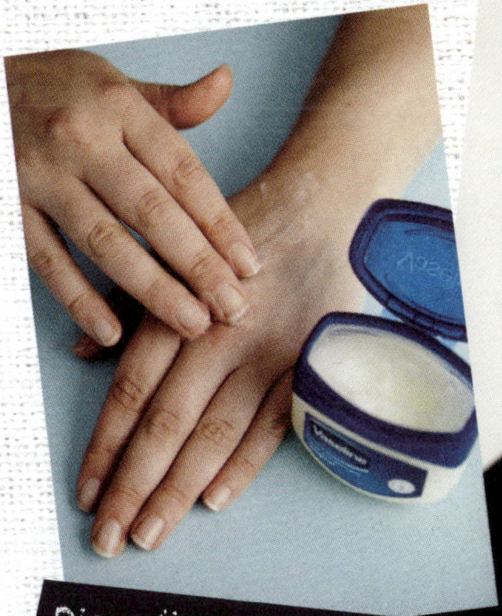

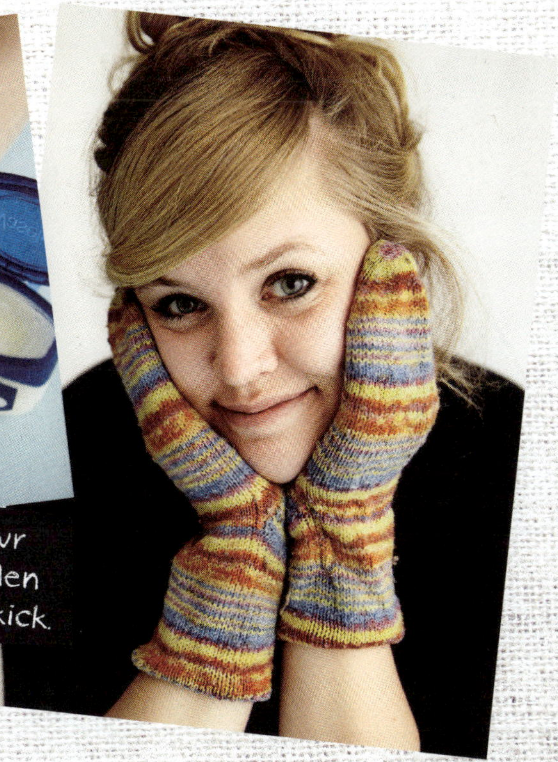

Diese Über-Nacht-Kur gibt trockenen Händen den nötigen Frischekick.

# STREICHEL-ZART

## 203

Ruckzuck-Handpeeling: Gib 1 TL Rohrzucker und einen Schuss Babyöl auf deine Hände, reibe Finger und Handflächen damit ein und wasche deine Hände anschließend mit Seife. Danach sind deine Hände wunderbar zart und geschmeidig.

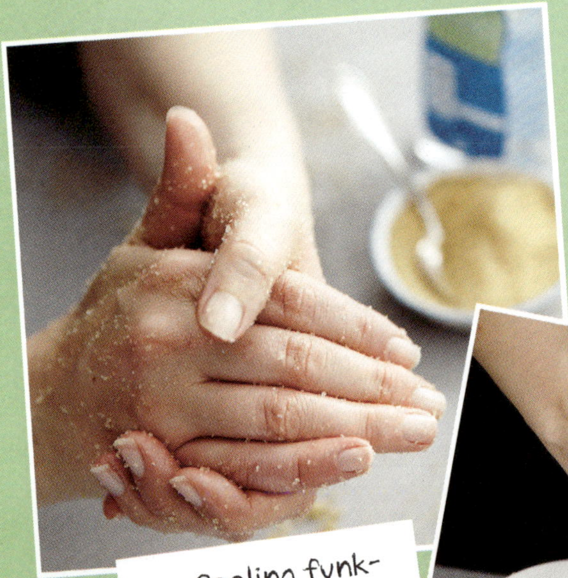

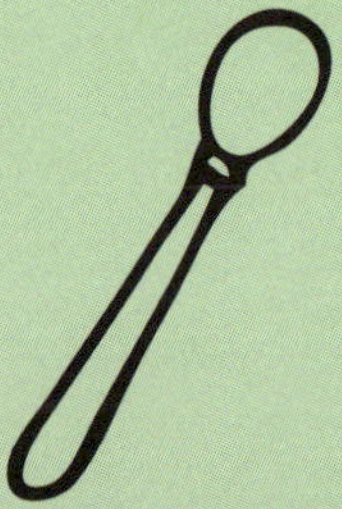

Das Peeling funktioniert auch mit Salz statt Zucker.

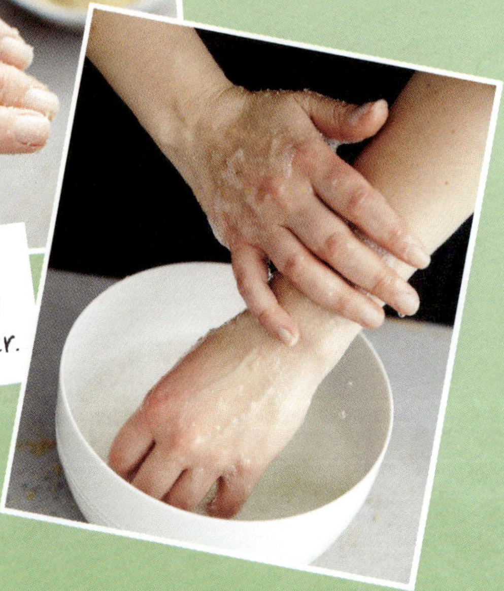

# NAGELFESTIGER 204

Brüchige Nägel adé – und das mit deiner Haarpflegespülung. Gib einen Klecks davon auf ein Wattepad und poliere damit deine brüchigen Nägel.

Die Nägel werden nicht nur fester, sondern auch glänzender!

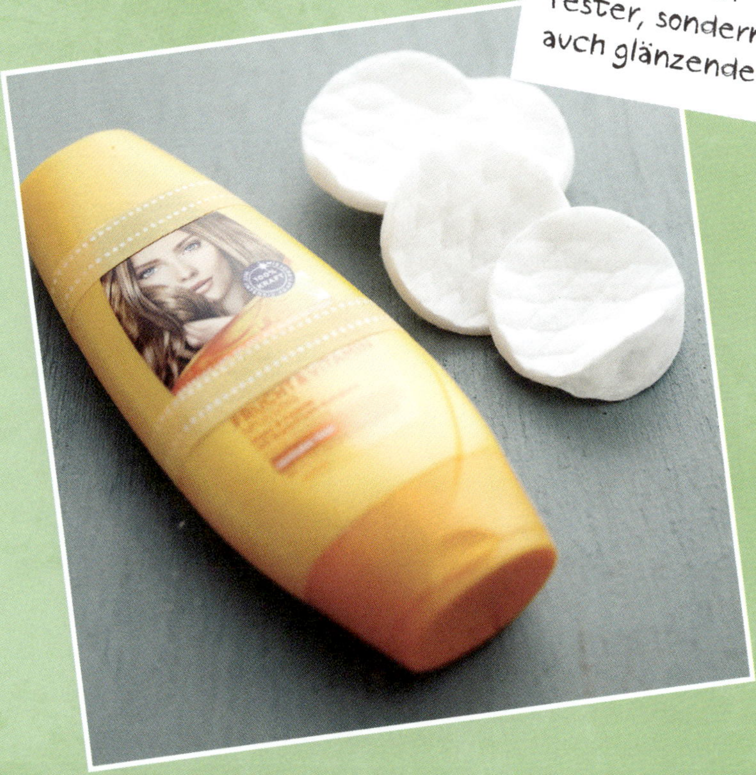

# Schneller Aufheller 205

Mit einem Backpulverbad kannst du gelbliche Nägel ganz natürlich aufhellen. Dafür 3 EL Backpulver in 100 ml warmem Wasser auflösen und die Fingerspitzen 15 Minuten lang darin baden. Danach behutsam mit einer Bürste reinigen.

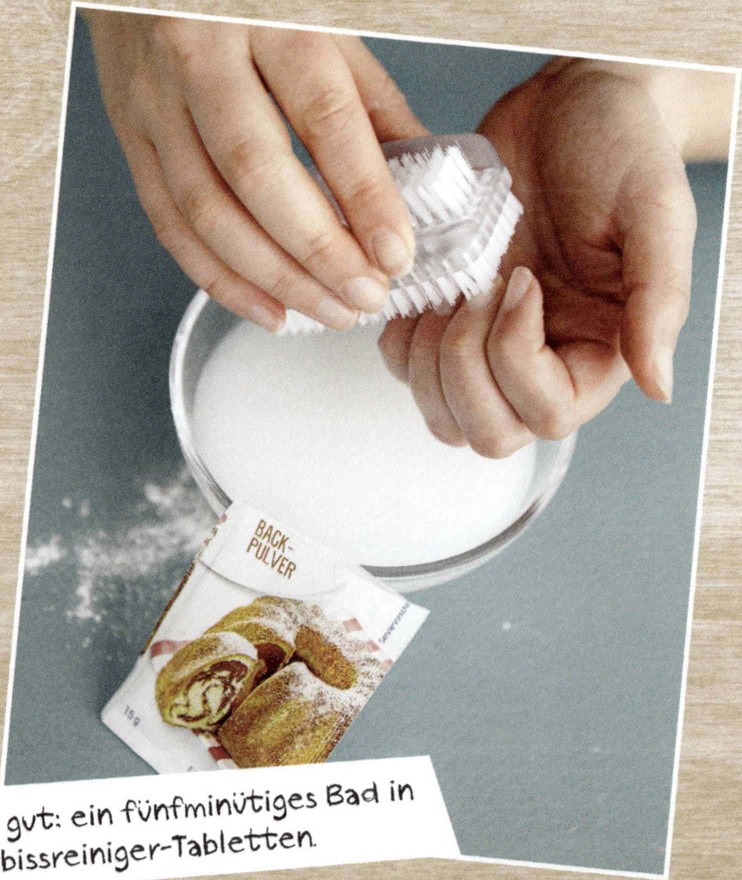


Auch gut: ein fünfminütiges Bad in 2 Gebissreiniger-Tabletten.

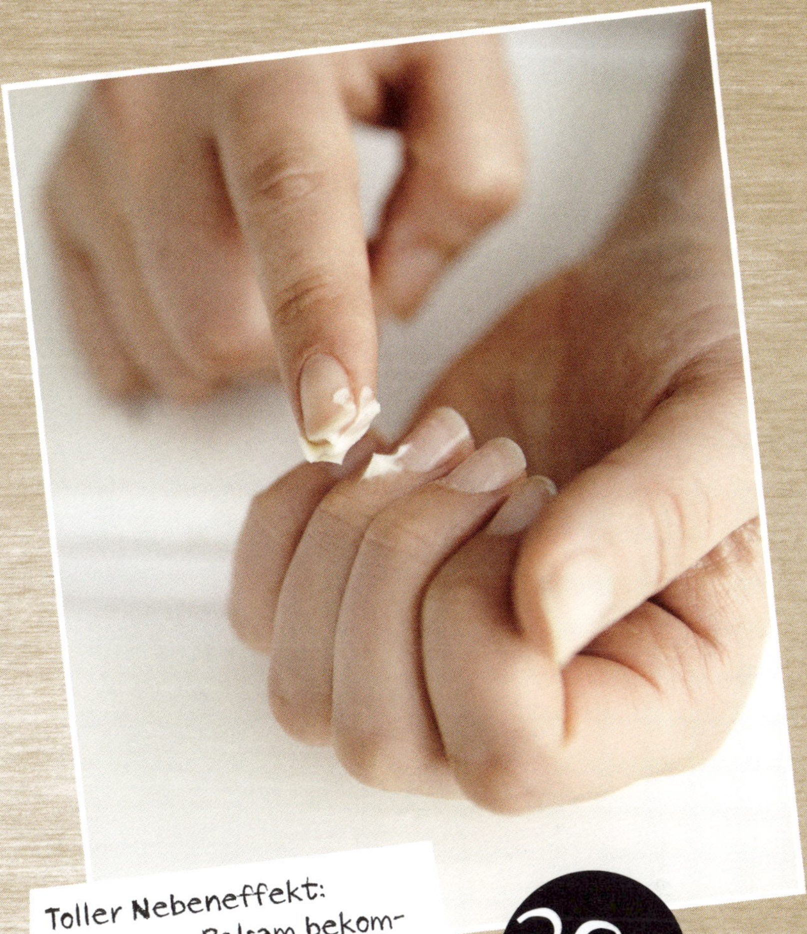

Toller Nebeneffekt: Durch den Balsam bekommen deine Nägel einen tollen Glanz.

206

# Nagelbalsam

Trockene Nagelhaut pflegst du mit etwas Lippenbalsam oder Halbfettmargarine. Einfach auftragen und einmassieren.

# Feurige Nägel

207

Wenn du dazu neigst, ab und zu an deinen Fingernägeln zu knabbern, dann ist dieser Hack genau das Richtige für dich! Trage mit einem Wattestäbchen etwas Tabasco auf die Nagelspitzen auf und lass ihn an der Luft trocknen. So schmeckt dir das Nägelkauen bestimmt nicht mehr.



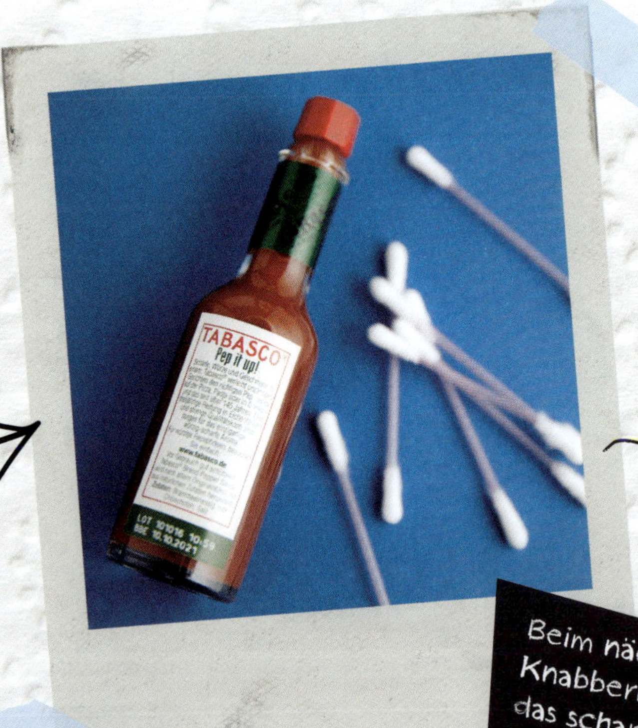


Beim nächsten Knabbern kommt das scharfe Erwachen.

# Aha!

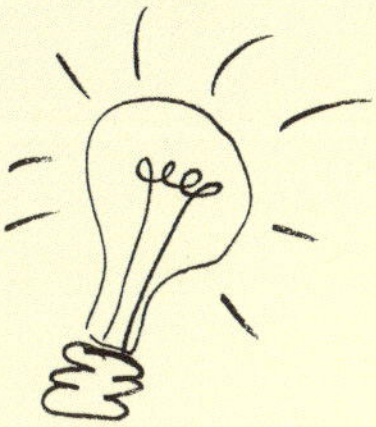

Diese Tatsache möchte man sich eigentlich nicht so häufig vor Augen führen: Bei einem Handschlag werden mehr Bakterien ausgetauscht als bei einem Kuss. Das macht die Handpflege umso bedeutender. Vor allem, weil es unsere Hände sind, die wir nach unserem Gesicht am häufigsten fremden Blicken aussetzen. Nicht umsonst heißt es ja: Hände sind die Visitenkarte eines Menschen. Für schöne, zarte Hände helfen dir die Hacks 201 bis 207. Schöne Füße bekommst du mit den Hacks 190, 191 und 199 – auch wenn du sie natürlich nicht so häufig präsentierst wie deine Hände.

# Notizen

# Ordnen & Aufbewahren

Frische Kräuter lassen sich gut kopfüber an einer Wäscheleine vor dem Fenster trocknen.

208

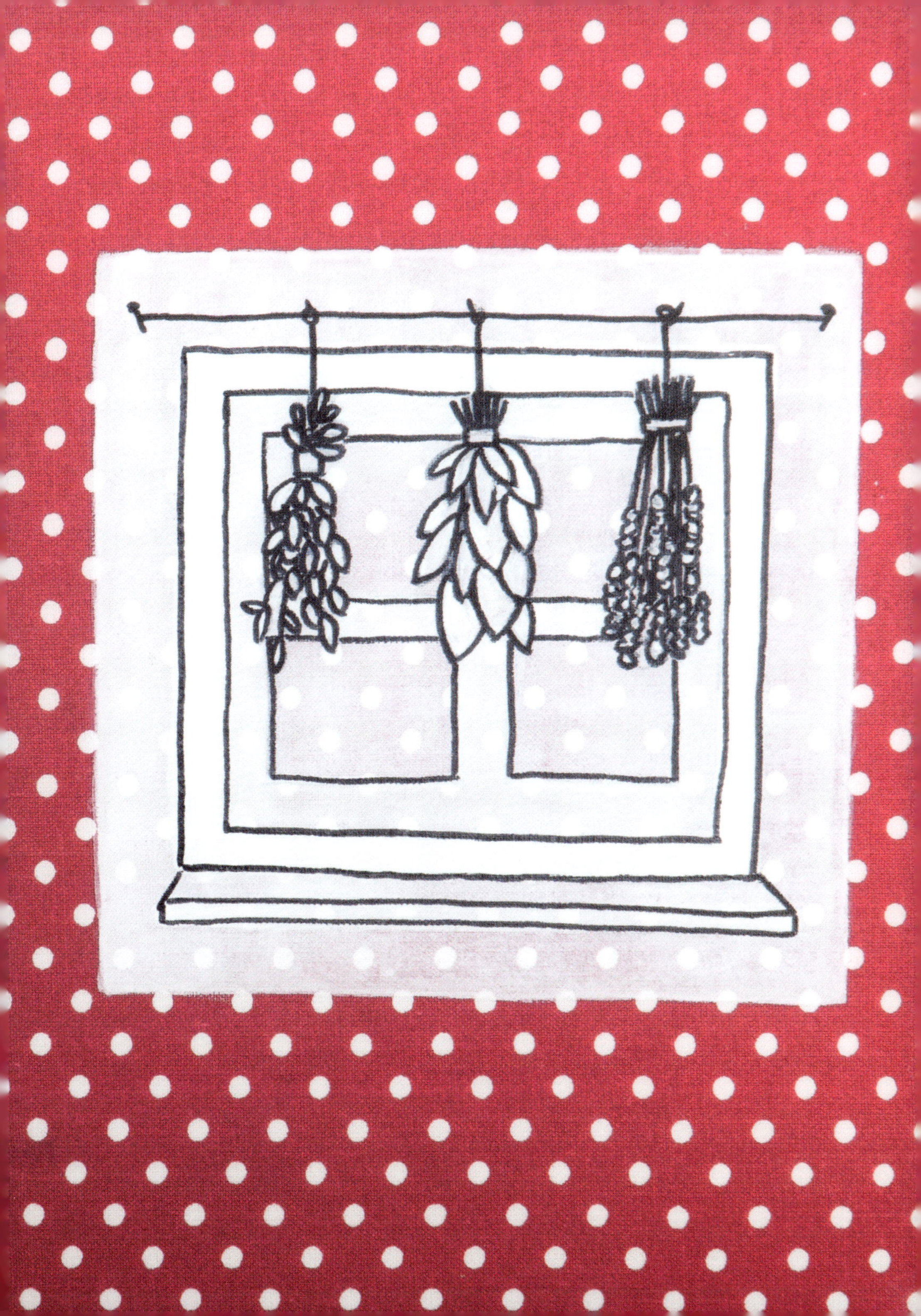

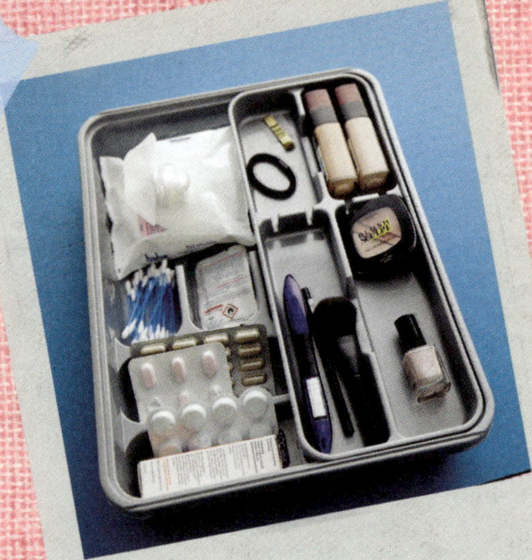

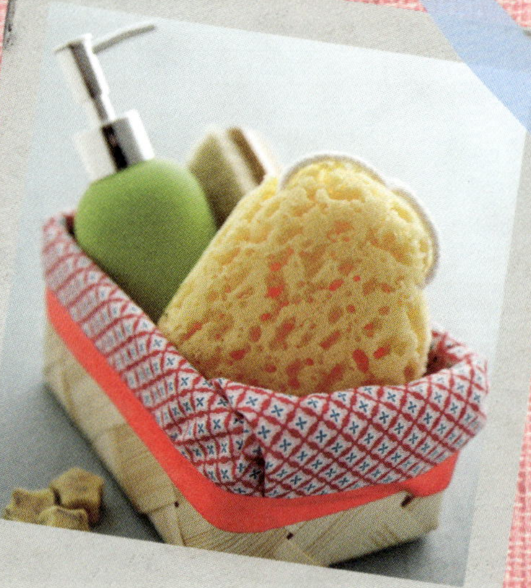

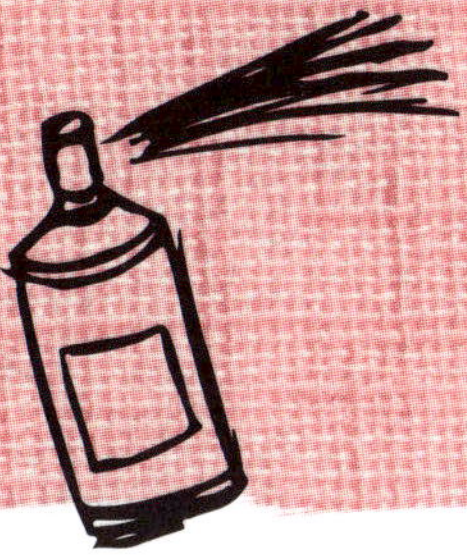

Ordnung muss sein, das gilt auch für das Kräuterregal und das Medizinfach. Am Ende findet man sonst nichts mehr wieder. Und gerade, wenn es um Pflaster und Verbandszeug geht, zählt schließlich jede Sekunde. Mit diesen schnellen Ideen sorgst du für den Notfall vor. Aber keine Sorge, schweres Gerät wird nicht benötigt. Schere, Kleber, buntes Masking Tape und ein bisschen Farbe reichen völlig aus!

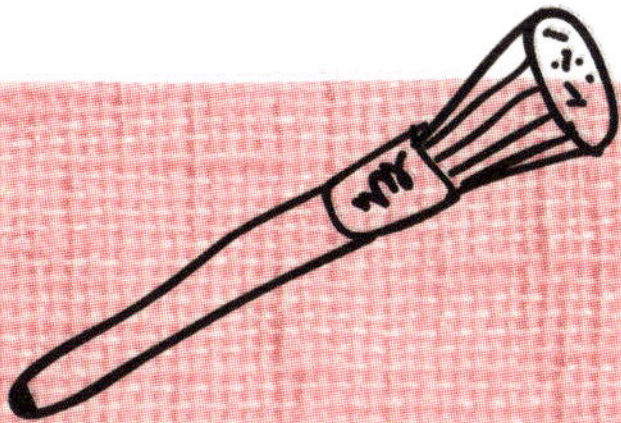

# AB INS GLAS 209

Getrocknete Kräuter für Badezusätze oder Tees bleiben in leeren, sauberen Marmeladengläsern frisch und aromatisch.

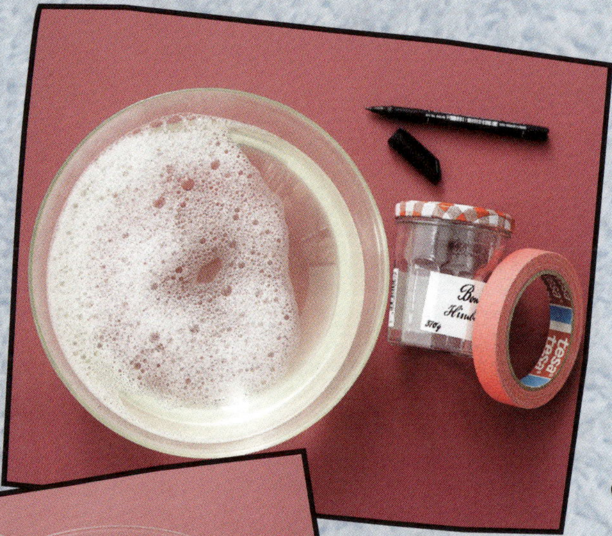

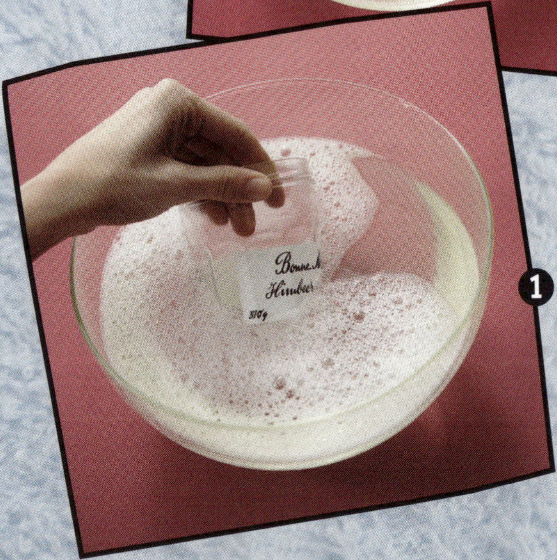

1. Das alte unschöne Etikett lässt sich einfach entfernen, indem du das Glas für ein paar Minuten in heißes Spüli-Wasser legst.

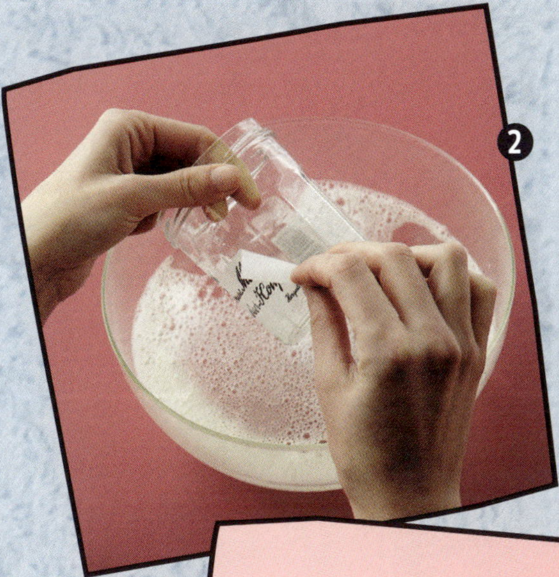

**2** Entferne nun das Etikett. Damit die Gläser auch optisch was hermachen, kannst du sie bemalen oder mit hübschem Masking Tape bekleben, zum Beispiel in Neonfarben. Praktisch: Darauf kannst du auch den Kräuternamen und das Abfülldatum notieren.





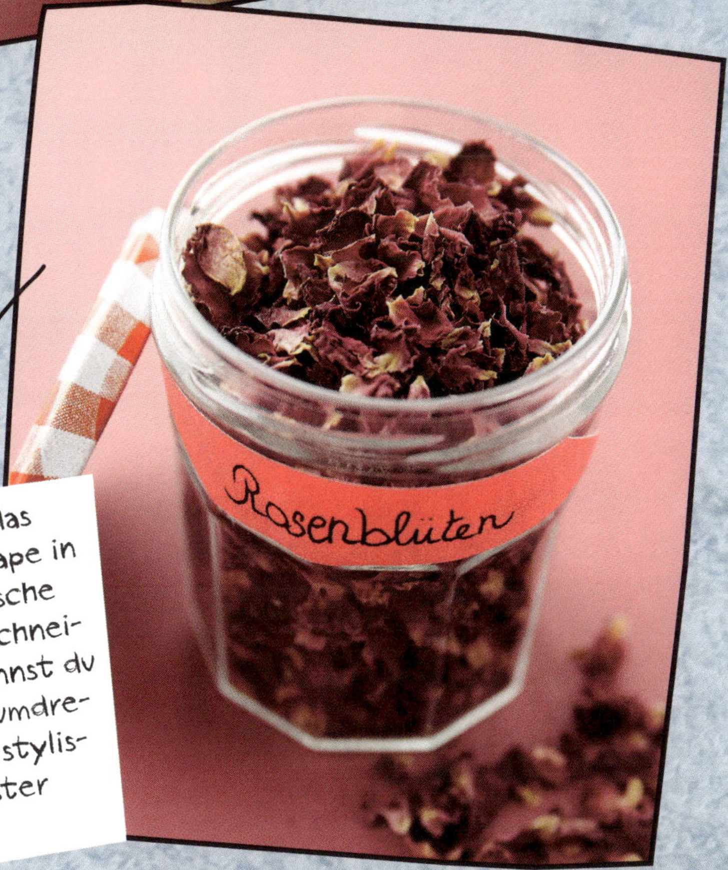


Wenn du das Masking Tape in geometrische Formen schneidest, kannst du im Handumdrehen ein stylishes Muster kleben.

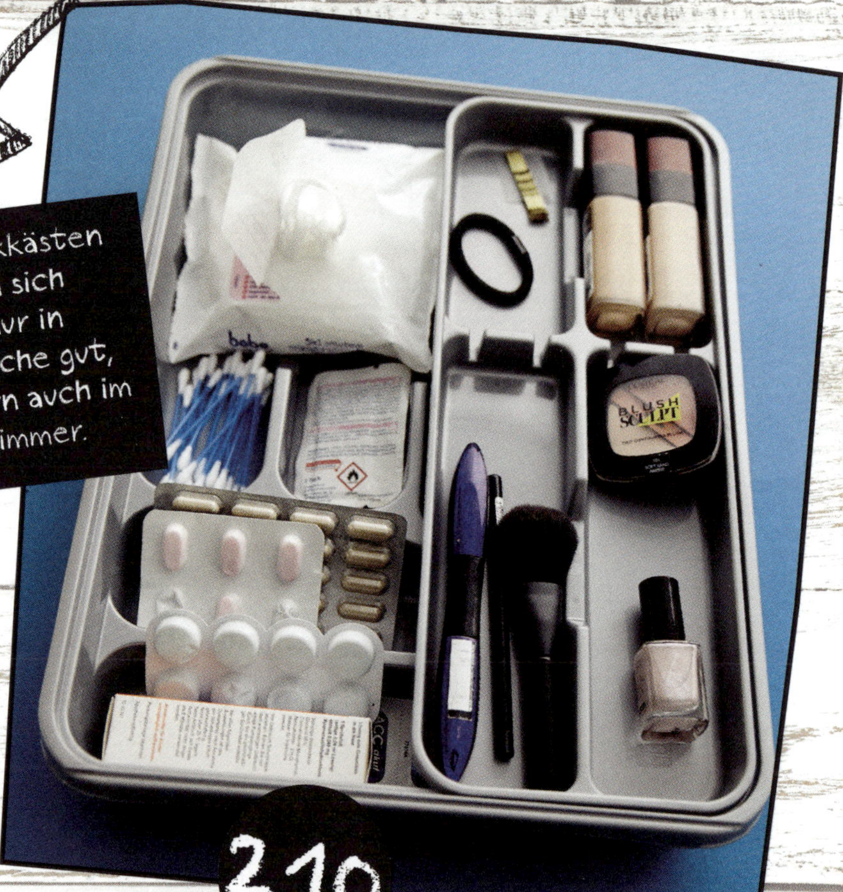


Besteckkästen machen sich nicht nur in der Küche gut, sondern auch im Badezimmer.





210

# ANTI-CHAOS

In einem Besteckkasten in der Badezimmerschublade finden nicht nur Kajal, Mascara und Co. ein Plätzchen, sondern auch Kopfschmerztabletten und andere Medikamente, die du öfter benötigst. Wenn kleine Kinder im Haus sind, solltest du Medikamente allerdings nur in abschließbaren Schubladen und Schränken unterbringen.

Mit diesen schönen Gläsern hast du immer ein Geschenk für Freunde und Familie parat.

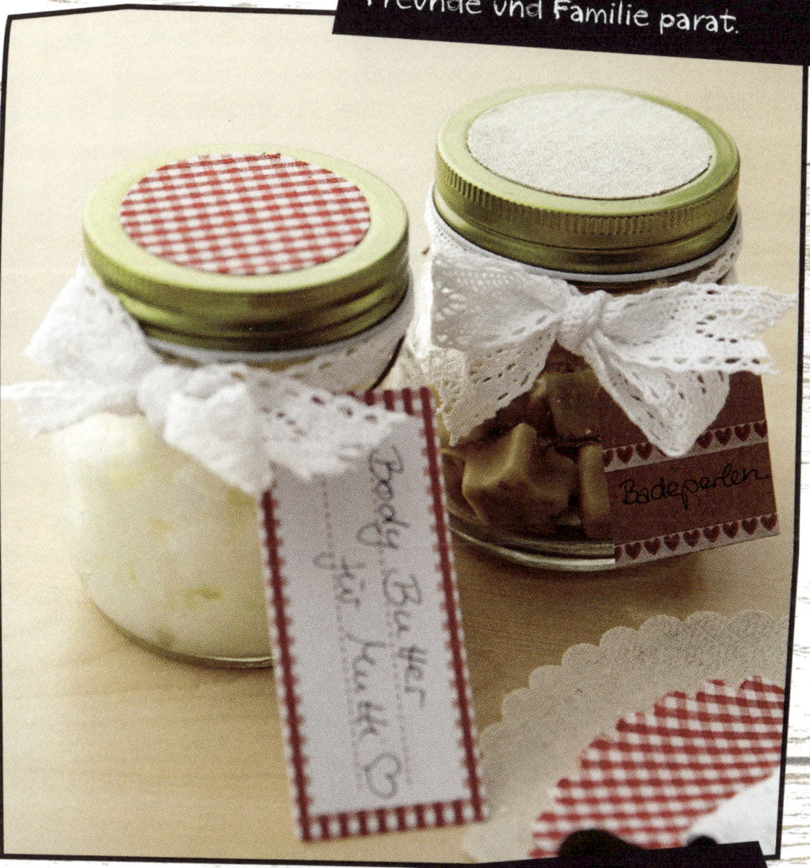


# Spitzen-Idee 211

Selbst gemachte Öle und Pasten bleiben in Einmachgläsern länger frisch. Damit sie auch optisch etwas hermachen, kannst du sie mit einem hübschen Spitzenband und einem Etikett verzieren, auf dem du den Inhalt und das Haltbarkeitsdatum notierst.

# DIY-BATH-BOX

## 212

In diesem selbst gemachten Utensilo finden Badepralinen, Peelings und Cremes ein neues Zuhause. Alles, was du dazu brauchst, ist ein Obstkörbchen und ein hübscher Stoffrest.

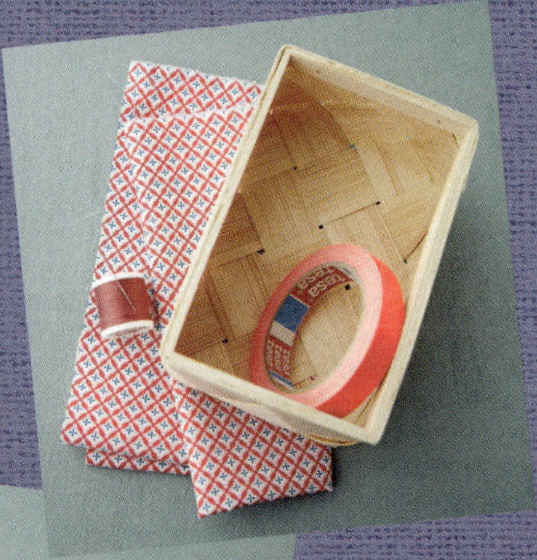

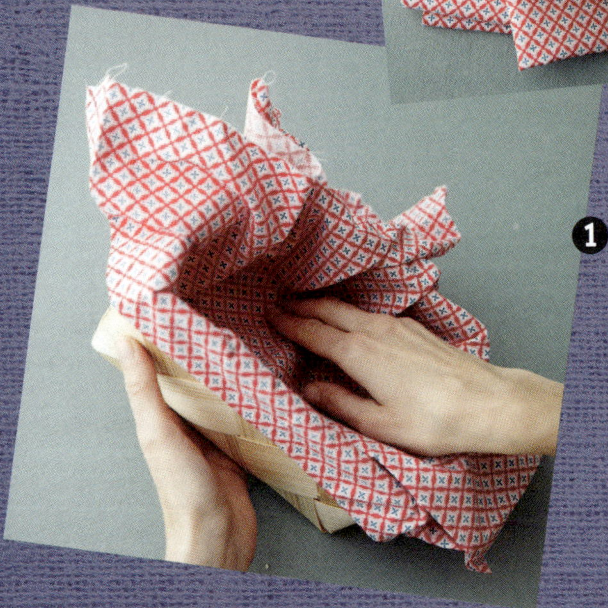

**1** Körbchen mit dem Stoffrest auslegen.

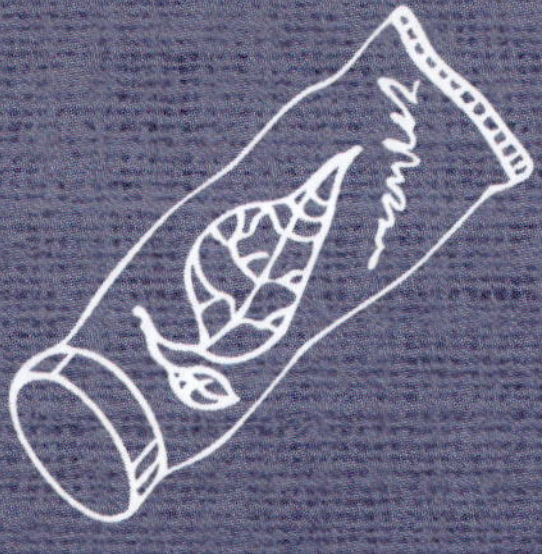

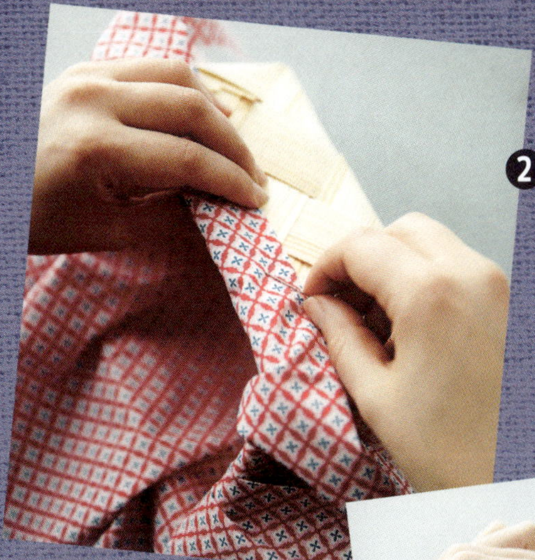

2 Saum ca. 1 cm einschlagen, damit ein glatter Abschluss entsteht. Den Stoff an das Körbchen nähen.

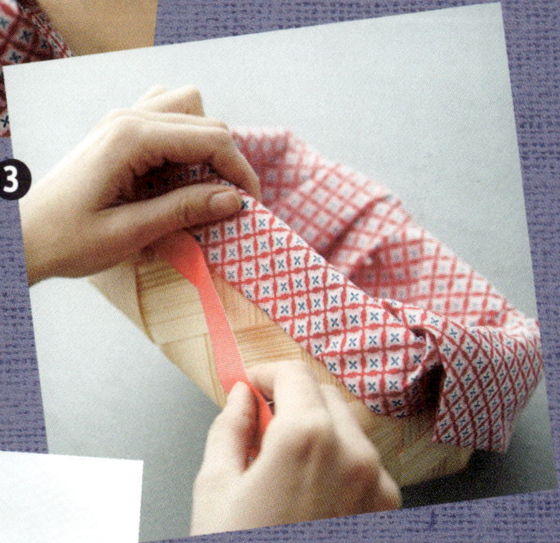

3 Verziere den Rand des Stoffes mit einem gut klebenden Masking Tape.





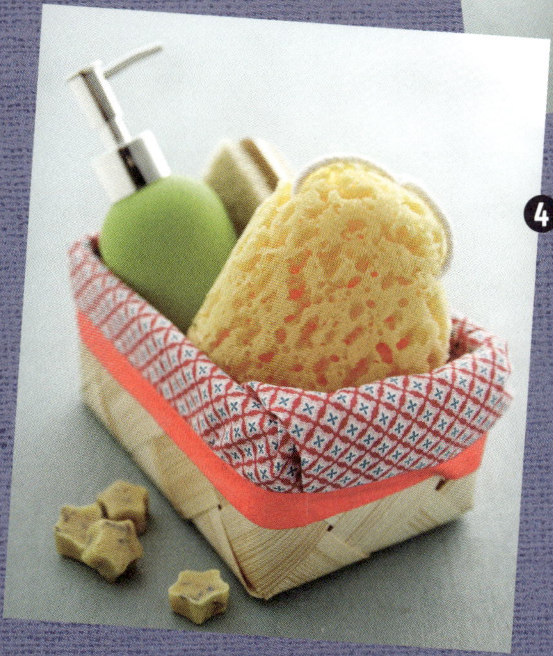

4 Nun kannst du deine Bath-Box mit Shampoo, Peelings usw. füllen.

Anstatt ihn anzunähen, kannst du den Stoff auch festtackern.

# Döschen to go 213

Selbstklebende Dekofolien eignen sich nicht nur prima, um Möbeln und Wänden einen neuen Look zu geben, sondern auch, um Boxen und Dosen aufzupeppen. Beklebst du zum Beispiel eine leere Bonbon-Dose mit einer schönen Folie, hast du immer ein hübsches unauffälliges Pillen-Döschen dabei, in dem du Kopfschmerztabletten und Co. verstecken kannst.



Weitere Ideen für den Inhalt findest du auf den Seiten 68, 80 und 92.

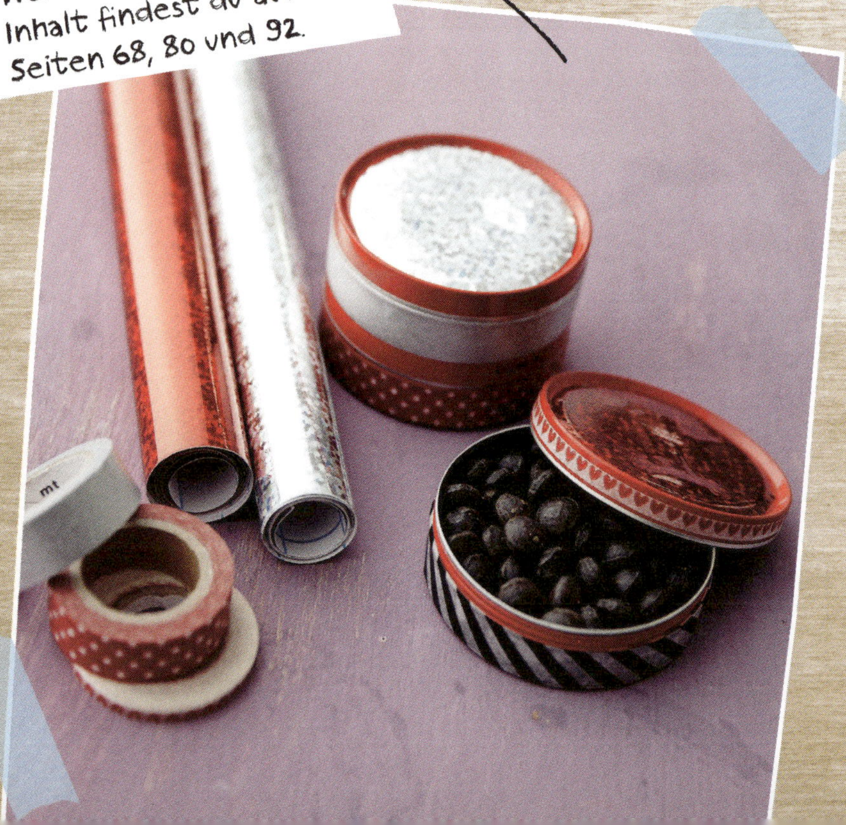

# 214 AUF DEN ERSTEN BLICK

Die meisten Medikamente müssen 3–6 Monate nach der Öffnung entsorgt werden. Beklebe deswegen Hustensaftflasche und Co. mit einem Blanko-Etikett, zum Beispiel aus buntem Fotokarton. So weißt du bei der nächsten Erkrankung sofort Bescheid, ob du das Medikament noch verwenden kannst.

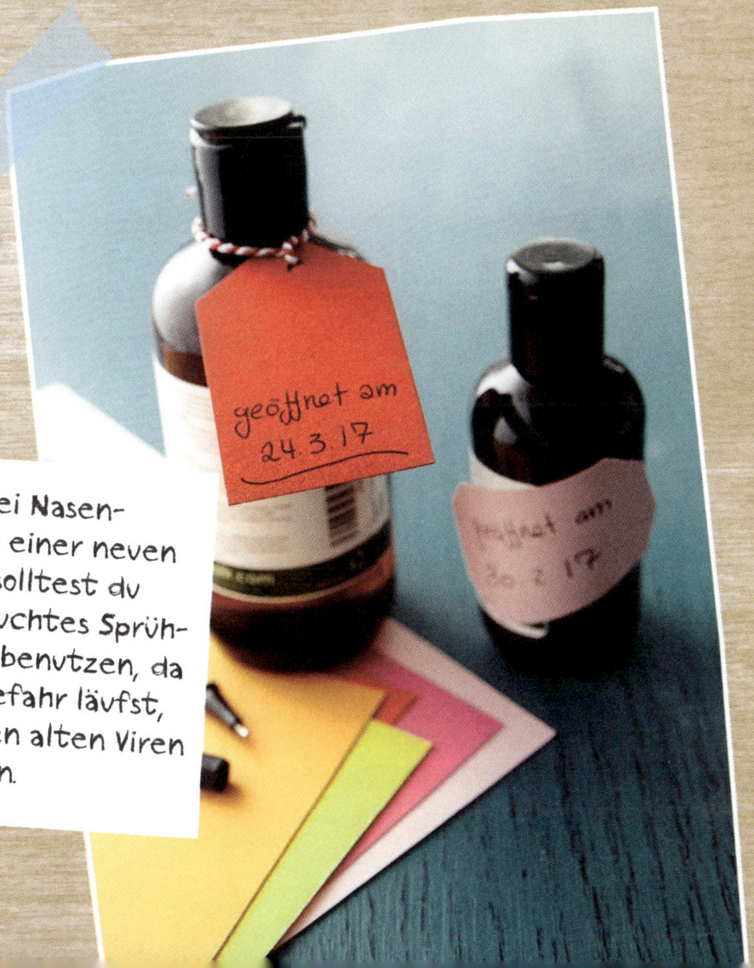


Achtung bei Nasensprays: Bei einer neuen Infektion solltest du kein gebrauchtes Sprühfläschchen benutzen, da du sonst Gefahr läufst, dich mit den alten Viren zu infizieren.

# GUT VERSTECKT

## 215

Wenn im Badezimmerschrank kein Platz für Medikamente ist, kannst du sie mit diesem Trick ganz unauffällig im Bücherregal unterbringen.

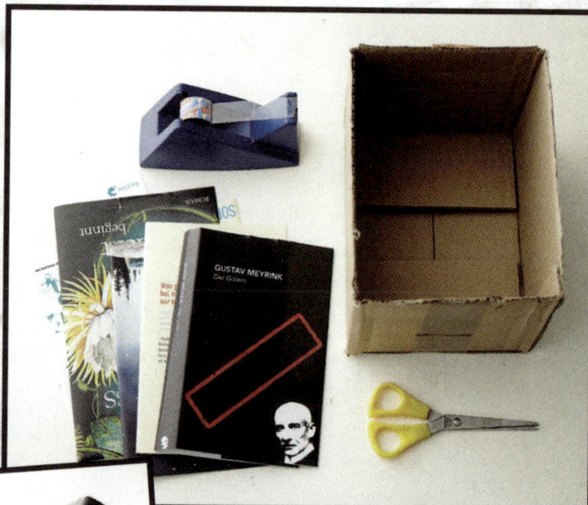


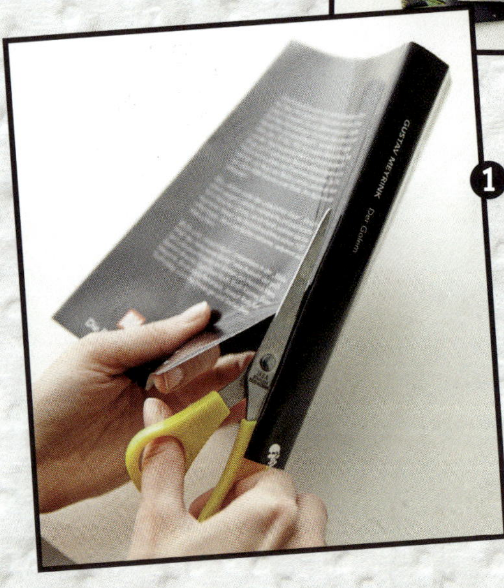


1. Entferne zuerst den Deckel eines Pappkartons. Danach löst du den Einband von mehreren Büchern und schneidest die Seiten ab, sodass nur noch die Buchrücken übrigbleiben.

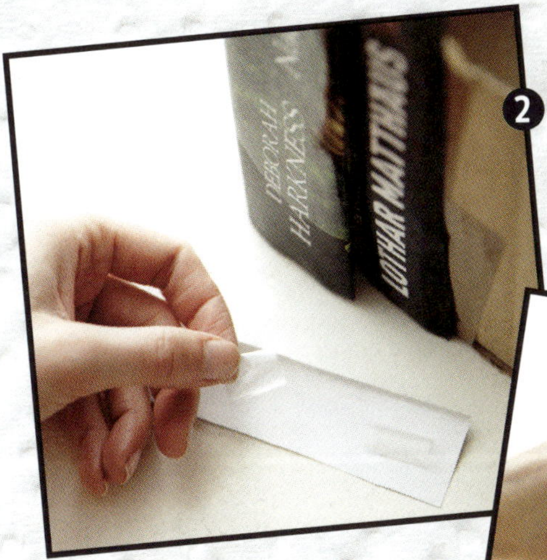


2 Nun beklebst du eine Seite des Pappkartons mit den Buchrücken.

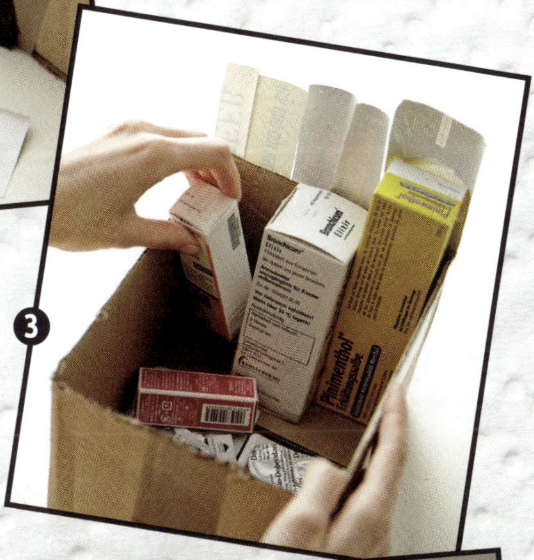

3 Karton mit Medikamenten füllen.

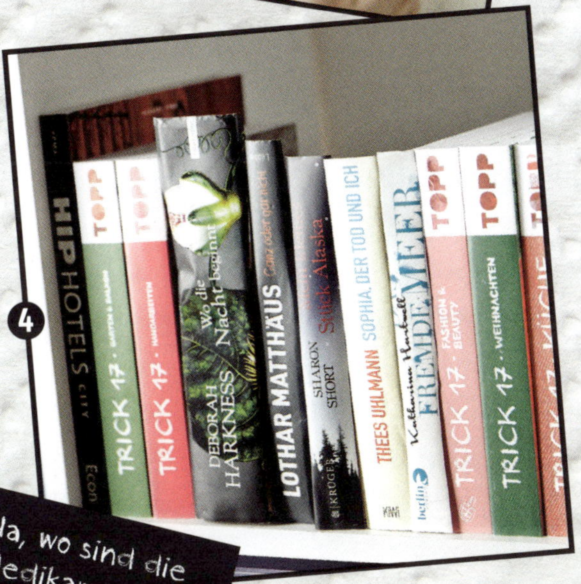


4 Stelle die Medikamentenkiste zu den anderen Büchern ins Regal.

Na, wo sind die Medikamente?

# SELF-MADE ORDNUNGS-SYSTEM

## 216

Bisher hast du deine Medikamente einfach in eine Kiste geschmissen? Dann sorge jetzt für Ordnung, und zwar mit einem DIY-Einteilungssystem aus buntem Fotokarton. Schneide die Pappe in gewünschter Breite zurecht. Sie sollte ca. 1–2 cm höher als der Karton sein. Beschriften, in die Kiste stecken und die einzelnen Fächer ordentlich befüllen.

Wie du deine Medikamente einteilst, liegt ganz bei dir. Du kannst zum Beispiel alle Schmerzmittel in ein Fach legen, in das nächste kommt alles gegen Erkältungssymptome, dann alles gegen Magen- und Darm-Probleme usw.

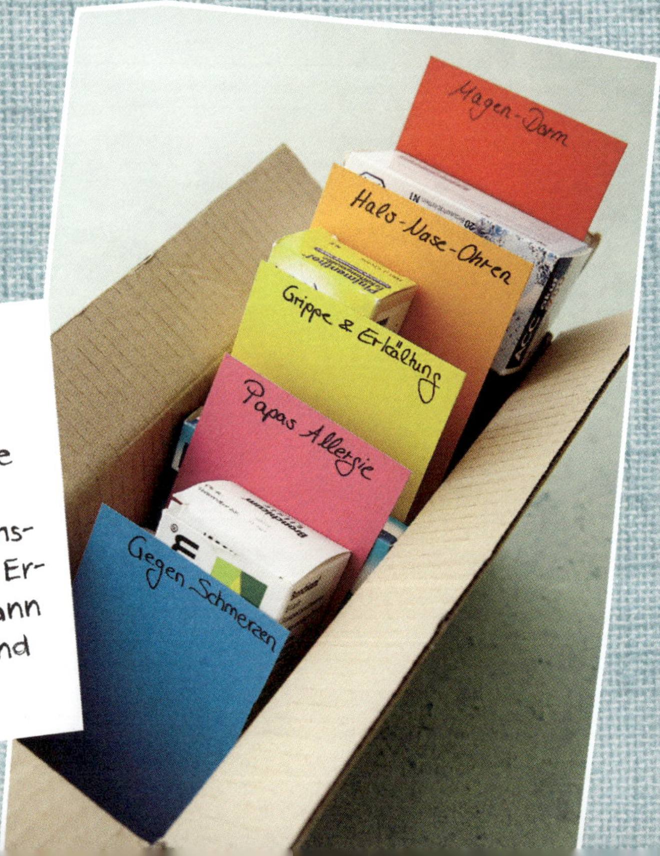

# Zettelwirtschaft 217

Fliegen deine Beipackzettel auch ständig überall herum? Dann sorge auch hier für Ordnung und sammle sie ab jetzt in einem selbst genähten Täschchen aus Stoffresten.

Statt eine Tasche selbst zu nähen, kannst du auch einen kleinen Kulturbeutel verwenden.

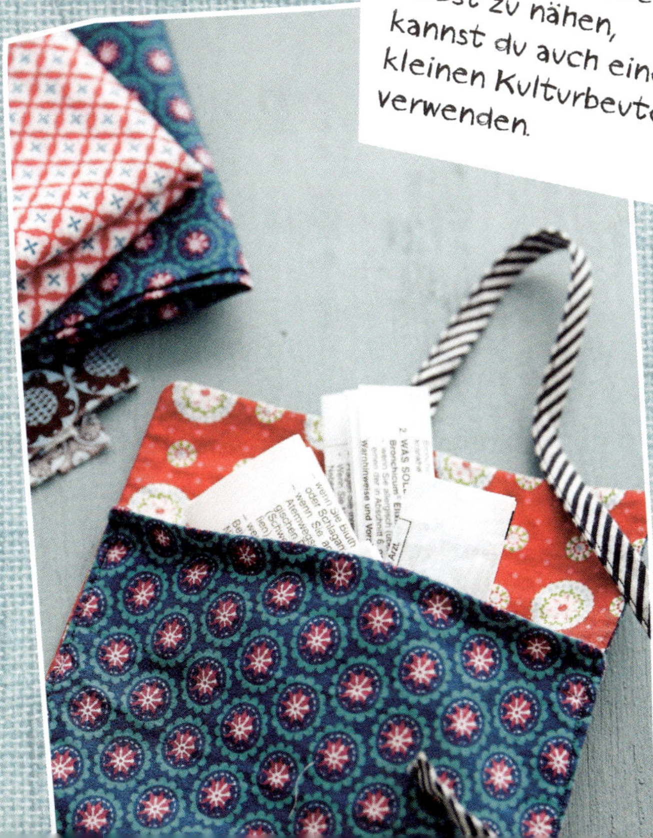

# Erste-Hilfe-Familienbox

218

Pflaster, Kompressen und Verbände sollten in jedem Haushalt für alle gut erreichbar sein. Am besten bastelst du dir dafür eine Erste-Hilfe-Kiste. Wenn Kinder auf diese Zugriff haben, solltest du allerdings keine Medikamente darin lagern.

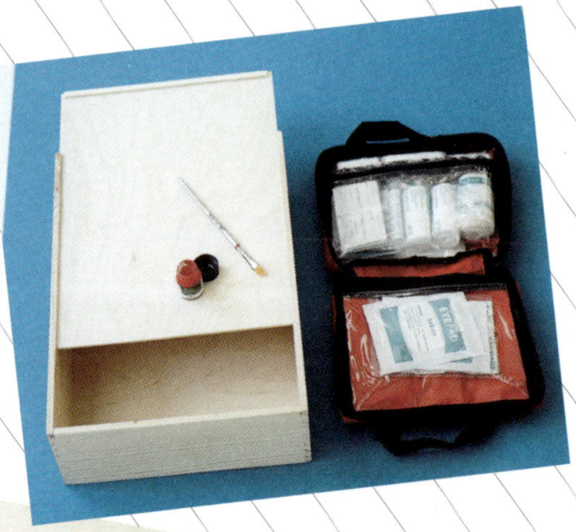





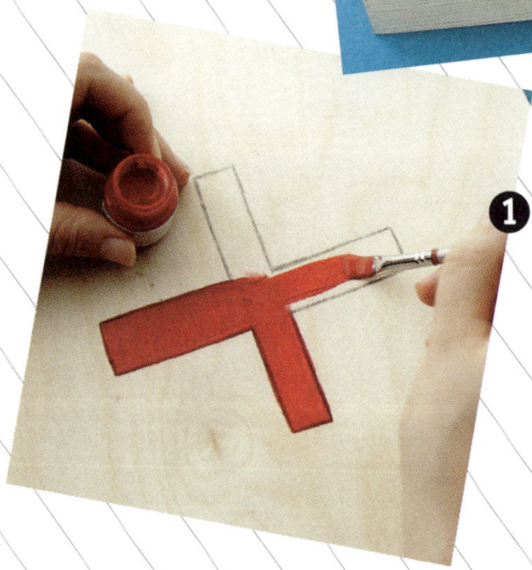

1 Zuerst brauchst du eine geeignete Kiste, zum Beispiel eine alte Weinkiste mit Schiebedeckel. Nun beschriftest du sie nach Wunsch. Mit Bleistift das gewünschte Motiv vorzeichnen und mit Holzmalfarbe ausfüllen.

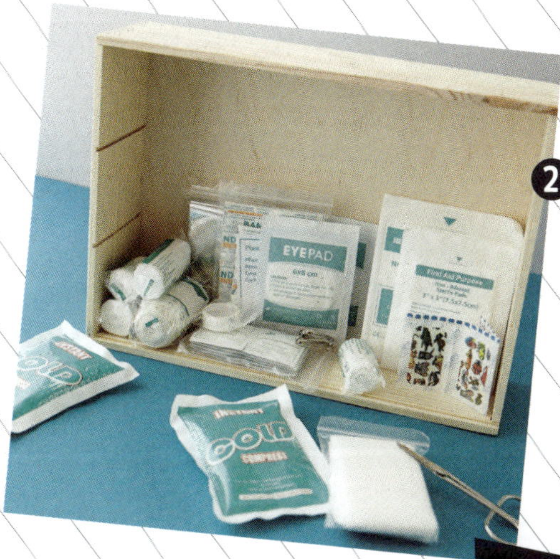


❷ Trocknen lassen und die Kiste mit dem Inhalt eines Nachfüll-Erste-Hilfe-Sets (gut über das Internet zu beziehen) ausstatten.

Am besten weist du deine Kids vorher in die Benutzung der Materialien ein.

Box gut sichtbar und in Reichweite aller Familienmitglieder auf einen Beistelltisch oder ins Regal stellen.

❸

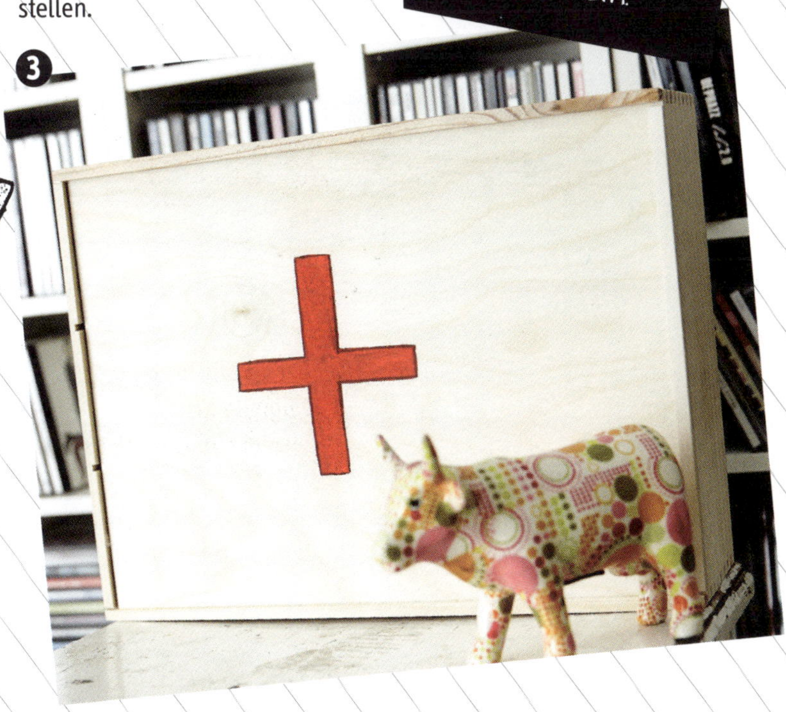

# DREAMTEAM 219

Klebst du eine volle und eine leere Kosmetiktücherbox zusammen, kannst du die leere als praktischen Mülleimer für deine benutzten Taschentücher verwenden.





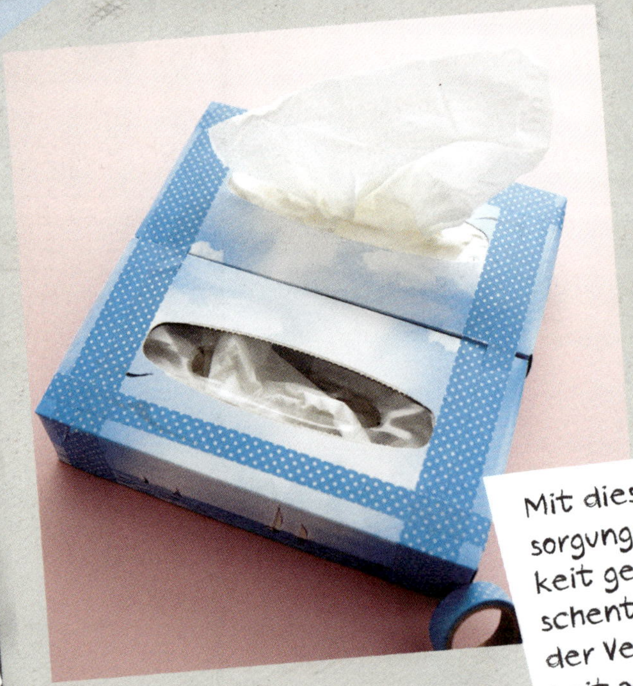

Mit dieser Entsorgungsmöglichkeit gehören Taschentuchberge der Vergangenheit an.

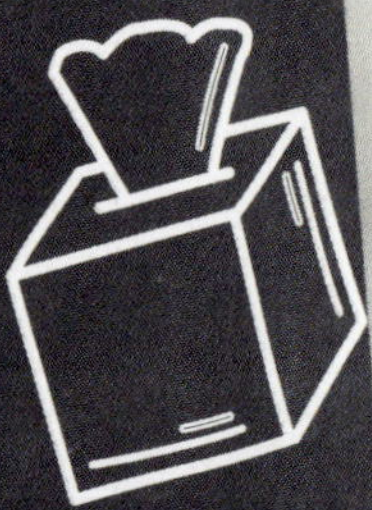

# 220 Praktischer Zipper

Sie gehören zu den besten Ordnungshelfern überhaupt: Zipperbeutel. In ihnen kannst du Tabletten nach Zweck sortiert aufbewahren und siehst sofort, was drin steckt.

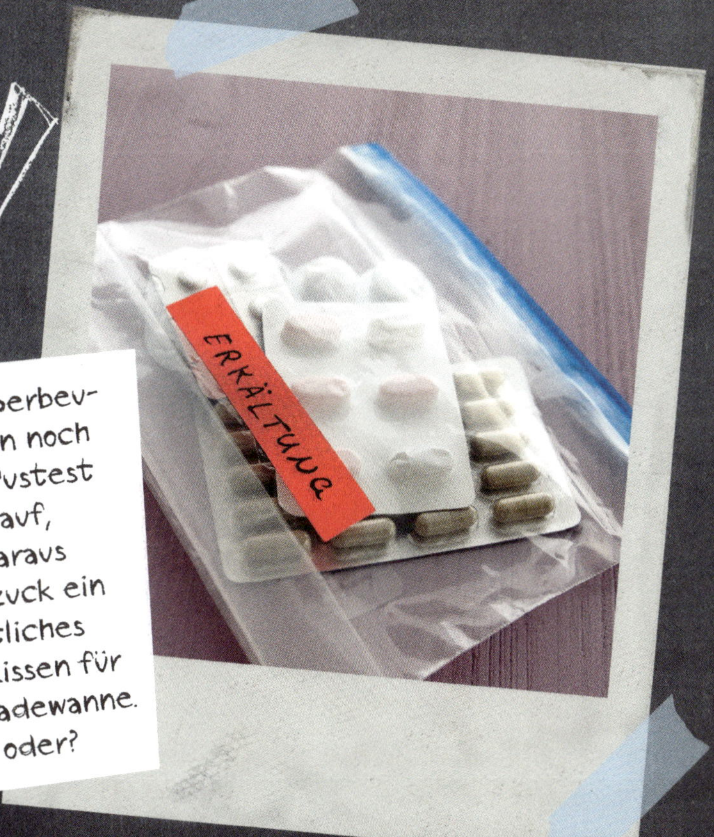


Ein Zipperbeutel kann noch mehr: Pustest du ihn auf, wird daraus ruck, zuck ein gemütliches Kopfkissen für die Badewanne. Cool, oder?

# KRÄUTER-MOBILE

221

Dank ihrer Biegsamkeit sind Weidenruten echte Deko-Künstler. Aus ihnen kannst du im Handumdrehen ein wunderschönes Kräuter-Mobile für die Küche basteln.

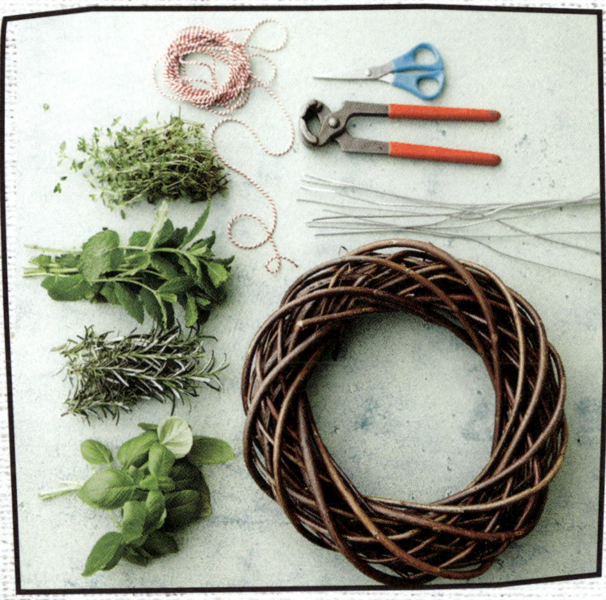





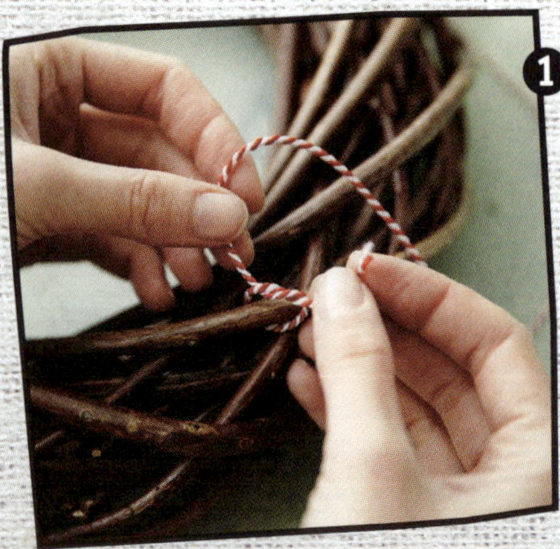

1. Binde einige Ruten zu einem geflochtenen Kranz und fixiere ihn mit Draht. Alternativ kannst du auch einen bereits geflochtenen Kranz aus dem Bastelgeschäft verwenden. Nun befestigst du 3 Kordeln daran, an denen der Kranz später aufgehängt wird.

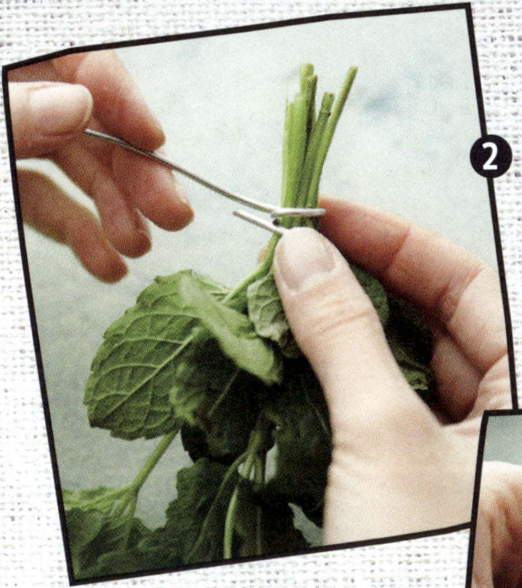

2 Binde aus frisch gepflückten oder gekauften Kräutern kleine Sträuße, die du mit Draht fixierst.

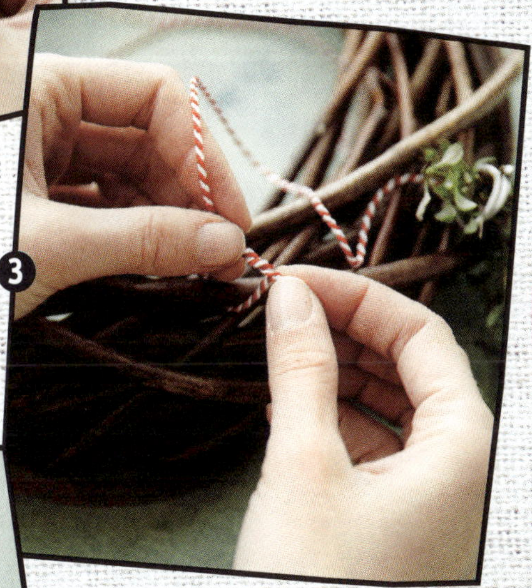

Nun die Kräuter mit der Kordel an den Kranz binden. 3

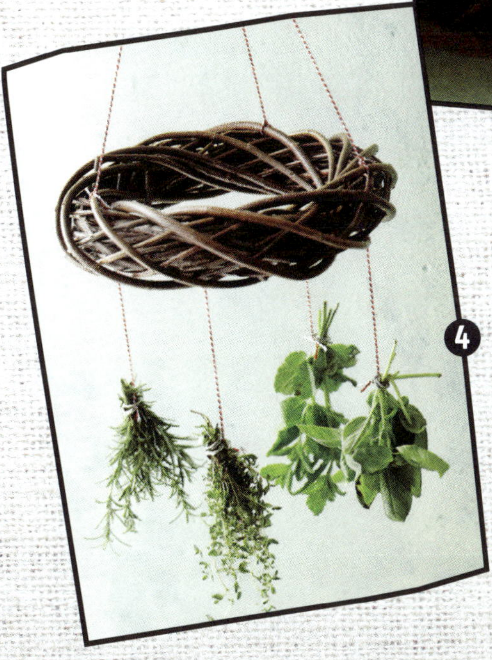

4 Kräuter-Mobile an die Decke hängen und warten, bis die Kräuter getrocknet sind. Sieht toll aus, oder?

# TRINK-TRICK 222

Du weißt es bereits: Um Körper und Geist fit und gesund zu halten, solltest du jeden Tag genug trinken. Leider gerät das schnell mal in Vergessenheit. Wenn du aber Literflaschen mit Uhrzeit-Markierungen beklebst, geht das ganz easy. Oder du probierst mal den Hack auf Seite 152 aus.

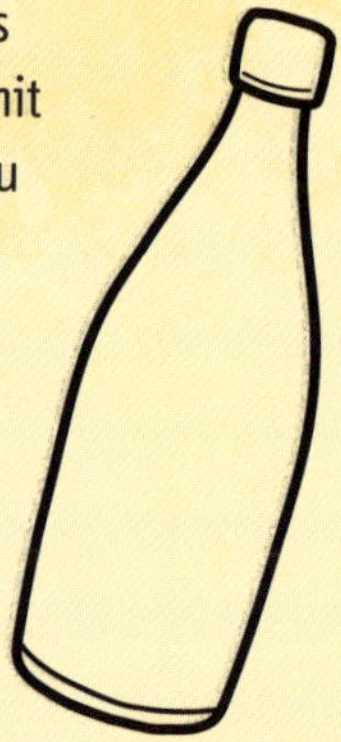

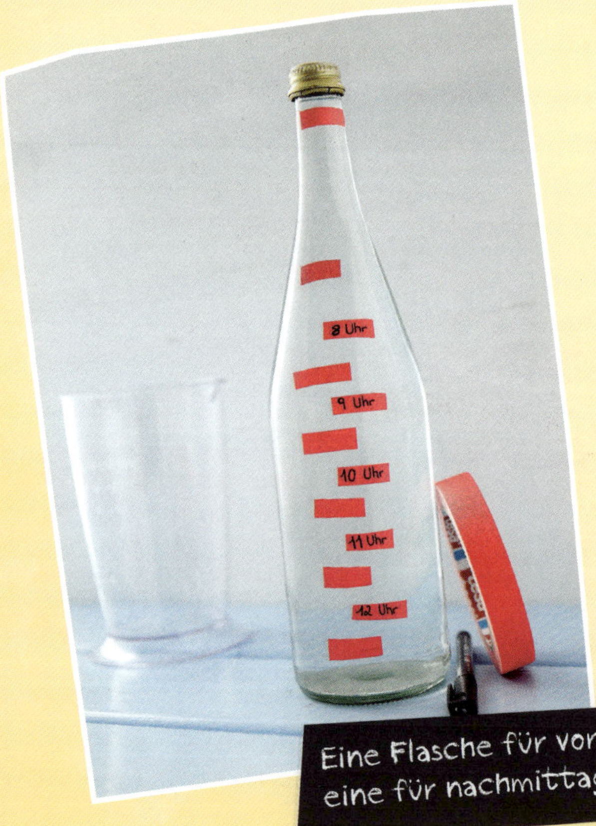


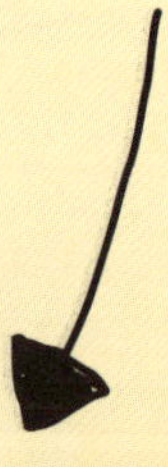

Eine Flasche für vormittags, eine für nachmittags.

# Notizen

# Checkliste

## für deine Trick-17-Hausapotheke

**Aus dem Küchenschrank:**

- ☐ Backpulver
- ☐ Natron
- ☐ Meersalz
- ☐ Rohrzucker
- ☐ Essigessenz
- ☐ Apfelessig
- ☐ Honig
- ☐ Gelatine
- ☐ Haferflocken
- ☐ Maisstärke
- ☐ Wodka

**Aus dem Kühlregal:**

- ☐ Quark
- ☐ Naturjoghurt
- ☐ Milch
- ☐ Buttermilch

**Tee:**

- ☐ Schwarzer Tee
- ☐ Grüner Tee
- ☐ Pfefferminztee
- ☐ Kamillentee

Ätherische Öle sind nicht wasserlöslich. Damit sie sich gut verteilen, zum Beispiel im Badewasser, brauchen sie einen Emulgator. Am besten eignet sich dafür 1 TL Flüssighonig oder Sahne.

**Fette und Öle:**

- ☐ Olivenöl
- ☐ Sonnenblumenöl
- ☐ Kokosöl
- ☐ Sheabutter
- ☐ Kakaobutter
- ☐ Rizinusöl
- ☐ Mandelöl
- ☐ Halbfettmargarine

**Ätherische Öle:**

- ☐ Pfefferminzöl
- ☐ Lavendelöl
- ☐ Eukalyptusöl
- ☐ Teebaumöl

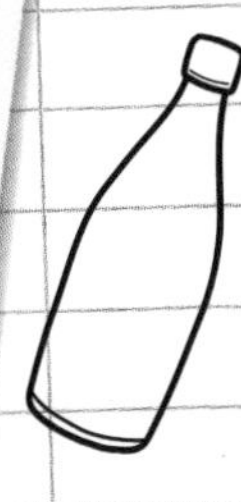

**Aus dem Badezimmer:**

- ☐ Wattepads
- ☐ Wattestäbchen
- ☐ Mundwasser
- ☐ Haarpflegespülung
- ☐ Babypuder

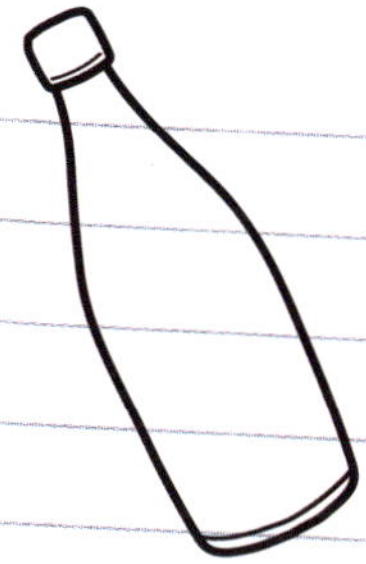

**Aus dem Kräuter-Shop:**

- ☐ Kamille
- ☐ Pfefferminze
- ☐ Lindenblüten
- ☐ Johanniskraut
- ☐ Frauenmantel

**Aus der Apotheke:**

- ☐ Aloe Vera Gel
- ☐ Heilerde
- ☐ Bienenwachs
- ☐ Nachfüllpack für den Erste-Hilfe-Kasten

Bewahre getrocknete Kräuter in luftdichten Glasgefäßen an einem dunklen, kühlen Ort auf.

**Obst und Gemüse:**

- ☐ Kartoffeln
- ☐ Zwiebeln
- ☐ Knoblauch
- ☐ Avocado
- ☐ Ingwer
- ☐ Erdbeeren
- ☐ Bananen
- ☐ Zitronen
- ☐ frische Küchenkräuter wie Basilikum und Salbei

Möchtest du dir und deinem Körper etwas Gutes tun, achte beim Einkauf auf Bio-Qualität.

# REGISTER

## Wehwehchen

## Mittelchen

# REGISTER

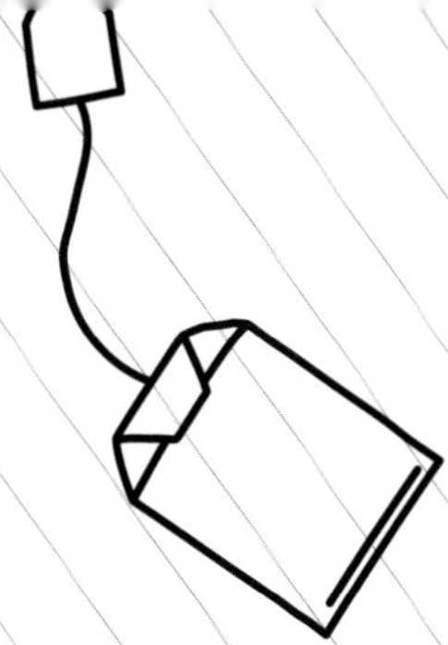

# Die Autorin

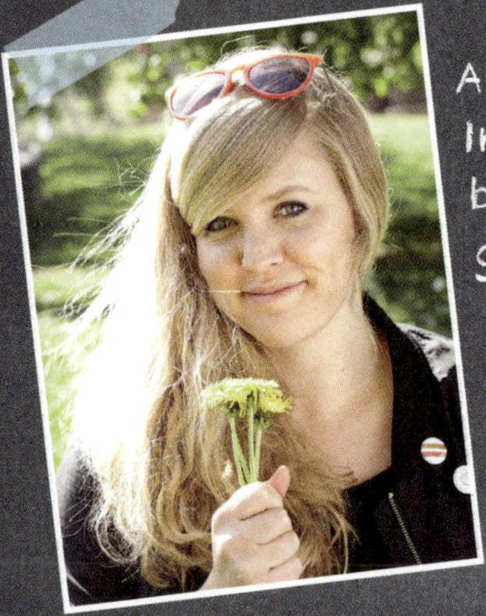

Als freie Journalistin kennt sich Ina Volkmer in vielen Themengebieten bestens aus. Ob Psychologie, Reisen, Ernährung & Gesundheit, Kochen, Wohnen, Beauty, Kultur & Musik oder Sport – sie fühlt sich in vielen Bereichen zu Hause. Ihre Leidenschaft ist jedoch die Natur und alles, was man damit anstellen kann. Aufgüsse, Kräutertees und Wickel – alles, was dem Körper und der Seele guttut, gilt ihrem Interesse. Wenn sie nicht gerade beruflich auf Reisen ist, befindet sich ihr Lebensmittelpunkt im Herzen Hamburgs, mitten im Leben, mitten auf St. Pauli.

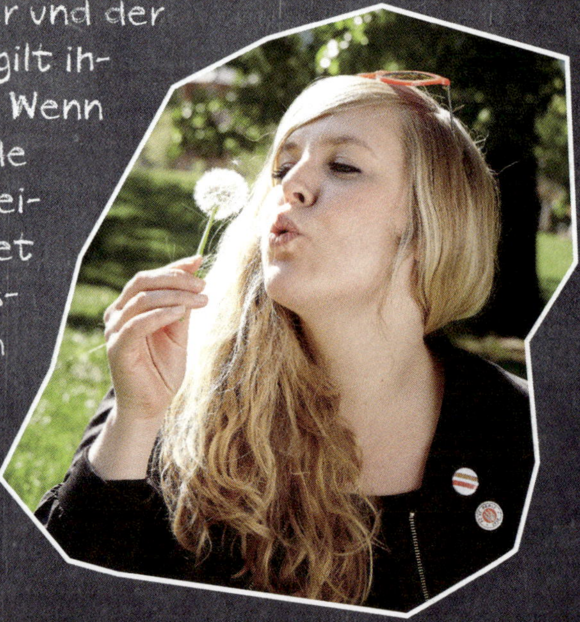

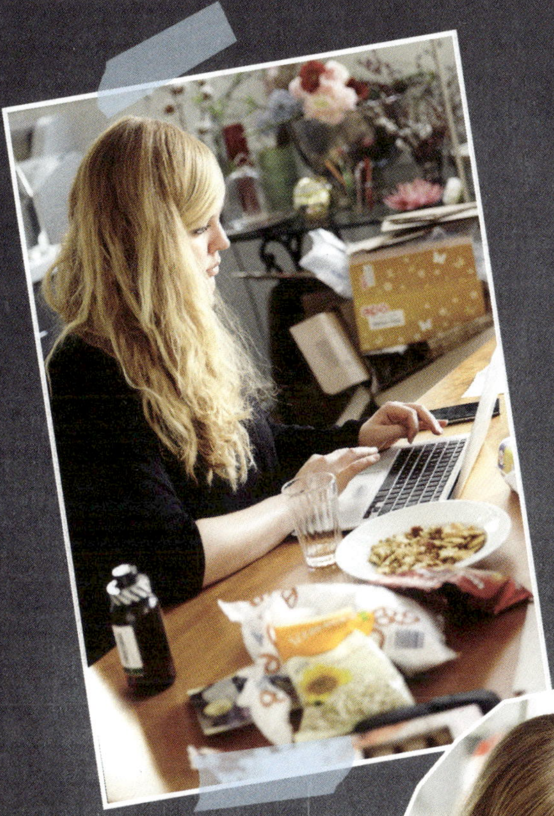

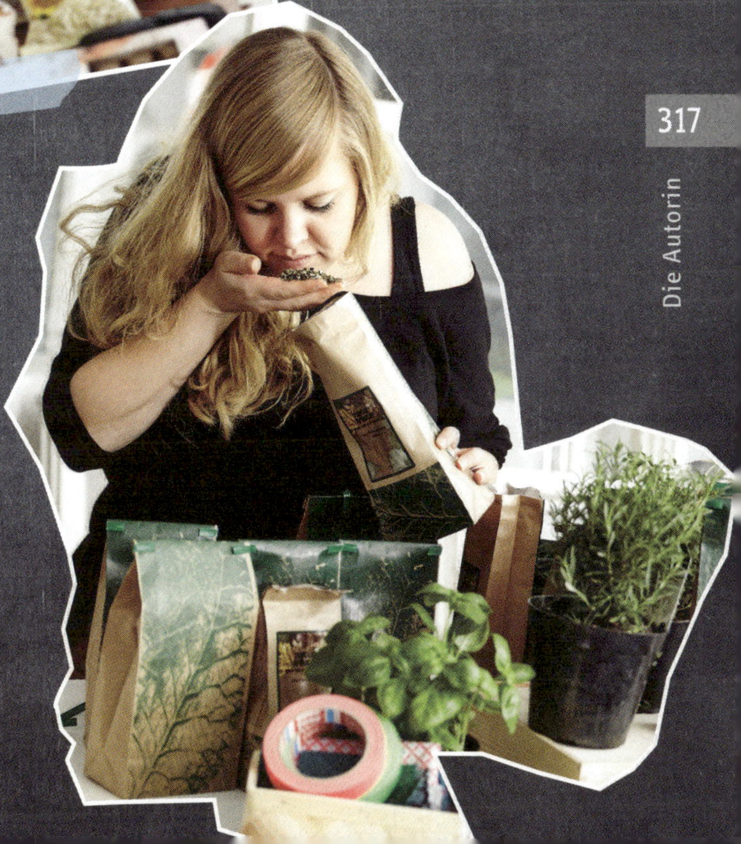

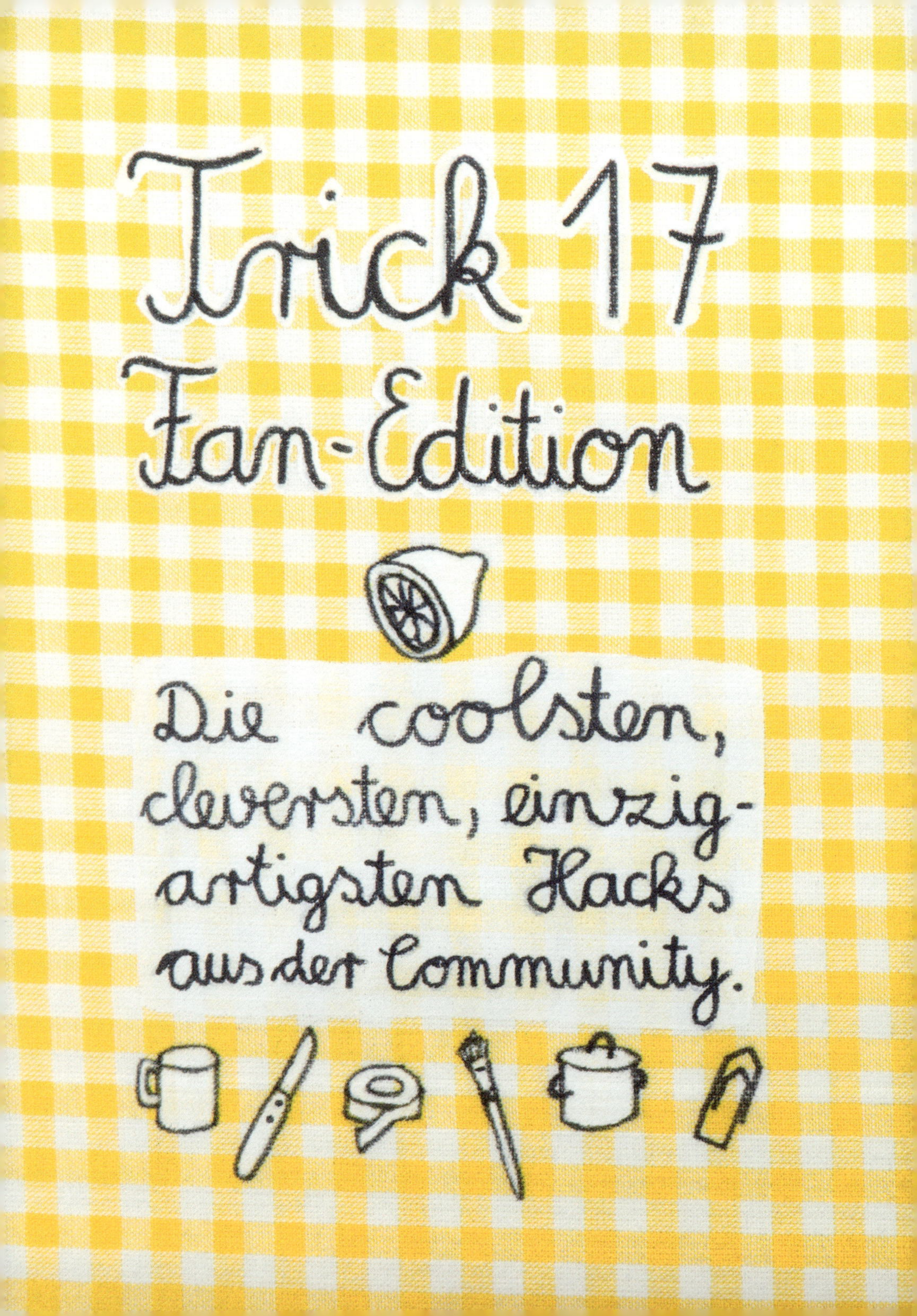
Trick 17
Fan-Edition
Die coolsten, cleversten, einzigartigsten Hacks aus der Community.

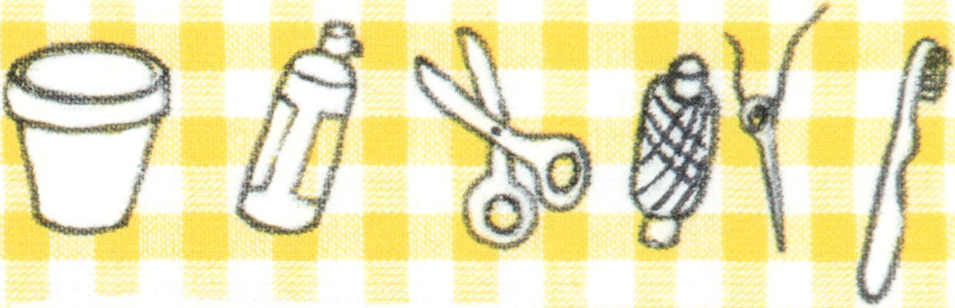

Im Rahmen der großen Trick-17-Aktion haben uns zahllose persönliche Lieblingshacks erreicht. Die besten findest du gesammelt auf den nächsten Seiten.

Von Fans für Fans!

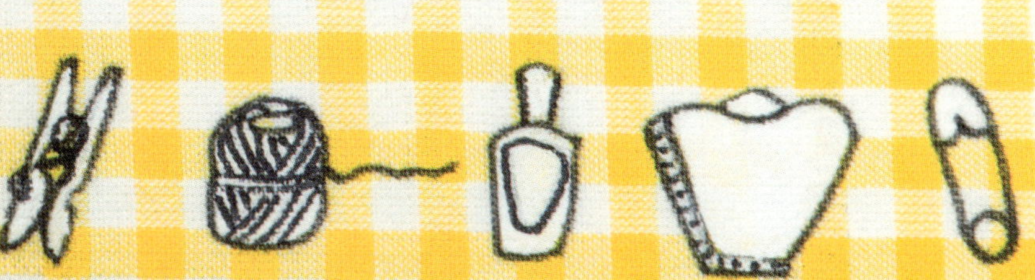

# Der Gewinner-Hack

1

## Qvallen-Qval

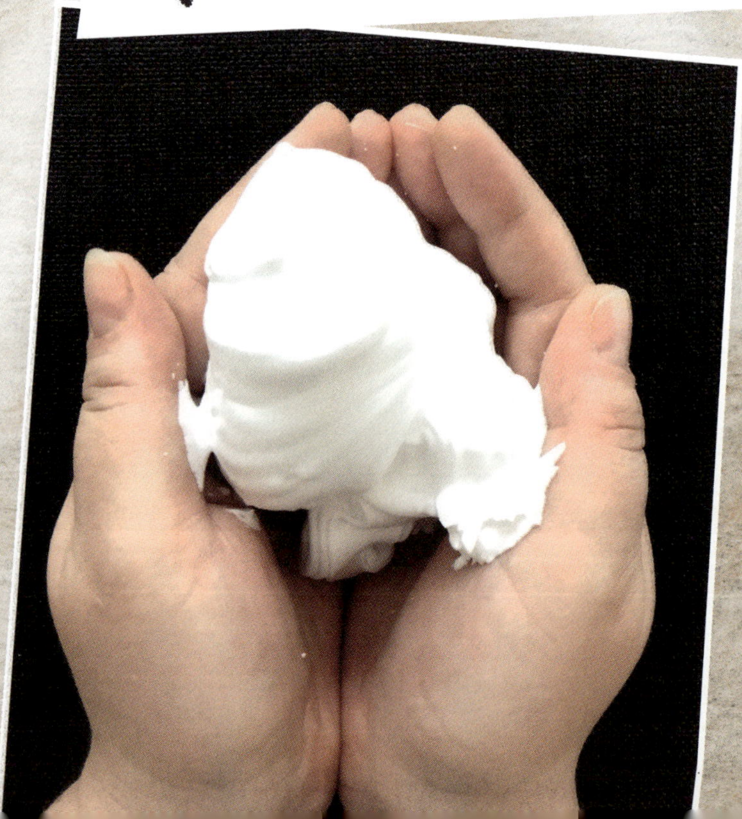

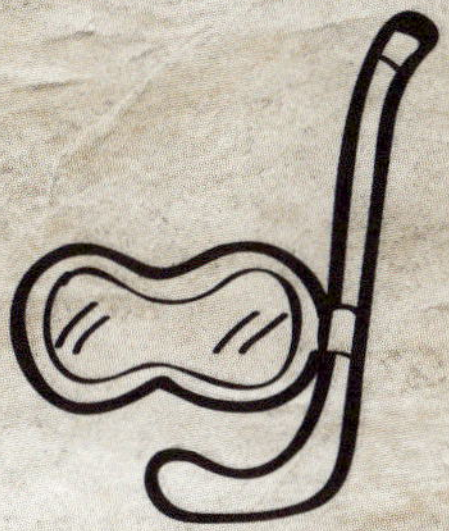

Auch wenn die meisten Quallen im Mittelmeer ungefährlich sind, kann der Kontakt mit ihnen äußerst schmerzhaft sein. Damit der Badeurlaub aber nicht zur Qual wird, hilft Rasierschaum. Nach einem Quallenbiss einfach etwas Rasierschaum auf die betroffene Stelle auftragen, und der Schmerz lässt nach.

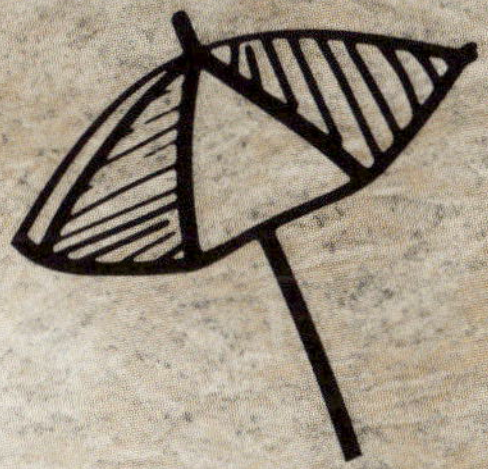

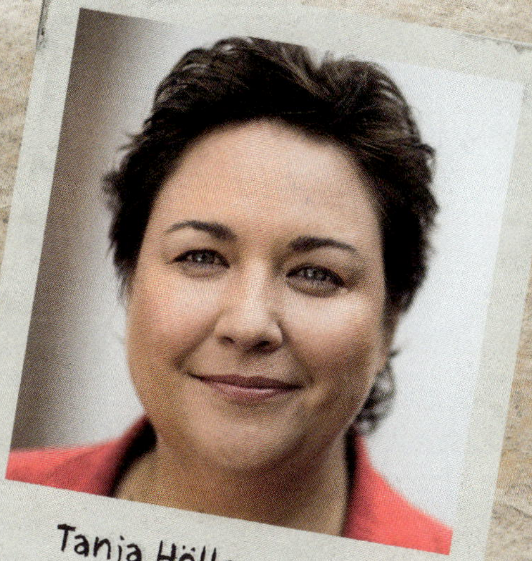

Tanja Höllger aus Köln

„Auf meinem Instagram-Account ‚Tanja.Hoe' poste ich regelmäßig v. a. Tipps und Tricks für den Alltag – denn wer freut sich nicht über einen guten Tipp? Toll finde ich, dass ich Anregungen von Lesern zurückbekomme. Wenn ich beispielsweise etwas zum Thema Rasierschaum poste, erhalte ich oft viele weitere Ideen, die ich bisher noch nicht kannte."

# Wie vom Bäcker

## 2

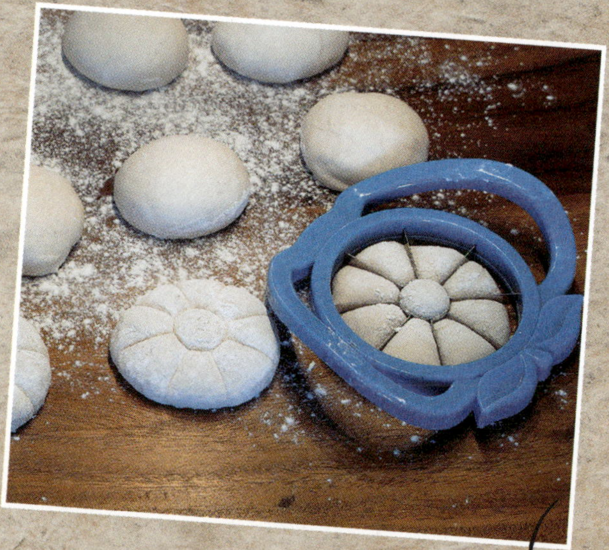

Brötchen backen kann jeder. Richtig lecker und schön werden Brötchen aber, wenn man einen Brötchenstempel benutzt. Da die wenigsten von uns einen solchen zu Hause haben, tut es auch ein Apfelteiler. Wie der Brötchenstempel bewirkt das „Stempeln" mit dem Apfelteiler das kontrollierte Aufgehen – und die Brötchen sehen zusätzlich hübsch aus.



„Die Idee stammt von meinem Mann Marc und mir. Und das ist unser Rezept für den perfekten Brötchenteig: Aus 500 g Mehl (Type 550), 10 g Backmalz (optional), 15 g Butter, 15 g Hefe, 8 g Salz und 280 ml Wasser einen Teig kneten, 10 Min. ruhen lassen. Nun ca. 10–12 Brötchen rundformen, die Oberseiten mit etwas Stärke (oder Mehl) bestäuben und den Apfelteiler fest eindrücken. Die Oberseiten mit Wasser benetzen und – wenn gewünscht – in Sesam oder Mohn tunken. Auf ein Backblech mit Backpapier legen, abdecken und nochmals ca. 20–30 Min. gehen lassen. Ofen auf 210°C Ober-/Unterhitze vorheizen, Brötchen nochmals mit Wasser benetzen und in den Ofen schieben. Ca. 25 Min backen, bis sie goldbraun sind. Auf einem Kuchengitter auskühlen lassen."

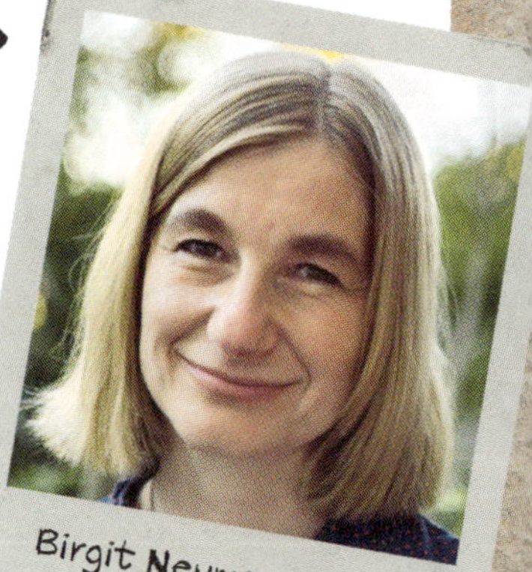

Birgit Neumann aus Karlsruhe

# REINIGEN LEICHT GEMACHT 3

Nie mehr verschmutzte Kapsel-Kaffeemaschinen: Lege einen Frühstücksbeutel in den Auffangbehälter der Maschine. So bleiben die Flüssigkeit und die Kapseln im Beutel – und das lästige Saubermachen gehört der Vergangenheit an.

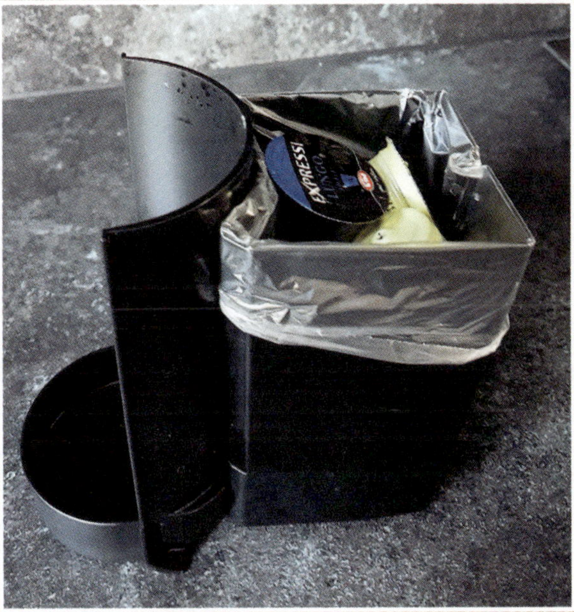




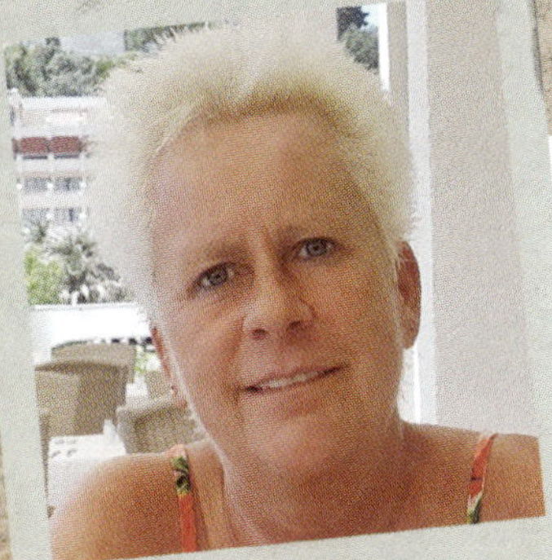

Marion Kürten aus Köln

„Als wir eine Kaffeemaschine mit Kapseln gekauft haben, war alles super, nur die Reinigung war furchtbar. Ich wollte doch nicht für jede Tasse die Maschine ‚trockenlegen'. Da musste ein Trick her, und mein Blick fiel auf die Frühstücksbeutel. Da hat es Klick gemacht!"

# Es grünt so grün

4

Um eine Guacamole vor dem hässlichen Braunwerden zu schützen, braucht es keinen Zitronensaft. Einfach den Kern mit in die Schale geben. Er enthält Enzyme, die die Oxidation verhindern bzw. verzögern. So bleibt die Guacamole schön grün.

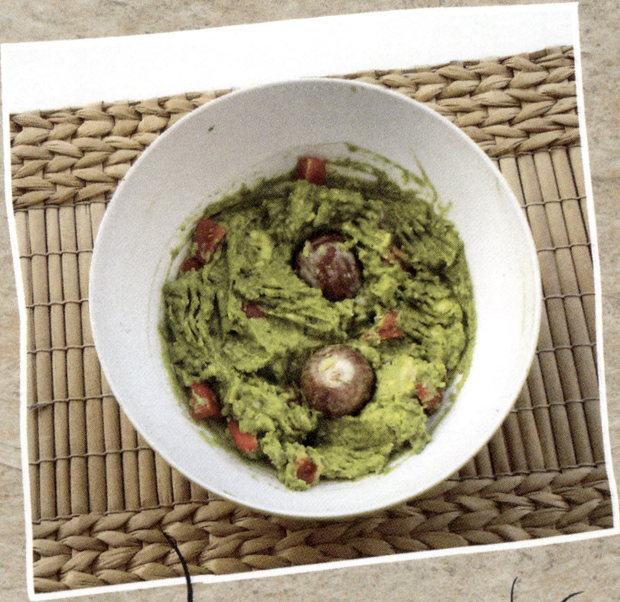

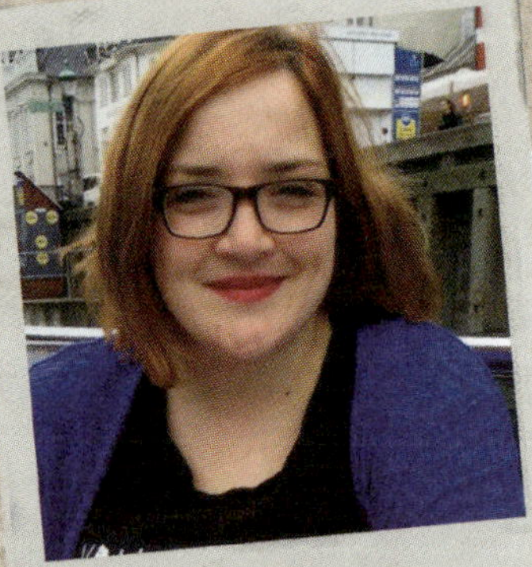

Anna Stocker aus Konstanz

„Dieser Lifehack ist zufällig entstanden. Während dem Anrühren einer Guacamole stellte ich fest, dass die Zitrone schlecht war. Irgendwo hatte ich aber gelesen, dass sich eine halbe Avocado im Kühlschrank länger hält, wenn man den Kern drin lässt. Das habe ich mit der Guacamole probiert, und voilà, es hat funktioniert!"

# GUT GEPELLT 5

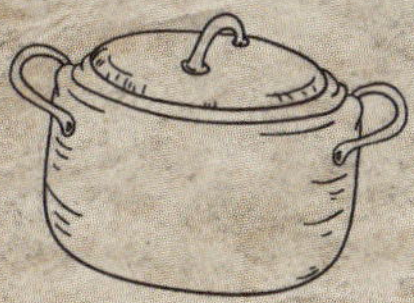

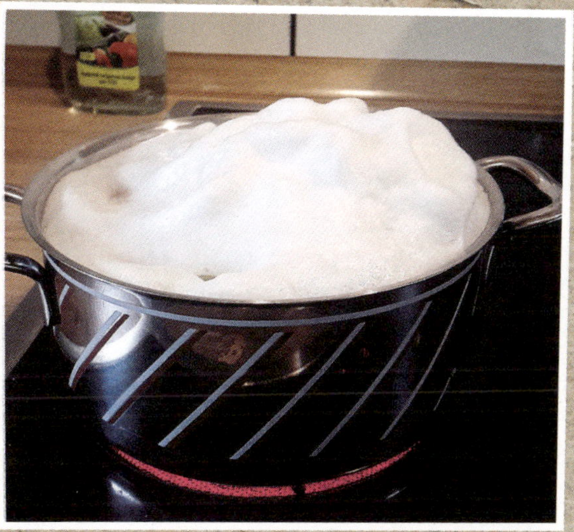

Bist du es auch leid, die Schale eines gekochten Eies mühsam abpellen zu müssen? Dann gibt es hier die Lösung: Gib beim Eierkochen etwas Essig ins Wasser. So lässt sich im Anschluss die Schale ganz leicht lösen.



„Unser Bruder bzw. Sohn brachte uns darauf, unseren Blog ‚Lebensgenuesse' zu eröffnen und hier unsere Ideen mit anderen zu teilen. Auch dieser Trick stammt eigentlich von ihm. Bei einem Familienessen gab es bei ihm gekochte Eier, die sich ohne Probleme pellen ließen. Wir fragten ihn, was er anders machen würde, und er erzählte uns von dem Essig."

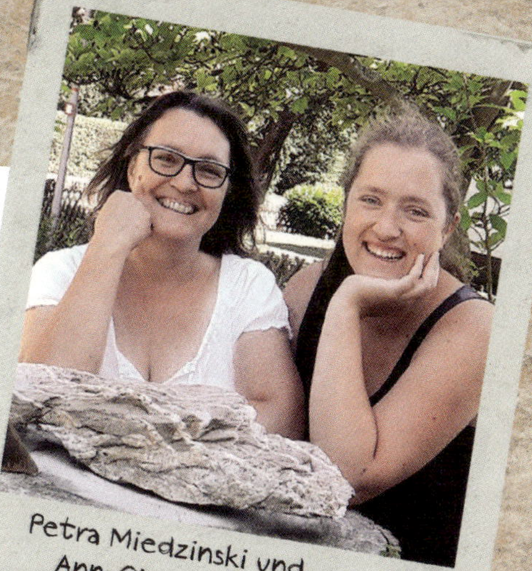

Petra Miedzinski und Ann-Christin Frenger aus Eschenau und Oberstreit

6

# PRAKTISCHE SNACKBOTTLE

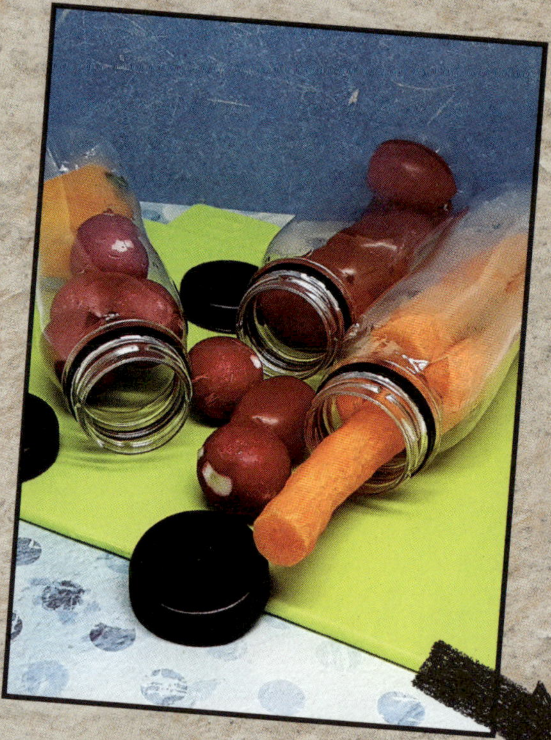

Als Snackbox eignen sich hervorragend kleine Smoothie-Flaschen. Ihre breiten Öffnungen ermöglichen es, sie mit verschiedenem Obst oder Gemüse zu befüllen. So lassen sie sich problemlos und platzsparend transportieren. Nichts kleckert und tropft – und der Snack bleibt frisch.



„Mir kam die Idee, als ich Karotten als Snack mit zur Arbeit nehmen, diese aber nicht lose in meine Tasche packen wollte. In eine Snackflasche gesteckt konnte ich sie aber super in dem Flaschenfach meines Rucksackes verstauen. Das war platzsparend und gab keine unschönen orangen Verfärbungen."

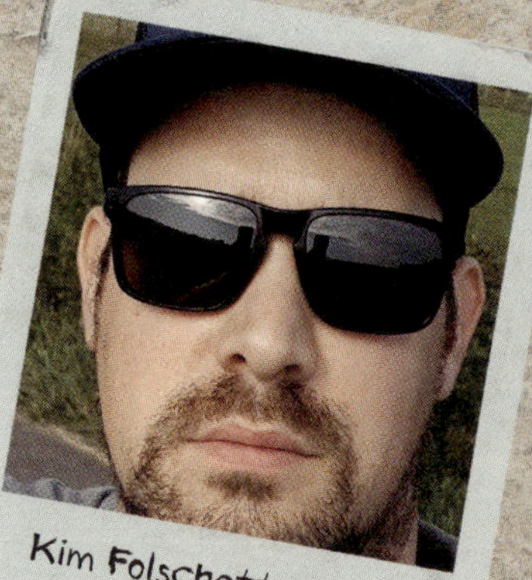

Kim Folschette
aus Greisch

# Flinkes Frühstück

7

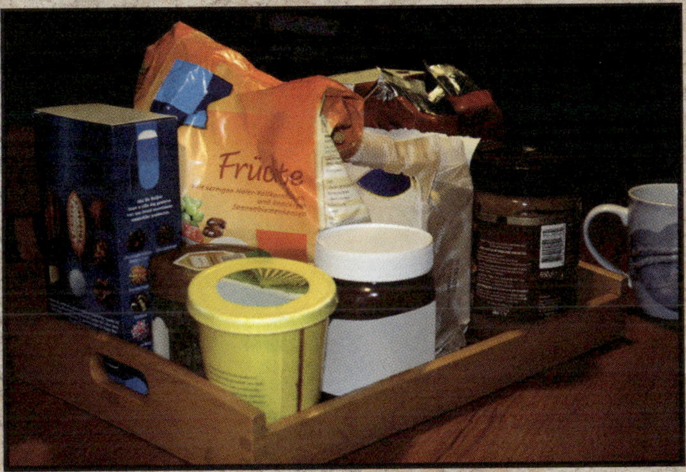

Nicht nur Morgenmuffel werden diesen Hack lieben: Alles, was jeden Morgen auf dem Frühstückstisch benötigt wird, auf ein Tablett ins Regal stellen. Geht es nun an das morgendliche Tischdecken, muss nur noch das Tablett auf den Tisch gestellt werden.



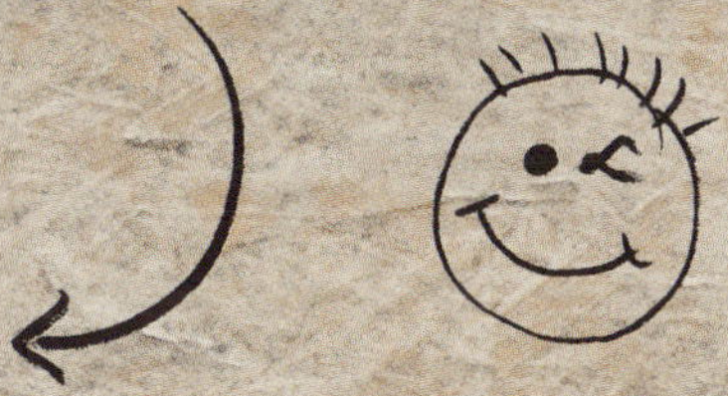

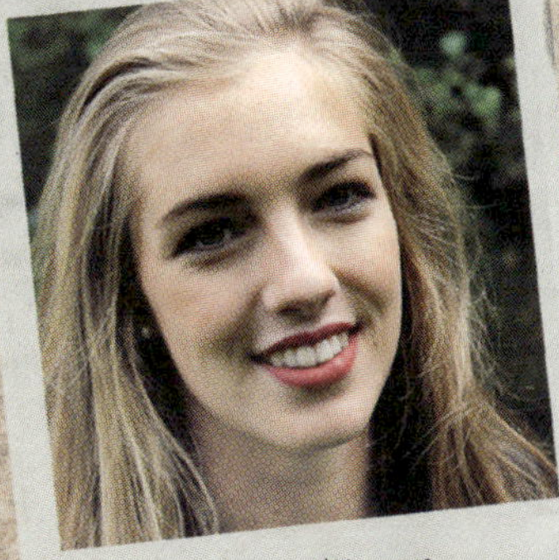

Juliette Schlösser aus Driedorf

„Als fünfköpfige Familie haben wir gerne einen reich gedeckten Frühstückstisch. Damit man nicht für jedes einzelne Teil von der Küche zum Esstisch laufen muss, kam mir die Idee, alles auf einem Tablett im Schrank stehen zu haben. So hat man in einem Rutsch den Tisch gedeckt und abgeräumt."

# 8 Paarweise

Einen Ohrring im Schmuckkasten zu finden, ist meist kein Problem – aber den zweiten? Abhilfe schafft hier ein Ohrringhalter aus Moosgummi. Klebe hinten auf ein großes Stück Moosgummi jeweils oben und unten eine Styropor®-Leiste und bringe das Ganze mit zwei Nägeln an der Wand an. Die Ohrringe kannst du nun ganz einfach ins Moosgummi stecken.

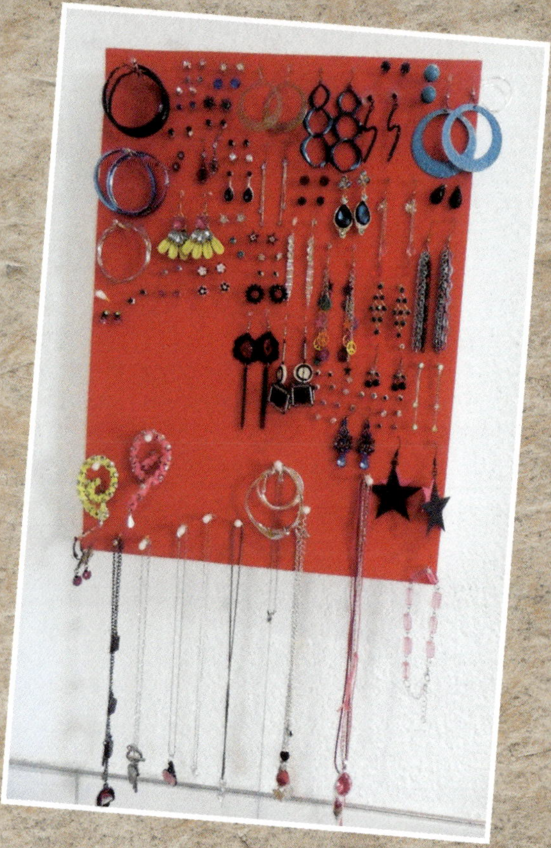

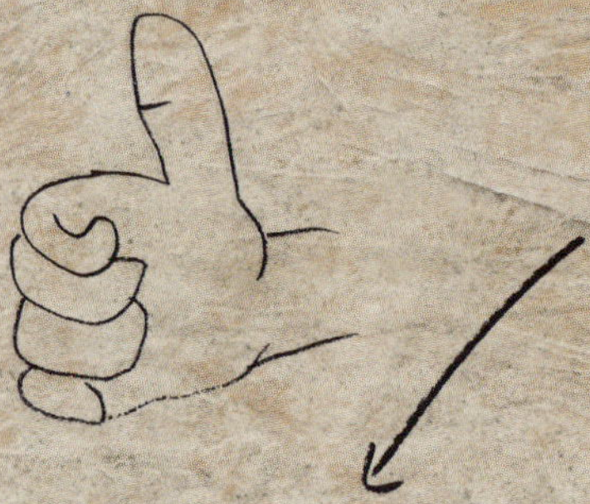

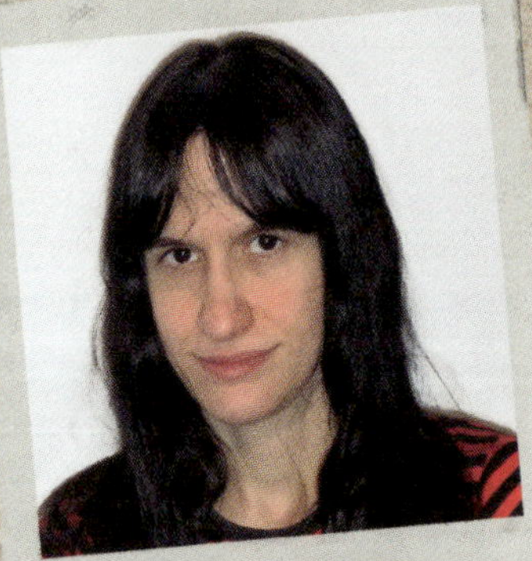

Melanie Weinmann
aus Walddorfhäslach

„Meine beiden Töchter haben mich auf diese praktische Idee gebracht, die auch mit Ketten wunderbar funktioniert. Dafür einfach ein paar Reißzwecken ins Moosgummi stecken, über die man anschließend die Ketten hängen kann. Mein Ohrringhalter befindet sich in der Innentüre meines Kleiderschranks."

# FRUCHTIGE EISBONBONS

9

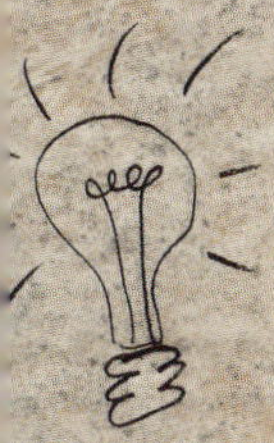

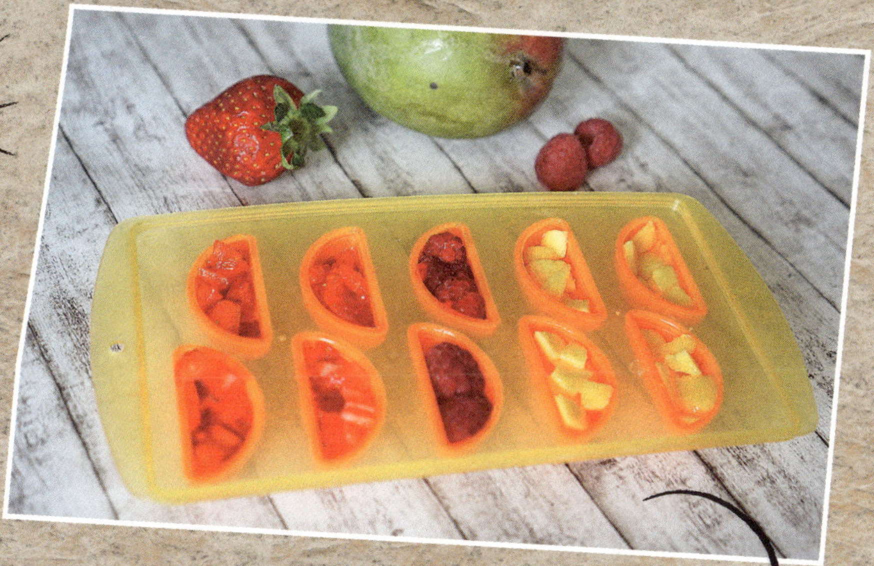

Obst zählt nicht gerade zu den Lieblingsgerichten von Kindern. Doch hier kann man tricksen: Eine Eiswürfelform nach Belieben mit Früchten befüllen, Wasser darüber geben und ab damit ins Gefrierfach. So werden aus Erdbeeren, Brombeeren und Co. gesunde Bonbons.

„Auf den Hack bin ich gekommen, weil mein Sohn nicht so gerne Früchte isst, vor allem keine roten. Dafür liebt er aber Eis und Eiswürfel über alles. Also habe ich die Früchtchen einfach eingefroren – siehe da: Mein Sohn lutscht die Früchte nun mit Freuden."

Stefanie Möller aus Frankfurt a./M.

# Smartphone austricksen

10

Wenn du in deinem Zimmer schlechtes WiFi hast, sodass dein Smartphone das Surfvolumen angreift, schalte dein Handy in den Flugzeugmodus und die WiFi-Funktion an. So loggt sich dein Smartphone trotz schwacher Frequenz ins WLAN ein.

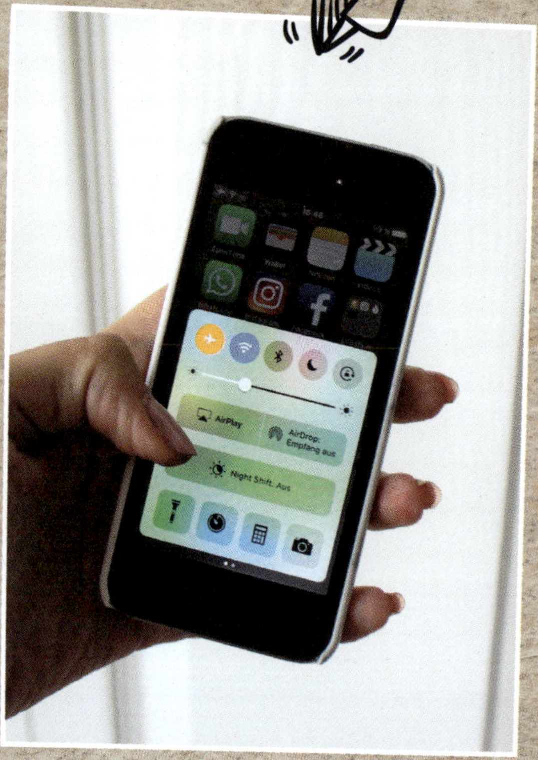


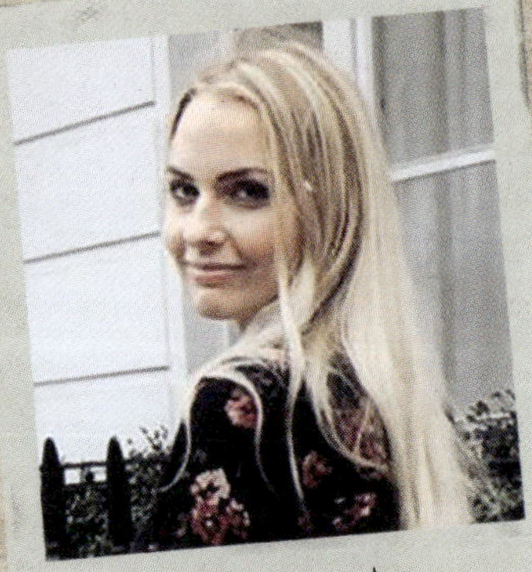

Marietta Buchholz aus London

„Im Urlaub war das **WLAN** in unserem Zimmer unglaublich schwach. Wenn ich aber nachts mein Smartphone auf Flugmodus schaltete, fiel mir auf, dass das **WLAN** problemlos funktionierte. So bin ich auf den Lifehack gekommen."

# Notizen

# Notizen

# Aha!

Der Alltag ist die beste Inspirationsquelle für Lifehacks! Sei es das lästige Suchen nach dem zweiten Ohrring, die dreckige Kaffeemaschine oder das mühselige Eierpellen – meist wird dir erst bewusst, dass etwas verbessert werden kann, wenn es dich nervt oder ärgert. Nimm also lästige oder zeitaufreibende Alltagstätigkeiten nicht einfach so hin. Optimiere deinen Alltag – und mach dir dein Leben leichter!

# Buchempfehlungen für dich

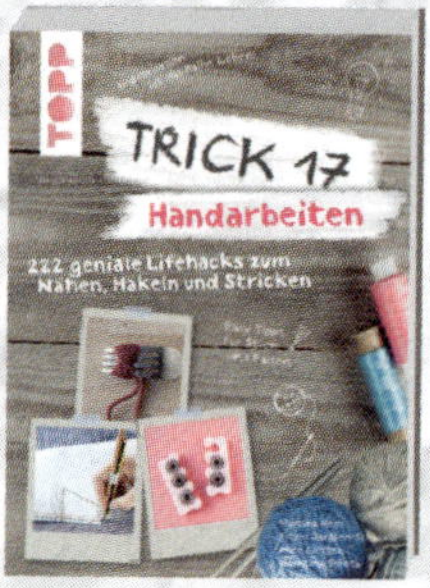


**TOPP 6455**
ISBN 978-3-7724-6455-3

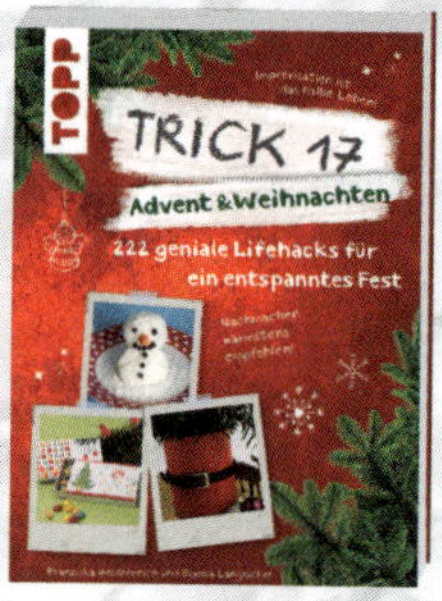


**TOPP 7693**
ISBN 978-3-7724-7693-8

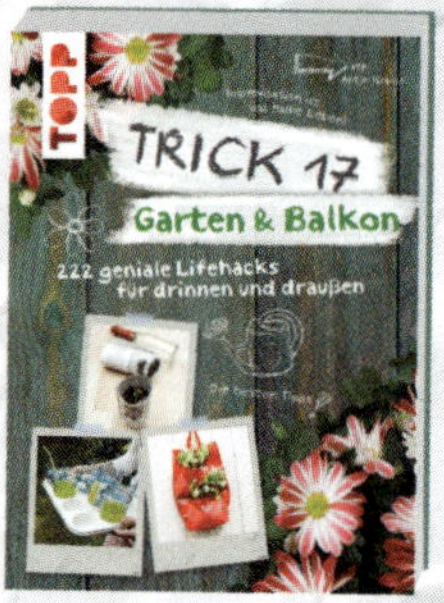


**TOPP 7623**
ISBN 978-3-7724-7623-5

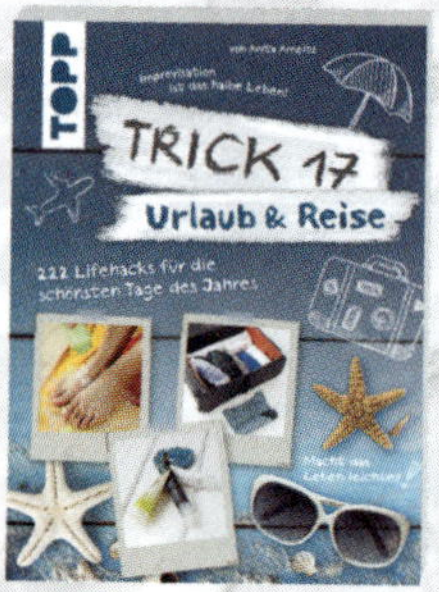


**TOPP 7745**
ISBN 978-3-7724-7745-4

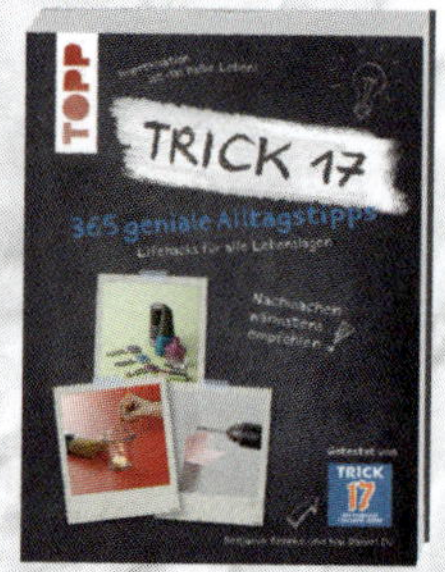


**TOPP 7514**
ISBN 978-3-7724-7514-6

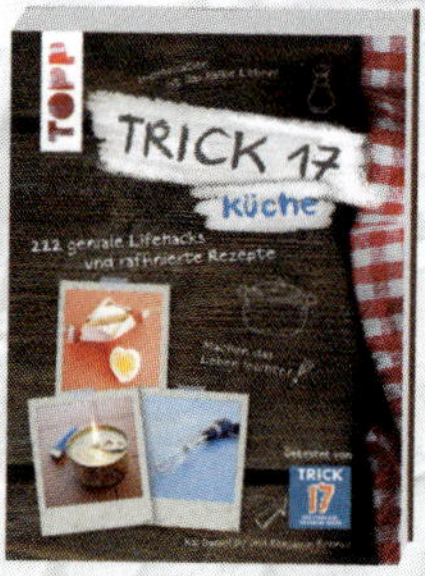


**TOPP 7468**
ISBN 978-3-7724-7468-2

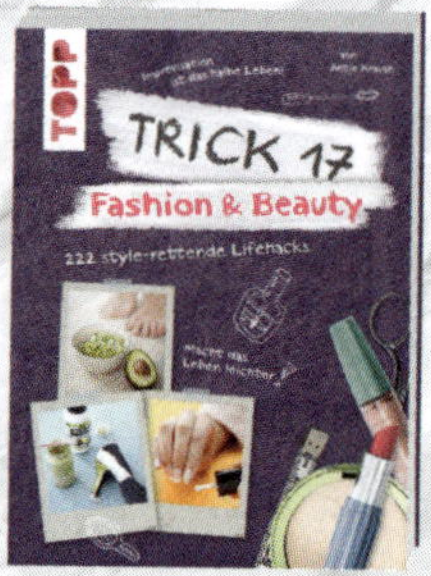


**TOPP 7716**
ISBN 978-3-7724-7716-4

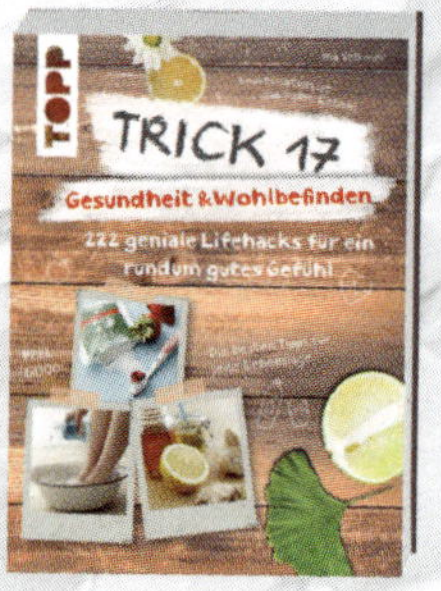


**TOPP 7793**
ISBN 978-3-7724-7793-5

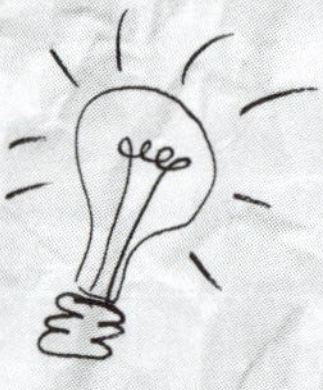

Kreativ-Bücher finden Sie auf www.TOPP-kreativ.de

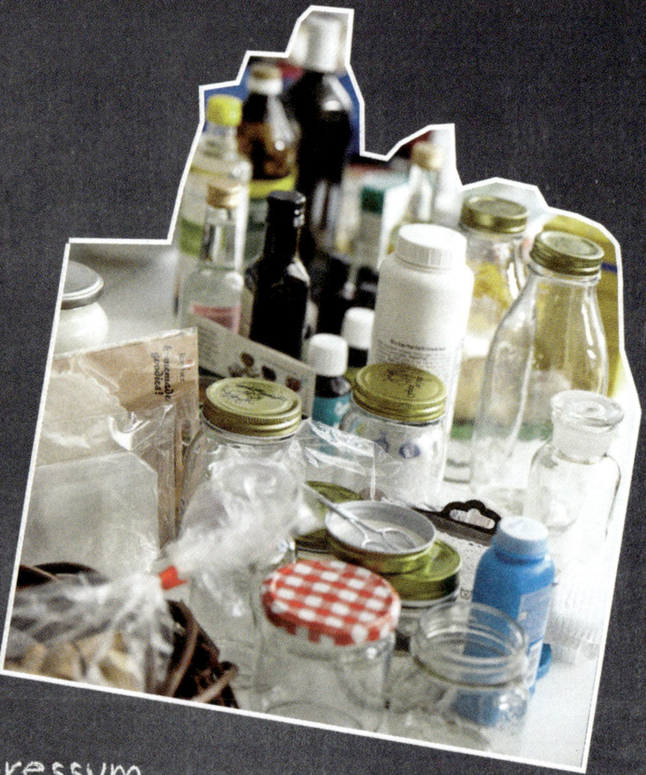

# Impressum



**FOTOS:** frechverlag GmbH, 70499 Stuttgart; www.fotolia.de: S. 171 #122133357 torwaiphoto, Pflaster (Cover) #45021644 pico, Blume und Orange (Cover) #131857975 Africa Studio; www.textures.com: Hintergrund Fan-Edition; Fotostudio lichtpunkt, Michael Ruder, Stuttgart (alle übrigen)
**ILLUSTRATIONEN KAPITEL-AUFMACHERSEITEN:** Rosenrot – Charlotte Müller und Christine Gerlach, Berlin
**STRICHZEICHNUNGEN:** Katrin Lemmer (Pfeile, Daumen, Glühbirne, Ausrufezeichen, Smiley); www.istockphoto.com: Ming Lok Fung (Topf); (Kosmetikutensilien, Küchenutensilien, Obst, Schere), Küchenutensilien & Lebensmittel: Marlen Lütke Hüttmann; Lorbeerkranz: Frau Annika
**PRODUKTMANAGEMENT UND LEKTORAT:** Janina Vogel
**KORREKTORAT:** Lisette Bremer
**MEDIZINISCHE BERATUNG:** Dr. med. Ursula Auge
**HERSTELLUNG:** Katrin Röhlig
**SATZ:** FSM Premedia GmbH & Co. KG, Münster
**DRUCK UND BINDUNG:** GPS Group GmbH, Österreich




ISBN 978-3-7724-7793-5 · Best.-Nr. 7793